Kim Fohlenstein

Unsere Gefühle kennen keine Zeit

Einführung in

Ahnenmedizin & Seelenhomöopathie

Kim Fohlenstein

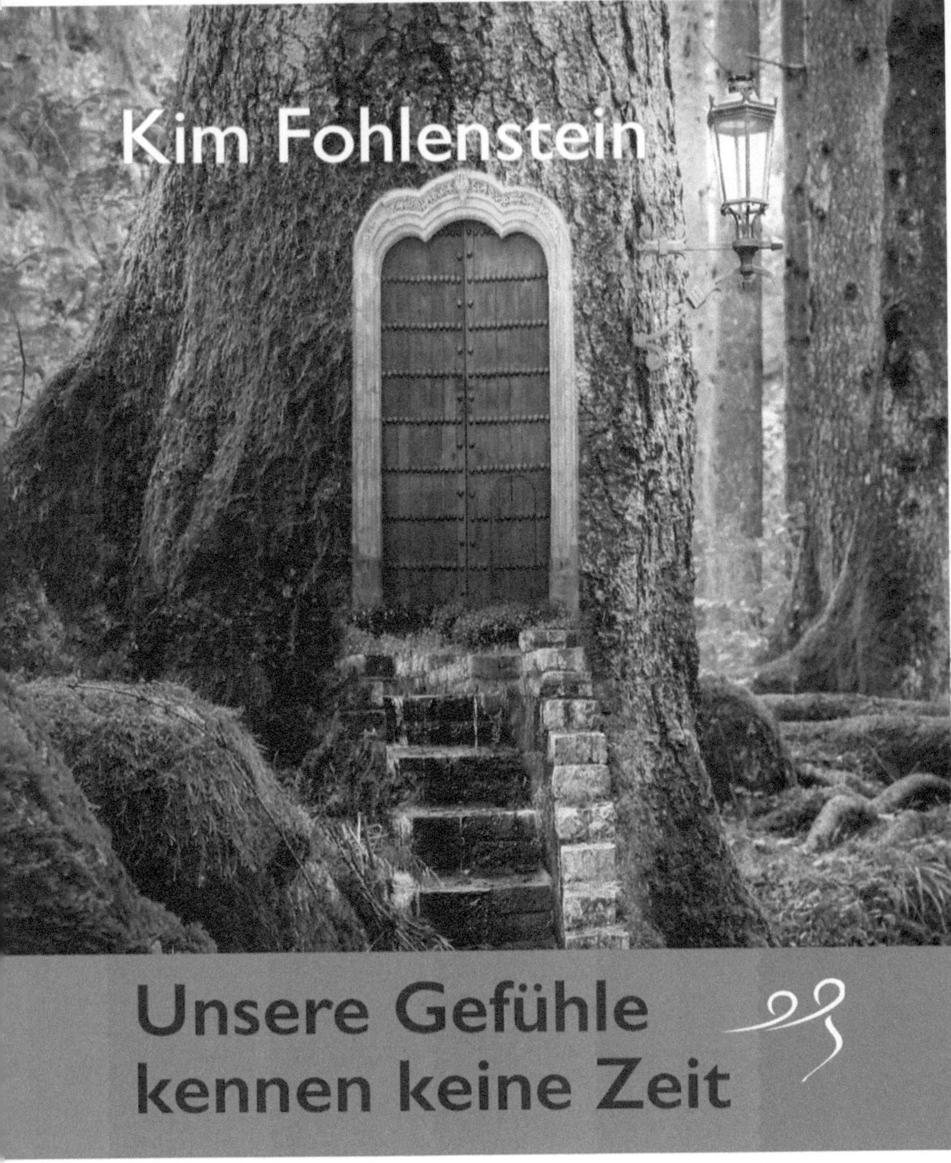

Unsere Gefühle kennen keine Zeit

Einführung in
Ahnenmedizin & Seelenhomöopathie

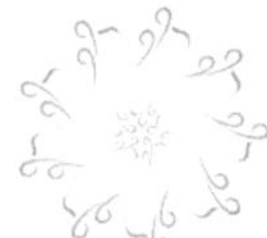

heil+kunst Verlag

Kim Fohlenstein

Unsere Gefühle kennen keine Zeit

Einführung in Ahnenmedizin & Seelenhomöopathie

www.heilundkunst.de · verlag@heilundkunst.de

Umschlag & Innensatz
Kerstin Fiebig [www.ad-department.de]

ISBN print 978-3-946812-16-6
ISBN eBook 978-3-946812-26-5

Bibliografische Information der Deutschen Nationalbibliothek: Die Deutsche Nationalbibliothek verzeichnet diese Publikation in der Deutschen Nationalbibliografie; detaillierte bibliografische Daten sind im Internet über http://dnb.d-nb.de abrufbar.

INHALT

LEHRPFAD
des Wissens

Gefühle kommen, um zu gehen …

Jeder Mensch ist ein unendlich großes Lexikon. Welches Buch könnte spannender sein? Seine Wurzeln und Flügel reichen weit hinaus und bilden einen individuellen Zugang zum großen Weltgeschehen. Durch alle Zeiten hindurch.

Die Seelenhomöopathie der Ahnenmedizin versucht, die unbewussten Zwischenräume von Zeit und Raum, die jeden Menschen umgeben, sichtbar, verständlich und leicht zugänglich zu machen. Sie arbeitet mit Bildern, Text und Sprache.

Eingebettet ist jeder Mensch in ein weites, kosmisches Geflecht aus Zeit und Raum. Einst ausgeatmet von Mutter Erde an ihre Oberfläche wird der Mensch auch wieder von ihr eingeatmet werden. Das Leben auf dieser Erde findet in der Sphäre der Verdichtung und Schwerkraft statt. Dafür bauen wir unseren Körper ca. neun Mondphasen lang in dem halb schwerelosen Zwischenraum der Gebärmutter auf, um uns langsam an diese dichterstoffliche Sphäre zu gewöhnen. Schon während dieser Zeit beginnt das erstaunliche Phänomen körperlicher Gefühle. Ein Körper fühlt sich. Und auch alle Gedanken, die man in diesem Körper denkt, sind auf ihre Art fühlbar, nachvollziehbar.

Wie fühlen sich deine Gedanken heute an? Wie verändern sich deine Gefühle, wenn du an eine bestimmte Person denkst? Und wohin wandert deine Aufmerksamkeit, wenn du deinen Gedanken freien Lauf lässt? Der Raum unserer Gedanken scheint auf den ersten Blick vielleicht unsichtbar zu sein, aber auch Gedanken fühlen sich an, sind spürbar, auch für andere Menschen in unserer Umgebung.

Gefühle kommen immer nur, um wieder zu gehen. Jeder, der schon mal ein gutes, glückliches Gefühl erlebt und versucht hat, es für immer festzuhalten, weiß, dass es wieder geht. Man kann es nicht festhalten. Bei einem schwierigen Gefühl ist das grundsätzlich genauso! Es kommt ebenfalls nicht, um zu bleiben, um ein Leben lang in uns festzustecken. Es kommt, um in einem anderen Kontext verstanden zu werden und wieder zu gehen. Viele Menschen verhalten sich an dieser Stelle wie ein Magnet. Sie werfen sich ausgerechnet bei schweren Gefühlen viel mehr ins Zeug als bei guten, um diese an sich zu binden und zu behalten. Was passiert in diesen schwierigen Momenten? Man bindet nicht nur die aktuellen Gefühle stärker an sich, sondern man verbindet sich zusätzlich mit allen Gefühlen aus ähnlichen und längst vergangenen Zeiten. Wir suchen unbewusst alle Erinnerungen und Erfahrungen zu diesem Gefühl aus allen Zeiten zusammen. Als ob man alle Filme anschauen würde, die zu diesem Thema angeboten werden. Das ist auch verständlich! Denn wir versuchen instinktiv, uns so zu schützen, alles Bekannte rund um das schwere Gefühl zu scannen, von allen Seiten. Innerhalb von Sekunden. Das Vertrautsein mit dem Gefühl soll uns schützen. Doch das ist nicht notwendig und sogar kontraproduktiv! Denn es führt dazu, dass das Gefühl stagniert. Es bleibt, weil wir es nicht ziehen lassen. Das ist eine aktive Arbeit, die viel Lebensenergie kostet, weil das natürliche Verhalten eines

Gefühls ein fließendes ist. Da man Gefühle im Lebensstrom grundsätzlich nicht wirklich festhalten kann, wird es sowieso irgendwann gehen, aber eventuell erst Generationen später.

Dies ist der Moment, in der die Technik des Loslassens zum Einsatz kommt und genau das ist Erinnerungsarbeit. Es ist das Erinnern an das „Teil sein" einer großen Sinfonie, in der jeder Ton seinen Ein- und Ausklang hat. Loslassen heißt in diesem Sinne dem natürlichen Rhythmus der Erde zu vertrauen. Die Gefühle ihrem Fluss übergeben. Es ist ein passiver Vorgang, der nicht von Menschenhand geführt wird, sondern nur durch die Öffnung des Herzens erfahren werden kann.

Dieses Buch ist eine Einführung in die Seelenhomöopathie auf Basis der ahnenmedizinischen Erfahrungen und Forschungen vieler Jahre Arbeit als Heilpraktikerin in eigener Praxis und Lehrerin an unserer Heilpraktikerschule heil+kunst. Daraus sind zwei Kartensets unter den Oberbegriffen „Mikrokosmos" und „Makrokosmos" entstanden, mit denen ich täglich mit meinen Patienten und Schülern arbeite. Mit Hilfe der Karten können wir unmittelbar in den Kern der Stagnation eines Konfliktes gelangen und diesen wieder beweglich machen – auch wenn der Konflikt eventuell viele Generationen zurückliegt. Der Bezug zum Körper und seiner embryologischen Entwicklung ist bewusst in die Karten und zu einem kleinen Teil ebenso in dieses Einführungsbuch integriert. Zahlreiche Beispiele, insbesondere im hinteren Teil des Buchs, nehmen dich mit in den seelenhomöopathischen Ansatz der Ahnenmedizin. Es sind Geschichten von Menschen wie du und ich und sie berühren uns, weil sie den Kontakt zu ihren Ahnenfeldern und der Seelenebene sichtbar machen. Sie eröffnen ein Verständnis in die tiefe Verbundenheit einer Welt, aus der wir nicht nur kommen, sondern in die wir auch mit jedem Atemzug gehören. Die entsprechenden Karten, ihre Abbildungen und ihre individuellen Resonanzwirkungen sind anschaulich in die Kapitel eingebunden.

Nun mein Kind - du bist die Arznei.
Und nun erhebe deinen Körper.
Eine echte Heilung kennt den Schmerz,
der sie geboren hat.

Carsten und das Phänomen der Gleichzeitigkeit — Teil I

Ein neuer Tag hat begonnen. Carsten kommt gerade in seiner Firma an. Mit seinem neuen Auto hat er eine Stunde im Stau gestanden, doch das hat ihn nicht gestört. Es ist normal. Er hat sich daran gewöhnt und lässt sich seine Laune dadurch nicht verderben. Er holt sich an der Information ein paar Unterlagen ab, die dort für ihn abgegeben wurden, und schlägt den Weg in sein Büro ein. Es liegt im fünften Stock, und eigentlich hatte er sich vorgenommen, die Treppe zu nehmen. Ein kleiner Alltagssport ist sinnvoll für einen Mann Mitte vierzig, sagt seine Frau. Anna geht neuerdings zum Yoga und erzählt ihm jede Woche, dass es in der Gruppe auch zwei Männer gibt. Ob er denn nicht mal mitkommen möchte, fragt sie ihn regelmäßig. Das will Carsten lieber nicht. Die Treppen zu seinem Büro sind meistens seine Antwort auf ihre beharrlichen Fragen. Mit dem Treppensport kann er sich anfreunden, das macht auch einen guten Eindruck bei den Chefs und Kollegen. Jeden Tag denkt er etwa die gleichen Sätze auf dem Weg zum Fahrstuhl, der ihn dann doch leise surrend in sein Stockwerk bringt.

„Guten Morgen Carsten. Du bist ja bestimmt wieder gut vorbereitet auf das Meeting beim Chef nachher um 11 Uhr. Wir sehen uns. Bis später." — Diese Stimme kennt Carsten. Sie reißt ihn unvermittelt aus seinen gewohnten Gedanken. Sie gehört zu einem jungen, dynamischen Mann mit stark gegelten Haaren. Heiko Frank ist 31 Jahre alt und der neue Liebling des Chefs. Seit einem Jahr arbeitet Heiko in Carstens Firma, auf Anhieb ist er zum Mitarbeiter des Jahres gewählt geworden. Völlig ungerechtfertigt, wie Carsten findet, und er regt sich innerlich sofort auf, als er dessen Stimme hört, während er freundlich lächelnd und scheinbar völlig ruhig eine belanglose Antwort hinterherruft. Da ist es wieder das Gefühl, unfähig zu sein und versagt zu haben.

Carsten arbeitet zuverlässig seit 17 Jahren in dieser Firma und ist noch nie zum Mitarbeiter des Jahres gewählt worden, im Gegensatz zu ihm scheint im Leben von Heiko Frank immer alles wie geschmiert zu funktionieren.

Es ist wie damals in der Schule. Diesen Schönlingen fällt alles in den Schoß. Und wenn sie wirklich mal versagen, dann wird ihnen das Abi vom Papi gekauft — so wie bei Lars damals. Alle wussten, wie faul und dumm Lars war. Das war eine abgemachte Sache und völlig ungerecht ... Carsten denkt sich in Rage und hat gar nicht gemerkt, dass er mittlerweile bereits oben in seinem Büro angekommen ist und sich sogar schon einen Kaffee eingeschenkt hat.

Er weiß schon, wie das Meeting gleich ablaufen wird. Er hört schon die Stimme seines Chefs und das begeisterte Lob seiner Kollegen — für Heiko. Gleichzeitig hat er auch die Stimme des Schuldirektors im Ohr und das süffisante Lachen von Lars.

Mit diesen innerlichen Gefühlen wird der Tag weiter an Carsten vorbeiziehen, bis er endlich wieder in seinem Auto sitzen darf, um nach Hause zu fahren. Und dieser Tag wird sich so und nicht anders wahrscheinlich noch unzählige Male wiederholen. Er weiß das, weil es schon immer so war — sein Leben.

Am Beispiel von Carsten lässt sich das Phänomen der Gleichzeitigkeit sehr gut verstehen: Carsten lebt seinen Alltag im sogenannten Hier und Jetzt, und gleichzeitig eröffnen sich durch kleine Trigger, das sind Auslöser, die Erinnerungen an eine alte, bereits vergangene Zeit. Die Gefühle der alten Zeit fließen direkt in sein Hier und Jetzt hinein, und er muss ab dem Moment beide Zeiten gleichzeitig bewältigen. Er ist einerseits der ruhige, verlässliche Mitarbeiter und andererseits fühlt er sich parallel dazu wie ein Versager, unbeliebt und ungerecht behandelt wie damals in der Schule.

Wenn Carsten nachts im Bett liegt, verändern sich diese Gefühle ein wenig. Dann fühlt er sich einerseits stolz auf sein Zuhause und das Leben, was er seiner Frau und seinen Kindern bieten kann. Er hat etwas erreicht. Ja – das kann er so sagen. Und anderseits ist da auch dieses Gefühl, einsam, ungeliebt und traurig zu sein, weil Heiko und Lars und alle anderen immer die Gewinner bleiben werden und niemand weiß, wie er „Carsten" sich wirklich in seinem Innersten fühlt. Am schlimmsten ist diese Gewissheit, dass es für immer so bleiben wird. Er wird auch mit niemanden darüber reden. Es ist ja eigentlich auch gar kein Problem. Nein, das ist es nicht, denn er hat ja viel erreicht – das sieht jeder. Und es ist so vertraut, dass er *Ich* dazu sagt. So schieben sich die Erinnerungen, Gedanken und Gefühle ineinander.

Schwierige Gefühle haben oft noch Begleitgefühle, die sie noch zusätzlich verstärken. Erwähnt seien hier die Worte: „für immer, nie wieder, nur ich, es kommt zu mir persönlich und so wird es auch immer bleiben". Es entsteht dadurch eine große Magnetkraft des persönlichen Ichs an diese Gefühle. Die Bindung an diese Gefühle wird folglich immer größer und vertrauter.

Was ist ein Gefühl?

Ein Gefühl ist eine Ausschüttung verschiedener Hormone und Neurotransmitter im Blut und Nervensystem. Ihre Mischung erzeugt das Gesamtgefühl im Menschen. Wenn wir uns an etwas erinnern, wandern wir in Gedanken in eine andere Zeit zurück, wir versetzen uns dadurch in die Gefühle dieser alten Zeit. Dafür benötigt unser Gehirn nur Bruchteile von Sekunden. Es wird der gleiche hormonelle Cocktail ausgeschüttet wie damals und muss allerdings heute verstoffwechselt werden. Die alten Gefühle sind ganz plötzlich brandaktuell, während die des jetzigen Alltags gleichzeitig anwesend sind, wie bei dem Beispiel von Carsten. Die Gefühle beider Zeiten vermischen sich im Körper des Menschen und müssen sowohl emotional verarbeitet werden als auch ganz physisch im Körper abgebaut werden. Das geschieht vor allem in der Leber. Hormone bestehen grundsätzlich aus Eiweißen oder Aminosäuren oder basieren auf Fetten – dann nennt man sie Lipidhormone. Einige Bestandteile der Hormone werden vom Körper selbstverständlich recycelt, um die Bausteine zum erneuten Bau von Hormonen und Neurotransmittern zu nutzen. Andere hingegen werden aufgebraucht und müssen dem Körper neu hinzugefügt werden. Ein Gefühl fliegt also nicht irgendwie frei in einem Raum herum, sondern hat einen ganz stofflichen Bezug im Körper und dadurch eine persönliche Bindung an einen Menschen.

Ich finde diese Tatsache sehr wichtig, weil viele Menschen davon ausgehen, dass Gefühle weniger real sind als körperlich sichtbare Dinge. Aussagen wie: „Das ist nur so ein Gefühl!" oder „Das bildest du dir nur ein" beinhalten die Abwertung von Gefühlen in Bezug zum Körper.

Gefühle sind auch stofflich. Das wird vor allem sehr deutlich, wenn ein Mensch ein einzelnes Hormon im Überschuss produziert oder wenn ein oder mehrere Hormone fehlen. So ergibt eine Schilddrüsenüberfunktion ein völlig anderes Charakter- und Erscheinungsbild eines Menschen im Gegensatz zu einer Unterfunktion. In dem Menschen mit einer Schilddrüsenüberfunktion herrscht z. B. eine totale Hektik. Das kann sich unter anderem in Herzrasen, Durchfällen, Schlafstörungen äußern. Der gesamte Stoffwechsel ist sehr angeregt und kann nicht mehr herunterfahren. Das gilt natürlich auch für das Gemütsleben betroffener Personen, die dadurch grundsätzlich sehr leicht reizbar sind.

Die Unterfunktion hingegen wirkt sehr träge und eher depressiv. Der Stoffwechsel ist viel zu langsam programmiert. Die gleiche Mahlzeit kann so bei der Unterfunktion vielleicht erst fünf Tage später verdaut aus dem Darm ausgeschieden werden als bei der Überfunktion. Leicht reizbar ist dieser Mensch nicht. Nicht einmal, wenn es angemessen wäre, energisch zu reagieren, da ihm schlichtweg die Energie dafür fehlt.

Beide Menschen unterscheiden sich in der Dosis dieses einzelnen kleinen und für das menschliche Auge unsichtbaren Hormons. Dennoch schaffen sie jeweils um sich herum eine ganz unterschiedliche Atmosphäre. Andere Menschen können ihnen ihre Gefühle ansehen und reagieren darauf. Wer oder was ist also das *Ich* im Menschen, wenn ein einzelnes Hormon ein Charakterbild so verändern kann?

Hormone und Neurotransmitter sind zwar für das Auge unsichtbar, wirken aber auf besondere Art aus dem Körper heraus. Jedes vierjährige Kind kann zwischen einer traurigen und einer wütenden Person unterscheiden. Das ist etwas ganz Einfaches und Normales.

Auf zellbiologischer Ebene sind auch diese beiden Gefühlsausdrücke nichts weiter als eine Ausschüttung verschiedener Hormone und Neurotransmitter. Bei Menschen und bei Tieren.

Jede Bewegung, die wir machen, fühlt sich auf eine bestimmte Art und Weise an. Dieses Gefühl setzen wir dann sofort wieder um in eine weitere Bewegung, die sich wiederum selbstverständlich anfühlt. So findet ein ständiger Kreislauf zwischen Bewegungen und Gefühlen statt. Diese Verbindung gilt auch bei „Nicht-Bewegungen", bei angehaltenen Bewegungen, die sich in Zurückhaltung oder Erstarren ausdrücken. Gedanken sind demnach eine besondere Form der „nicht physischen Bewegungen". Ein Gedanke ist eine Bewegung in eine andere Zeit oder in neue bzw. alte Dimensionen. Ein Gedanke verändert Bewegungen, weil er vorher Gefühle auslöst, die zu diesen Bewegungen führen. Das alles erfolgt sekundenschnell. Man kann es oft von außen kaum wahrnehmen in dem entsprechenden Moment. Im Nachhinein ist es oft viel deutlicher, wie etwa bei einem Seitensprung, bei dem sich der Partner an irgendeinem Punkt verliebt und im Rückblick weiter und weiter ab diesem Moment entfernt hat.

Kommen wir zurück zu Carsten, der im Fahrstuhl Heiko, seinem jungen, dynamischen Kollegen begegnet. Die kurze Begegnung mit Heiko verändert sein äußeres Verhalten auf den ersten Blick nicht. Die Begegnung ist inzwischen auch etwas Alltägliches geworden, sodass er an diesem besagten Tag nicht vollends davon überrascht wurde. Es passiert dennoch etwas Überraschendes, schneller, als es Carsten lieb ist.

Ein Teil seiner Aufmerksamkeit wandert blitzschnell in die Vergangenheit, in seine Schulzeit zurück, zu ähnlichen Begegnungen mit Lars. Seine gesamte Oberschulzeit hatte er sich über Lars und seine Freunde aufgeregt, allerdings immer nur innerlich. Damals ist er genau dort zu dem Mann geworden, der er heute ist: Er zog sich auch damals schon in sich zurück. Heute macht er es immer noch genauso. Auch die Gefühle, die er dabei hat, sind unverändert. Er beschloss schon in der Schule „etwas aus sich zu machen" und nicht so zu enden wie DIE! Die anderen. SIE waren jung, dynamisch und ungestüm, und die Welt lag ihnen zu Füßen. Sie hatten Charme und fanden Wege, wo es eigentlich keine gab. Und sie hatten viele Freunde. Sie waren nie allein. Carsten hasste sie. Jeden verdammten Schultag hasste er sie.

Doch er zeigte es niemandem. Er lästerte auch nicht. Da war so ein starkes Gefühl in seinem Innern, das er nicht einsortieren konnte. Also versuchte er, es auf ewig in sich zu begraben.

Doch heute, immer wenn ihm Heiko begegnet, erinnert sich etwas in ihm an damals. Und wenn er nachts wach im Bett liegt, fühlt er dieses quälende Gefühl klarer als seinen Verstand, dass er so gerne einer von IHNEN gewesen wäre!

In dem Moment der Begegnung mit Heiko existieren jedes Mal zwei Gefühlszeiten in Carsten, die in Form von Hormonen in sein Blut ausgeschüttet werden. Die Erinnerung berührt das eingesperrte Gefühl aus seiner Jugend und schüttet die entsprechenden Hormone spontan aus. Er fühlt sich dann, wie in der Schule, ausgeschlossen und allein. Und das im Hier und Jetzt, im Fahrstuhl, im Büro. Nach außen erwidert er wie immer ruhig den Gruß und geht weiter.

Die Begegnung im Heute löst die innere Reaktion aus. Die Erinnerung holt die Vergangenheit ins Heute und potenziert — also verstärkt — den Gefühlszustand sogar noch, weil diese hormonelle Mischung heute einfach nur durch einen Trigger ausgeschüttet wird, obwohl sie schon längst vergangen ist. Beide Zeiten müssen jetzt von Carstens Stoffwechsel verarbeitet werden, vor allem die Diskrepanz zwischen äußerem Handeln und den inneren Gefühlen. Das kostet Energie — jeden Tag wieder.

Die über Jahre gespeicherten Erinnerungen haben oft das stärkere Argument, weil sie schon erlebt worden sind und Carsten somit weiß, wie die vergleichbare Situation ausgegangen ist. Dadurch existiert eine magische Anziehungskraft an diesen Zustand. Carstens Gedanken springen sehr leicht an diesen vertrauten, wenn auch hoffnungslosen Moment zurück. Es entsteht dadurch ein Wiederholungszwang. Die Trigger werden immer symbolhafter. So genügt es einige Zeit später schon, dass sich ein fremder, junger Mann an einem Kiosk in der Schlange vor ihn schiebt und lächelt oder ein anderer ihn auf der Autobahn überholt. Die Trigger sind gesetzt, und sein Gehirn benutzt jeden Moment in seinem Leben, der ein wenig ähnlich ist, um zu der alten Zeit zurückzukehren.

Warum passiert das?

Carsten versucht, die Situation, so oft es geht, zu wiederholen. Bei kleinen Kindern kennen wir das Phänomen, dass sie immer wieder und wieder die gleiche Geschichte vorgelesen haben wollen. Sie versuchen dem Gefühl, das in ihnen durch die Geschichte entsteht, nachzuspüren. Sie wollen es immer wieder haben. Geschichten für Kinder enthalten oft einen schwierigen Moment, und der Held der Geschichte bietet den Kindern nach Bewältigung des Hindernisses einen Lösungsweg an. Die Kinder können verschmelzen mit den Gefühlen des Helden und bekommen einen

Lösungsweg angeboten, den sie in ihrem Gefühlsleben quasi selbst erleben. Kindern fällt die Identifizierung mit Helden sehr leicht.

Bei Erwachsenen ist das ganz ähnlich. Die Helden verändern sich nur ein wenig. Neben Geschichten in Büchern und Filmen rücken allerdings, wie bei Carsten, die echten, lebendigen Situationen des Alltags in den Vordergrund, um zunächst an das bekannte Gefühl anzuknüpfen. Das geschieht unbewusst in der Hoffnung, im Kern des Gefühls einen neuen Lösungsweg einschlagen zu können.

Carsten und seine erste Begegnung mit den seelenhomöopathischen Karten in meiner Praxis

Es war die Karte der **Ringeltaube,** die Carsten den Anstoß gab, mir erstmals von der Begegnung mit Heiko zu erzählen.

Denn er war tief enttäuscht von dieser Karte. Sie gehört zu dem Bereich „Freiheit", und er wusste, dass es darunter auch Falken, Adler, Schwäne und noch mehr imposante Vögel in dem Set gab. Tauben schätzte er dabei als minderwertig ein. Er mochte keine Tauben, und das sollte jetzt seine Karte der Freiheit sein? Er lachte leise und höhnisch. In dieser Stimmung las er den Text laut vor und stolperte über fast jede Zeile, weil sie zutiefst die verborgene Geschichte seines Lebenskonflikts berührten.

Als Carsten beim Lösungsweg angekommen war, echauffierte er sich über den Vorschlag, zum Phönix zu werden.

„Phönix, Phönix ... ja, ja, diese supertollen Tiere ... , als wenn das so einfach wäre ... ! Genau wie dieser junge Superkollege, der Superphönix aus der Asche. Als eigentlich klar war, dass ich dieses Mal zum „Mitarbeiter des Jahres" gewählt werden würde, springt DER aus irgendeiner affigen Asche hervor! Und zack ... !"

Da saßen wir nun im Lebensfeld seiner Freiheit und Carsten hatte eine Geschichte erzählt, die sehr viel Energie in sich trug. Schließlich blickte er mich fragend an: „Was nun?“

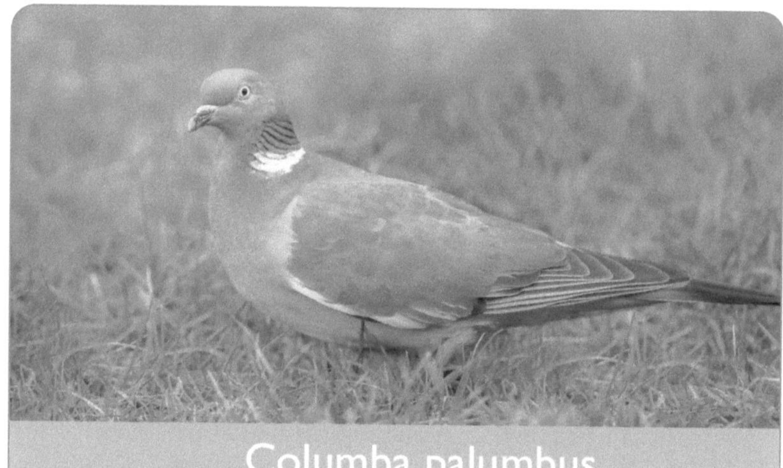

Columba palumbus
Ringeltaube

· Leidet an der Härte der Welt
· Wünscht sich hoffnungslos Frieden
· Die eigene Hilfsbereitschaft wird ständig ausgenutzt
· Fühlt sich völlig passiv - wehrlos - ausgebeutet
· Unbewußte Verdrängung durch übergroßen Verlust
· Was war dir eigentlich mal wichtig?
· Tief sitzender Ärger mit großer Aggression
· Rückzug scheint der einzige Weg

Lösungsweg:
Werde zum Phönix... lerne von ihm... bewege dich.
Wenn du deinen Weg annimmst und
wagst, wieder zu fühlen,
wird der Kampf enden.

Gelöst war an dieser Stelle noch nichts. Wir hatten jedoch durch das Bild der Ringeltaube ein Energietor zu seiner Handlungsfähigkeit gefunden. Dieses Tor nutzte ich, denn es hatte unmittelbar seine Gefühle berührt und so eine Möglichkeit geschaffen, tiefer in die dahinterliegende Stagnation vorzudringen und sie wieder in Fluss zu bringen ...

Nach diesem einführenden Beispiel, das die Arbeit mit den Karten praktisch aufzeigt, kannst du nun frei entscheiden, ob du erst mehr Hintergrundinformationen zum Feld der Ahnenmedizin, zu unserer großen Lehrmeisterin, der Zeit, und der Arbeit mit den Kartensets in den anschließenden Kapiteln erfahren möchtest oder ob du zunächst die Weiterführung von Carstens Geschichte und die Auflösung seines Themas bei den Praxisbeispielen am Ende des Buches liest.

So oder so wünsche ich dir viel Freude, Aha-Erlebnisse, Inspiration und vieles mehr beim Lesen.

Die Zeit ist eine Lehrerin

Vergiss niemals, wer deine Lehrerin war …
Es ist die Zeit der Prüfung,
und du bist die Arznei – mein Kind.

Als Menschen haben wir Ziele und Wünsche. Um diese zu verwirklichen, steht uns hier auf der Erde eine bestimmte, ungewisse Zeit zur Verfügung. Immer wieder erleben Menschen dabei stagnierende Situationen mit entsprechenden scheinbar unüberwindlichen Gefühlen und Herausforderungen. Es ist die Kunst des offenen Herzens, in den Kern der Stagnation vorzudringen. Dabei helfen die Kartensets, die ich entwickelt habe und in diesem Buch gerne detaillierter vorstelle.

Durch 20 Jahre intensive Kampfkunst, Aikido, mit großen, dynamischen Bewegungen und als Heilpraktikerin in cranio-sacraler Osteopathie mit ihren kleinen, subtilen Bewegungen durfte ich in diesem Zusammenhang Wichtiges lernen:

1. Die kleinen und großen Bewegungen bedingen einander permanent.
2. Eine Bewegung beginnt, bevor sie begonnen hat, und endet erst, nachdem sie beendet ist.
3. Die Zeit ist **die eine** kosmische Instanz, sie ist ein Torwächter, der jeder irdischen Bewegung und jedem Gefühl innewohnt. Sie ist eine Lehrerin, die uns an unsere eigentliche Aufgabe erinnert. Missachten wir sie, wird die Bewegungstechnik miserabel, und es entsteht ein nachträgliches Gefühl von Zeitverschwendung. Gehen wir mit ihr und folgen ihrem weisen Fluss, entstehen echte magische Momente, in denen Ausdehnung und Verdichtung sich gleichzeitig in uns und um uns sortieren.

Unsere menschlichen Gehirne sind so aufgebaut, dass der logische Verstand ein Wächter ist zum Eingangstor unseres Herzens, unserer Seele. Wir benötigen seinen zustimmenden Einlass, um in die Offenheit der Herzensenergie zu gelangen.

Wenn du bereit bist, zu heilen – mein Kind
Erschrick' nicht über die Zeit,
die du vergeudet hast ...
Dein Urteil ist unangemessen.

Am Anfang waren Schlangen und Milch

Einer der Anfänge des Kartensets Makrokosmos waren die Beobachtungen aus dem homöopathischen Teil meiner Arbeit als

Heilpraktikerin, dass Schlangenmittel als eine Art Torwächter fungieren können. Das heißt, dass sie in der Lage sind, das Tor ganz grundlegend für den Heilungsverlauf zu öffnen.

So bemerkte ich z. B., wie ein homöopathisches Mittel, welches für einen Patienten sehr passend erschien, erstaunlicherweise alleine überhaupt nichts bewirkte, in der Verbindung mit der Gabe eines dazu passenden Schlangenmittels jedoch seine Wirkung entfalten konnte. Das Schlangenmittel verabreichte ich hierbei in einer sehr hohen Potenz, von mir Ahnenpotenz genannt. Ähnlich verhielt es sich mit Mineralstoffmangel bei Patienten, deren Speicher sich trotz guter Medikamente nicht auffüllen ließen, bis das passende Schlangenmittel dazukam. Zunächst war es ein intuitives Gefühl gewesen, das mich zur zusätzlichen Gabe des Schlangenmittels bewegt hatte. Es war das sichere Gefühl, dass etwas „sehr Altes" gleichzeitig anwesend war. Dieses Gefühl wollte ich sichtbar und nachvollziehbar machen, weil es für mich offensichtlich viel Potenzial und Wirkung enthielt.

Weitere Voraussetzungen für den „Geburtsweg" dieses neuen Handwerkszeugs bildete die Gewissheit, dass:

1. Zeit nicht linear ist,
2. jedem Symptom, Gefühl oder Erlebtem eine hohe Intelligenz innewohnen muss und
3. die Potenzierung in der Homöopathie kongruent zur Zeit des Entstehungsmoments zu verstehen ist.

Meine Forschungen führten mich also zunächst in das Zusammenwirken eines alten Ahnenkonflikts mit einem persönlichen Problem im Hier und Jetzt. Als Beispiel wählte ich die Verbindung von 12 Schlangengiften und 12 Tiermilchen als rein kognitive, homöopathische Information auf Karten. Vor etwa acht Jahren entstanden so die ersten 24 Vorläuferkarten des Sets Makrokosmos, und es begann eine unglaublich spannende Forschungsarbeit mit diesen zwei Zeiten des Erlebens.

Es entstand ein erstaunliches Spannungsfeld durch die Wechselwirkung zweier Zeiten, die versuchten, miteinander oder abwechselnd im Körper eines Patienten anwesend zu sein. Ein Wettstreit um die Gunst des vermeintlich wahren Jetzt wurde dadurch sichtbar und nachvollziehbar.

Hier ein paar Beispiele häufiger Kombinationen:

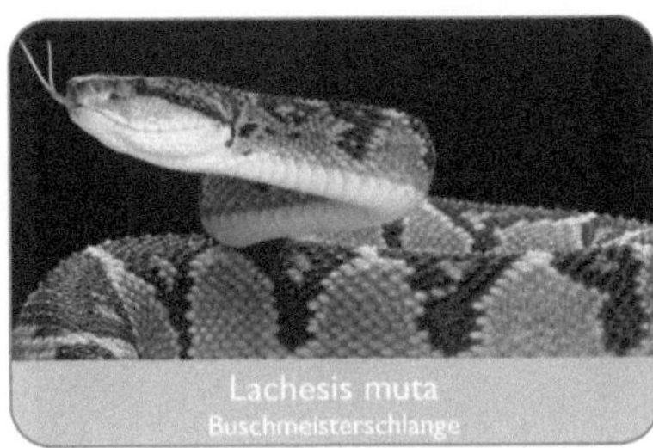

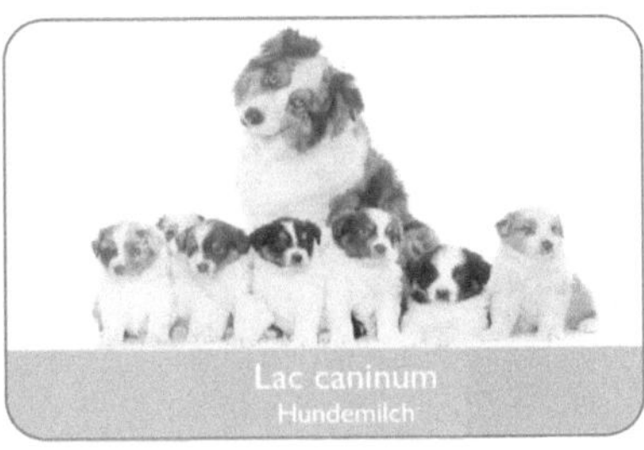

Hier geht es im Ahnenfeld häufig in irgendeiner Form um das Gefühl, verraten worden zu sein, und das Selbstvertrauen ist geprägt von einer tiefen Seelentreue. Wem gilt hier die Treue und warum? Dieses Treuebündnis will verstanden werden, um den Konflikt zu lösen. Diese Kombination habe ich am häufigsten bei älteren Frauen gesehen, deren Mann bereits länger gestorben war (auch im übertragenen Sinne).

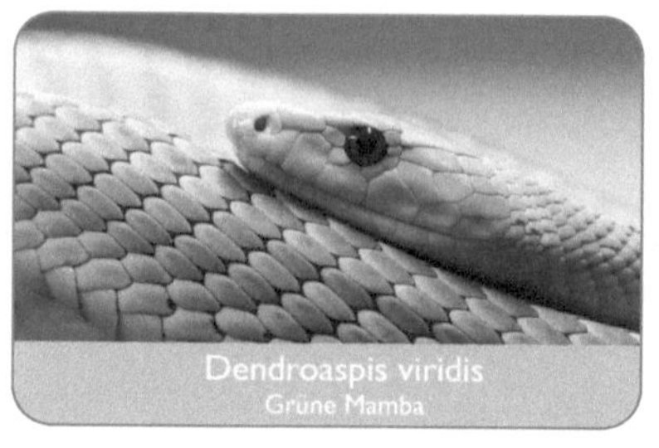
Dendroaspis viridis
Grüne Mamba

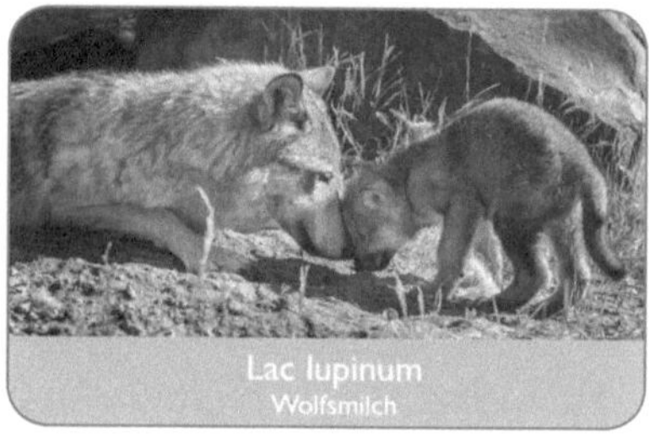
Lac lupinum
Wolfsmilch

Hier ist das Ahnenfeld in einer absoluten Sinnlosigkeit gefangen. Es ist wie ein Schock oder eine Betäubung. Das Selbstvertrauen wird dadurch einerseits in seiner Individualität und andererseits in der Gruppenzugehörigkeit gelähmt, meistens trifft beides zu.

Ein perfektes Dilemma, und es ist die häufigste Kombination bei Schulkindern mit dem Ohnmachtsgefühl bei Konfliktsituationen auf dem Schulhof.

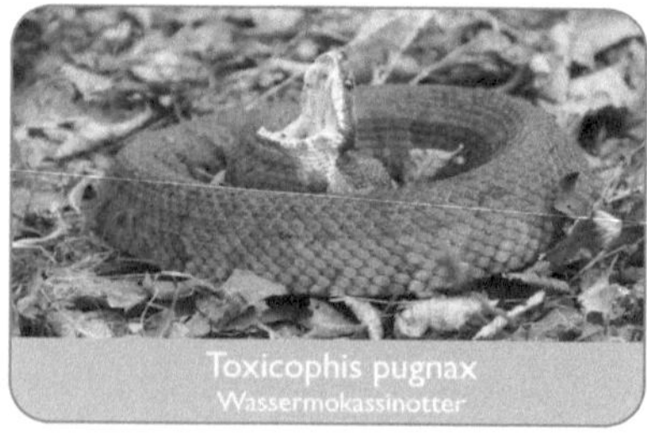
Toxicophis pugnax
Wassermokassinotter

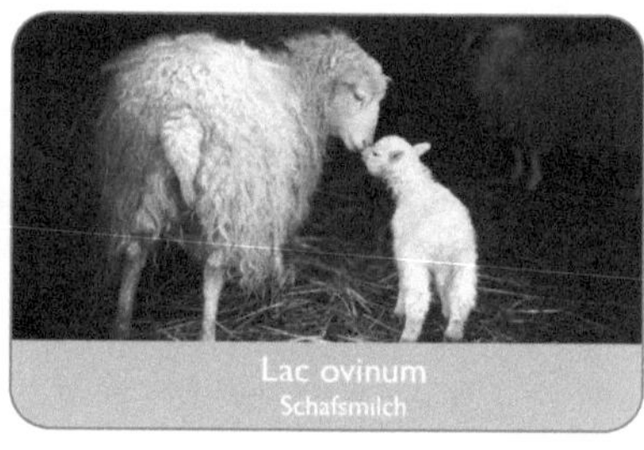
Lac ovinum
Schafsmilch

Hier ist das Ahnenfeld hochsensibel, zornig und zutiefst beleidigt. Das Selbstvertrauen ist ebenfalls hochsensibel, gefangen in Familienstrukturen, es hütet penetrant ein altes, ihm unbekanntes Geheimnis mit all seiner Sensibilität. Dies ist eine häufige Zeiten-Kombination bei Therapeuten und Beratern, die verzweifelt versuchen, etwas Grundlegendes in ihrem Leben zu verändern.

Auf unerwartete Weise kam ich einige Zeit später dazu, eine dreijährige Ausbildung in Homöopathie an meiner Schule zu leiten.

Aus meiner osteopathischen und körperorientierten Sicht heraus ergaben sich für mich in diesen Jahren weitere Zuordnungen homöopathischer Mittel:

1. Metalle zum männlichen Ahnenfeld als Symbol der inneren Führungskraft
2. Spinnen zum weiblichen Ahnenfeld als Symbol der inneren Versorgungskraft
3. Vögel zur persönlichen Freiheit

Es entstanden auf Wunsch meiner Schülerinnen und Schüler hin weitere seelenhomöopathische Karten. Mit 61 Karten habe ich von diesem Zeitpunkt an viele Sitzungen in meiner Naturheilpraxis sowie zahlreiche Aufstellungen und Fortbildungen in Bewegung gebracht.

Die Erfahrung, dass Menschen, wenn sie starke Probleme mit Vater und/oder Mutter haben, nicht nur die leiblichen Eltern einbeziehen, sondern die Probleme sich auch an den Gott-Vater und die Gott-Mutter richten, also an die höhere Instanz, ihre Herkunft, ihren Ursprung und ihre Führung im Leben, liegt der „Seelenebene" der Karten mit ihren 3 Instanzen zugrunde. Da viele menschliche Beziehungen an dieser Ebene wie an einer unsichtbaren Doppelbelastung scheitern, ist es wichtig, sie als eigene Instanz zu Wort kommen zu lassen.

Nach und nach entstanden die Lebensachsen und ihre Bezüge zu den embryologischen Keimblättern und ausgewachsenen organischen Strukturen. Meine Faszination für die hohe Intelligenz der embryologischen Wachstumswege verband sich somit immer mehr mit den homöopathischen Mitteln zu seelenhomöopathischen

Wesen. Die 3 Ebenen halfen mir, den mitwirkenden Aspekt der Zeit plastisch darzustellen. Es entwickelten sich daraus die 9 Lebensfelder der Seelenhomöopathie.

Das Lebensfeld der Verbundenheit wird im Makrokosmos durch die Orchideen repräsentiert und wurde von mir als Letztes in das Konzept mit aufgenommen. Lange dachte ich, dass es eine Instanz für das Dissoziierte, das Abgespaltene – den blinden Fleck – geben müsste. Die Orchideen wurden zum Lebensfeld der Verbundenheit, welches unmittelbar mit dem Torwächter der alten Zeit kommuniziert. Die potenten, unsichtbaren Wege der Torwächter durch Zeit und Raum hindurch sind dadurch plastisch sichtbar geworden.

Im Oktober 2016 und im Januar 2018 konnten schließlich die beiden Kartensets Makrokosmos und Mikrokosmos erscheinen.

Von Kriegern und Heilern

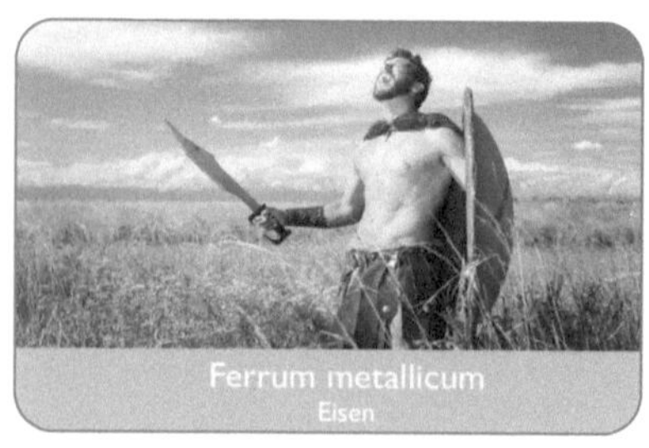

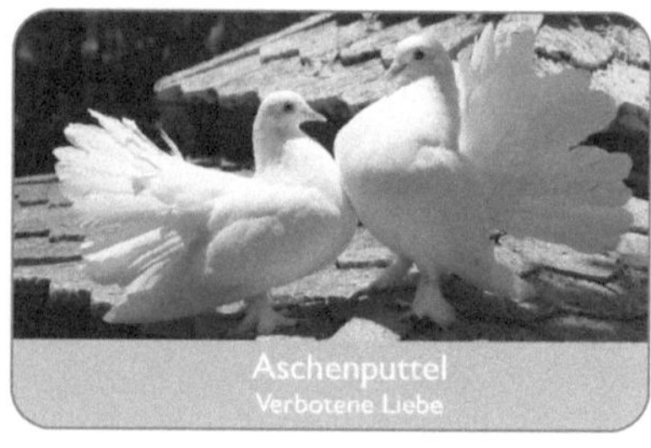

Von Samuel Hahnemann, dem Begründer der Klassischen Homöopathie, habe ich gelernt, dass jeder Stoff und jede Materie zum Heilmittel werden kann, wenn sie einen in der richtigen Potenz berührt. In der cranio-sacralen Osteopathie nach William Garner Sutherland habe ich gelernt, zelluläre Bewegungsverluste aufzuspüren, indem ich ihnen folge und durch den Kontakt diese meist sehr verdichteten Stellen wieder an den rhythmischen Zyklus von Verdichtung und Ausdehnung, der jeder Zelle innewohnt, erinnere. Diese beide Prinzipien der Heilung konnte ich in die seelenhomöopathischen Karten einarbeiten.

Erst nachdem ich mit dem vollständigen Makrokosmos begonnen hatte, bemerkte ich noch ein drittes Prinzip, dem ich seit vielen Jahren auf der Spur war:

Morihei Ueshiba, der Gründer des Aikido, war auf der Suche nach Techniken, sich mit dem eigenen Körper gegen Angriffe mit Waffen verteidigen zu können, ohne selbst Waffen zu benutzen. Er entwickelte eine Kampfkunst, die es als höchstes Ziel sah, den Kampf in sich bereits im Vorfeld unnötig zu machen. Das erste seiner Prinzipien nennt sich „Irimi" und bedeutet so viel wie „eintreten" oder „hineingehen". Der erste Schritt geht immer auf den Gegner/Partner zu – das kann man wirklich lange üben.

Der erste Schritt beginnt bereits im Geist und geht nicht „irgendwie" auf den Gegner/Partner zu, sondern zielt in sein Zentrum. In meinem heutigen Verständnis ist dieses Zentrum die Chorda dorsalis des Gegners, und der erste Schritt geht von der eigenen Chorda dorsalis, unserer embryologischen Ursprungslinie, an der sich alle Zellen unseres Körpers orientieren, los. Detaillierte Informationen hierzu findest du in dem Kapitel Embryologische Entwicklung. Nun zum ersten Schritt. Diesen kann man meines Erachtens gar nicht richtig „üben" im Sinne einer Technik, weil er bereits eine Lehre in sich ist. Man kann allerdings etwas von ihm über sich selbst lernen, wenn der Schritt an einer anderen Stelle und zu einer anderen Zeit landet, als es geplant war. Wenn das Ziel das Zentrum war und er woanders landet, womit ist die eigene

Aufmerksamkeit dann im Wesentlichen beschäftigt? Wieso verhält es sich bei unterschiedlichen Gegnern anders? Der Schritt ist ja grundsätzlich mechanisch der Gleiche und völlig einfach – nur ein einzelner bequemer Schritt. Welches Zentrum hält die Aufmerksamkeit für wichtiger? Was lenkt den Schritt ab? Was beinhaltet dieses unsichtbare Feld, das sich mit jedem Gegner verändert? In welcher Zeit bewegt man sich wirklich?

Überträgt man diesen Ansatz des Aikido auf Lebenssituationen, so hat auch jeder Konflikt, ob groß oder klein, einen vermeintlichen Gegner, und in jedem Schritt ist die ganze Geschichte eines Felds unsichtbar anwesend und wirksam.

Mit den Karten kann man nun diesen ersten Schritt auf den Gegner zu machen und dabei seiner eigenen Geschichte begegnen. Bereits die Entscheidung, ein paar Karten zu ziehen, ist ein Teil der ersten wieder einsetzenden Handlungsfähigkeit nach der Stagnation. Man benötigt dafür keine Waffen, sondern nur Herz und Verstand und den Mut, sich besser kennenzulernen. Wenn der Kampf endet, kann die Heilung beginnen. In diesem Sinne ist der Gegner auch gar kein Gegner, sondern ein Partner. Und der Angriff wird zu einem Geschenk, das Leben üben zu dürfen.

Alle 3 Prinzipien sind in dem Aufbau der den Karten zugrunde liegenden Lebensfelder enthalten. Sie folgen auf unterschiedlicher Ebene gleichzeitig einem einzigen Grundprinzip: Sie gehen alle in den Kontakt mit dem scheinbar Schwierigen – den Torwächtern aller Art.

Die Wunden, die Wunden,
wir müssen sie sehen
und tief im Innern unserer Seele verstehen.
Drum lass sie wirken – die Heilung –
auf dem Seelen-Wunden-Fleck
und wünsch dir nicht nur die
Symptome hinweg.
All dies ist weise und will mit uns sprechen
und wir wollen heilen und mit der Weisheit
nicht brechen.
Kontakt ist hier das Zauberwort
und du erlangst die Erde als Heimat-Ort.

Die Zeit ist uns allen die größte Lehrerin, ob wir es wollen oder nicht. Wir sind schon lange ihre Schüler, um ziemlich offensichtlich eine gemeinsame Aufgabe auf und mit dieser Erde zu erfüllen. Um unsere gemeinsame Aufgabe zu begreifen, ist die bewusste Wahrnehmung der Verbundenheit wesentlich. Verbundenheit ist nichts, was wir mühsam künstlich herstellen müssen, ihre Anwesenheit nicht länger zu ignorieren und zu bekämpfen, ist gewiss eine unserer Hausaufgaben. Das gilt sowohl für unser Innenleben als auch für unseren Kontakt mit der Außenwelt. Da die Zeit unsere Lehrerin ist, ist die Erinnerung an unseren gemeinsamen Körper (Erde) ein Teil des Lehrstoffs und die Liebe ist der Wirkstoff jeder Arznei.

Nun mein Kind – du bist die Arznei.
Und in ihrem Auftrag unterwegs.
Die Verbundenheit lässt sich niemals binden
in der Zeit.
Sie findet zielsicher die Tore dazwischen.
Und nun erhebe deinen Körper.
Du hast niemals aufgehört zu lieben.

Ahnenmedizin

Die Ahnenmedizin bildet das große Gebäude verschiedener Therapiezweige, die allesamt davon ausgehen, dass der Mensch mehr ist als nur ein Körper in einer Zeitdimension. In jedem Körper spiegeln sich zahlreiche Zeiträume wider. Nicht alle scheinen primär relevant in der momentanen Lebensaufgabe zu sein, dennoch bilden sie das Instrument, in dem der Mensch sein Leben zum Ausdruck bringen kann. Jeder noch so kleine Baustein gibt seinen Teil dazu – das ist ganz natürlich. Alle Raum- und Zeitkörper bilden einen Verbund, in dem sich die Töne und Melodien der einzelnen Wesen im Einklang einer großen Sinfonie vereinigen. Gerne bediene ich mich hier der großen, verbundenen Welt der Musik als Sinnbild.

Denn Verbundenheit in diesem natürlichen Sinne muss nicht extra geschaffen oder künstlich hergestellt werden. Sie ist die Basis, auf der alles Leben und jede Form von Materie beruhen. Keiner von uns wäre hier, wenn wir eine Zeitspanne aus unserer Geschichte herausgeschnitten hätten.

In jeder Form von Konflikt, sei es nun auf körperlicher, emotionaler oder geistiger Ebene, findet ein Bewegungs- und Kommunikationsverslust statt. Diese werden als Punkte der Stagnation deutlich.

Hier steckt die Bewegung fest, kann nicht mehr ihrer Funktion nachgehen. Hier stockt der Fluss, im Raum der vermeintlichen Isolation. Auch diese Momente finden wir in berühmten Sinfonien wieder. Sie sind, um in diesem Bild zu bleiben, durchaus leicht als potente, spannungsgeladene Momente zu betrachten.

Diese stagnierenden Räume nutzt beispielsweise ein Trauma, für die vermeintliche Isolation starker Gefühle, was der Psychologe „verdrängen" und der Heilpraktiker „unterdrücken" nennen würde. Die Zuhörer der Sinfonie halten wiederum automatisch und solidarisch den Atem an. Auch sie sind in diesem Moment Teil des Felds. Dieser Moment kann sich anfühlen wie eine Ewigkeit, wie ein andere Welt und vieles mehr. Im einzelnen Menschen kann dieser Zeitraum – mit all seinen Gefühlen – Generationen überspringen, aber er ist und bleibt ein Teil der großen Lebenssinfonie und kann sich bei einem Menschen einer viel jüngeren Generation im Hier und Jetzt zeigen.

In einer Sinfonie werden diese Momente der vermeintlichen Stagnation bewusst eingesetzt. Sie schaffen eine Bewusstheit für alle scheinbar tonlosen Zwischenräume von Ton zu Ton – sie potenzieren ihre unscheinbare Präsenz in dem Zeitraum der Generalpause. Sie drücken Gefühle aus, die im weiteren Verlauf wieder aufgefangen werden. Dieser Moment wird innerhalb eines Konzerts oft als „Aufatmen" empfunden. Jetzt kann die Lebendigkeit der Musik wieder fließen. Im Körper ist das grundsätzlich genauso. Ein großer Unterschied besteht jedoch sowohl im Umgang mit dem Moment der Stagnation als auch mit dem der wieder einsetzenden Melodie.

In jeder Form von Stagnation, ich nenne es mal „Stille", steckt sehr viel Energie und eine andere Ebene von Bewegung und Lebendigkeit. Diese Punkte zu finden und mit ihnen in bewusste Kommunikation zu treten, kommt dem Zuhören einer Sinfonie gleich.

Ich erlebe es oft in Ahnenaufstellungen mit den 9 Lebensfeldern, dass es einen Punkt gibt, in dem das gesamte Feld in seinem Ausdruck auf irgendeine Art und Weise zum Erliegen kommt. Als ginge es nicht weiter. In diesem Raum befinden sich alle Gefühle der Ausweglosigkeit: Schreck, Schock, Betäubung und völlige Unbeweglichkeit. Dieser Moment ist für die ahnenmedizinische Arbeit perfekt. Es ist ein Glück, ihn gefunden zu haben. Das ist ja sogar mein Auftrag. Es ist ein Punkt der Stille. Wir befinden uns sozusagen im Zentrum des Konflikts, im Auge des Taifuns. Hier ist es wichtig, mit absoluter Aufmerksamkeit dazubleiben – wie die Zuhörer, die gebannt einer Sinfonie lauschen.

Jetzt beginnt der innere Teil der Arbeit – ich nenne es „Kontakt zum unverletzten Kern". Die Torwächter haben ihre Schwerter niedergelegt und prüfen deine Aufmerksamkeit. Kannst du es wagen, zu vertrauen und zu lieben – in der Stille? Deine einzige Aufgabe ist jetzt Anwesenheit und Authentizität. Alles, was du brauchst, ist unmittelbar in dir und um dich herum zu finden, sei es nun in den Karten oder deinem Zimmer oder die Geräusche, die auf unerwartete Weise zu dir dringen und die Melodie eines anderen Landes spielen und dein Herz berühren. In einer Sinfonie sind es häufig Töne, die viel leiser sind oder ein anderes Instrument mit ins Spiel bringen. Auch wenn du immer geahnt hast, dass es diesen Teil in dir gibt, ist es eine echte Aufgabe, der Potenz dieser Zartheit deiner Töne zu begegnen und sie erklingen zu lassen. In der Sinfonie treibt es den Zuhörern vielleicht unwillkürlich die Tränen in die Augen. Es sind Tränen, die ihre Gesichter unglaublich viel schöner machen, befreiende, lösende Tränen. Es ist die Ankunft in einem

Rhythmus innerhalb des Rhythmus. Es eröffnet sich ein riesiger Raum, ein Kosmos, in dem keine Zeit existiert, sondern nur Verbundenheit. Über diesen Moment muss man jetzt genauso wenig verwundert sein. Es ist ein Moment der Freude, der Erleichterung, des Verstehens, des Fühlens und des Aufatmens.

Wenn diese Melodie jetzt einige Generationen später wieder erklingt, ist es doch erstaunlich, dass viele Menschen sie dennoch nicht mit lebendiger Freude begrüßen können, sondern in diesem heiligen Moment die Angst vor Gefühlen die weitere Melodie bestimmt. Wenn diese Melodie erklingt und für dich hörbar wird, stoße sie nicht weg. Sie ist bereits die Lebendigkeit, nach der du dich sehnst.

Im Körper wird dieser Moment häufig missverständlich wahrgenommen, weil der Kontakt mit der Zartheit des lebendigen Lebensstroms unbekannte Bereiche deines Wesens und Konturen deines Körpers berührt. Es ist ähnlich wie eine Zuckungsphase eines sich lösenden Krampfs oder das Schmerzempfinden eines kurzfristig undurchbluteten Gewebes, wie z. B. bei einem eingeschlafenen Fuß, durch den gerade eben wieder Blut zu strömen beginnt. Es tut zunächst weh, aber es sind Tränen einst erlebter, lange vergessener und nun von Herzen willkommener Verbundenheit. Es ist eine weitere Ankunft in deinem Leben.

Integrationsarbeit ist in diesem hier ganz körperlichen und stofflichen Sinne Erinnerungsarbeit. Die Verbundenheit einzelner Zellen und Gefühle im Körper (Mikrokosmos) und ebenso einzelner Menschen im Organismus der Erde (Makrokosmos) ist eine große Sinfonie, die als Gesamtwerk rhythmisch und stimmig erklingt. Diese infrage zu stellen, bedeutet lediglich nur einen Ausschnitt zu betrachten oder zu hören.

Die Ahnenmedizin besteht aus diversen Bereichen, die nonverbal – also ohne Sprache – arbeiten. Reines Anfassen und Begleiten in die stillen Räume der jeweiligen Sinfonie, des jeweiligen Felds setzen wir an unserer Heilpraktikerschule und in unserer Praxis unter der Alchemie der Hände und Organ-e-motion um. Wir nutzen die Schnittstellen der Zeit, greifen sozusagen durch die Zeit hindurch und lassen die Erinnerung an die Verbundenheit wieder ins Gewebe sickern. Das funktioniert, weil sie nur vermeintlich nicht da war. Es existiert eine Verbindung – ein Weg, den die Lebensenergie in die Stagnation hineingegangen ist. Ein Weg, der zellulär schon einmal gegangen worden ist, kann auch wieder Teil der Erinnerung werden. Und das kostet keine Zeit. Unsere ahnenmedizinische Körperarbeit ist eigentlich eine reine Gewebeerinnerungshilfe.

So ist der Moment, in dem die Technik des Loslassens ihren Einsatz findet, genau diese Erinnerungsarbeit. Es ist das Erinnern daran, Teil einer großen Sinfonie zu sein, in der jeder Ton seinen Ein- und Ausklang hat. Die Chorda dorsalis, die „Saite" des Rückens, ist die körperliche Instanz der Orientierung für die Zellen in unserem Körper. Diese seit den ersten Tagen der Embryonalzeit schwingende Saite lässt unser Leben erklingen. Sie ist die Instanz, auf die sich die Ahnenmedizin ganz zellulär bezieht, um sich wieder an die natürliche Orientierung und Verbundenheit zu erinnern. Mit allem, was ich bisher in meinem Leben gelernt habe, bin ich mir zutiefst sicher, dass die Chorda dorsalis ein wesentliches Bindeglied zu der Erfahrungswelt unser Ahnen darstellt. Die Ahnenmedizin berührt somit auch unsere Vorfahren, Eltern, Großeltern, Urgroßeltern und das alte gemeinsame Ahnenfeld der Menschen und der Erde, geht – im Sinne einer Sinfonie – in Verbindung mit allen Zeiten und Räumen des Seins.

Höre beim Spannen deines Bogens
auf die Schwingungen all der gespannten
Saiten deiner Ahnen.
Nimm die Klangkraft der alten Harfe wahr …
So kann dein zielsicherer Pfeil
eines der wichtigsten Heilmittel
der wunden Herzen werden.

Seelenhomöopathie

Die Seelenhomöopathie ist ein Werkzeug innerhalb des großen Bereichs der Ahnenmedizin. Sie wird durch die Karten des Makro- und Mikrokosmos dargestellt.

Die Seelenhomöopathie beruht wie die Klassische Homöopathie auf dem homöopathischen Ähnlichkeitsprinzip: „similia similibus curentur" („Ähnliches möge durch Ähnliches geheilt werden"), das Samuel Hahnemann, der Gründervater der Homöopathie, 1796 niedergeschrieben hat.

Bei genauerem Forschen hat das Ähnlichkeitsprinzip jedoch noch ältere Wurzeln vorzuweisen. Bereits im Corpus Hippocraticum findet man in Texten aus der Zeit von ca. 400 v. Chr. Hinweise auf die Heilwirkungen der Ähnlichkeit: „Die Krankheit entsteht durch Einflüsse, die den Heilmitteln ähnlich wirken, und der Krankheitszustand wird beseitigt durch Mittel, die ihm ähnliche Erscheinungen hervorrufen."

In der Alchemie des Mittelalters kann man den Lehrsatz: „similia similibus solvuntur" finden. Er bedeutet, dass sich Ähnliches in Ähnlichem lösen lässt. Das Wörtchen Lösung finde ich daran besonders schön. Eine Lösung beschreibt eine leichte Form des Kontakts. In der Chemie sprechen wir heute von polaren und unpolaren Stoffen. Polare Stoffe lassen sich nur in polaren Lösungsmitteln lösen, wie Salz in Wasser. Unpolare Stoffe benötigen hingegen auch unpolare Lösungsmittel. So werden Duftstoffe z. B. in Öl gelöst. Je ähnlicher sich die Wechselwirkungskräfte zwischen den Teilchen sind, die des Lösungsmittels und die des gelösten Stoffs, umso besser ist die Löslichkeit.

Auch Paracelsus, Theophrast Bombast von Hohenheim, betont im 16. Jahrhundert: „Ähnliches wird durch Ähnliches behandelt und nicht Gegensätze durch Gegensätze." Auf ihn beruft sich auch sehr stark die Begrifflichkeit der „Seele", die laut Paracelsus sowohl im Menschen als auch in der Natur zu finden sei. Paracelsus meinte, „seine Kraft kehre als Same immer wieder, irgendwann ertöne sie in der Natur und aller Menschen Lieder".

Die seelenhomöopathischen Karten wollen vor allem diesen wiederkehrenden Weg berühren. Wenn Gefühle noch nicht integriert sind, kommen sie meines Erachtens automatisch als nun bereits potenzierter Konflikt in späteren Generationen wieder.

Die Wirkung homöopathischer Mittel entsteht einerseits durch ihre Ähnlichkeit zu den Symptomen und andererseits durch ihre Potenzierung. Unter Potenzierung ist in der Homöopathie die Verdünnung einer Grundsubstanz zu verstehen. Im Gegensatz zur Homöopathie arbeitet die Seelenhomöopathie nicht mit Globulis, sondern mit reiner kognitiver Information auf Karten.

In den Kartensets wirkt dennoch auch eine Art Potenzierung. Sie entsteht durch die Zuordnung der verschiedenen Lebensfelder in unterschiedliche, möglicherweise sogar weit zurückliegende Zeiträume.

Ich habe die Potenzierung in der Homöopathie immer schon als einen Ausdruck der Zeit betrachtet. Wir Menschen sind jeweils aus zwei sehr unterschiedlichen Grundbausteinen, unseren Keimzellen, hervorgegangen. Sie sind die Essenz, die unsere Eltern an uns als zelluläres Erbe weitergegeben haben. Genauso verhielt es sich bei der Entstehung unserer Eltern vorher auch schon und bei unseren Großeltern ebenso und so weiter … Das entspricht dem Phänomen der Potenzierung. Es ist eine Verdünnung durch die Zeit.

Wenn die Ursache eines inneren Konflikts sehr weit in der Zeit zurückliegt, muss die Berührung entsprechend mit der Zeitspanne der Entstehung kongruent verlaufen. Man muss ihn dort hinten berühren. An der Stelle seiner Entstehung.

Wie kann das gehen?

Dadurch dass der Konflikt im Hier und Jetzt anwesend ist, wird es einen Verbindungsweg geben müssen. Die 9 Lebensfelder ermöglichen einen Einblick in die Entstehungszeit eines Konflikts. Ihr Wirkungsprinzip beruht einerseits auf Resonanz und Ähnlichkeit in der gestellten Frage. Das geschieht, indem man nach Worten und Sätzen auf den Karten sucht, die einen in dem aktuellen, schmerzlichen Gefühl verstehen oder aus der Seele sprechen. Andererseits eröffnen sie dem Geist durch die Zeitzuordnung ein tiefes Verständnis für das Phänomen der Gleichzeitigkeit. Man kann zunächst durch die verschiedenen gefühlten Resonanzen sehr leicht herausfinden, in welchen zeitlichen Dimensionen der Konflikt verankert ist.

Oft verhält es sich in einer Kartenlegung so, dass einige Karten für die Person völlig ähnlich klingen. Dadurch wird der Konflikt aus mehreren Winkeln der Zeit betrachtet und berührt. Es entsteht eine dynamische Bewegung, die über die verschiedenen Resonanzgefühle der Lebensfeldkarten dem Fragenden einen kompletten Weg bestimmter Gefühle durch die Zeit hindurch erschließen.

Man folgt dem Lehrpfad der Ähnlichkeit der Gefühle, die durch die Karten berührt werden, durch die Zeiten hindurch, bis in den Raum des Kosmos. Durch die Benennung und Positionierung der Lebensfelder wird dies sehr leicht möglich. Ebenso wesentlich ist ihr Bezug zu dem stofflich gewachsenen und der Schwerkraft verbundenen Körper, der durch die Lebensachsen und ihren Bezug zu den Keimblättern gegeben ist.

Es existieren bewusst wahrnehmbare Wege zwischen dem feststofflichen Körper mit seiner Präsenz im Hier und Jetzt und den feinstofflichen Körpern, deren Wahrnehmung, durch die Zeiten der Ahnenwelt hindurch, bis hin zum höher organisierten Kosmos. Gerade durch das Wahrnehmen des Wegs durch die Zeit wird verständlich, wie sich ein möglicherweise uralter Konflikt seinen Weg durch die Zeit hindurch in das Hier und Jetzt gebahnt hat.

Das erklärt die Intensität eines Gefühls durch die Potenzierung der verschiedenen Zeiträume und die Ursache wird dadurch sichtbar. Die Intelligenz der Entstehung eines sehr tiefen Gefühls zu verstehen, das man in sich trägt, löst bereits die Stagnation. Stagnation ist grundsätzlich eine sehr schwierige Hürde, die um jeden Konflikt herum agiert. Durch diese Hürde lassen sich die Lebensfeldkarten überhaupt nicht beeindrucken. Sie setzen zielsicher ihren ersten Schritt in das Zentrum der fragenden Person und halten diesen Kontakt. Sie bieten jede Menge schwierige Gefühle an und man kann dem Weg der Aufmerksamkeit nun nach und nach im eigenen Tempo folgen, während die Sortierung der Lebensfelder völlig mühelos den wesentlichen Kontakt zum eigentlichen unverletzten

Zentrum hält. Eine weitere Hürde wird nun durch das Gefühl des Verstehens genommen. Es ist sehr hilfreich und erleichternd für unsere Gehirne, wenn wir etwas logisch nachvollziehen können.

Wenn man sagen kann „Ach so, jetzt verstehe ich mein Handeln – mein Leid – meinen Ärger – meine Resignation ...", verändert sich augenblicklich durch das Verständnis die Position des Betrachters. Er stagniert damit z. B. nicht mehr in der Resignation oder Verweigerung, sondern geht einen Schritt auf das Potenzial des Konflikts zu. Der Raum des Konflikts und der Stagnation verwandelt sich in nutzbares, lebendiges Potenzial in alle erdenklichen Richtungen.

Die Seelenhomöopathie gelangt an diesen Punkt allerdings auch ohne eine konkrete historische Geschichte zu einem bestimmten Menschen. Denn oft sind diese über die zweite und dritte Generation hinaus gar nicht bekannt. Gelegentlich finden wir einen ganz konkreten Weg des Konflikts aus der Familiengeschichte ins Hier und Jetzt der fragenden Person. Das ist natürlich sehr hilfreich für unser logisches Denken. Wenn man aber nichts über die Geschichte seiner Eltern weiß, hört dieser Weg der Logik bereits direkt bei der entsprechenden Person auf, deswegen ist man aber keineswegs weniger eingebunden und die persönlichen Konflikte sind auch nicht weniger lösbar.

Die Seelenhomöopathie erreicht die Berührung und den Kontakt durch den Aufbau der 9 Lebensfelder. Diese Felder sind sowohl symbolisch Anteile der fragenden Person als auch räumliche und zeitliche Aspekte, die aus ältesten Zeiten und kosmischen Dimensionen in den Konflikt hineinreichen. Die Positionen der Felder ermöglichen die Betrachtung und Berührung aus unterschiedlichen Perspektiven gleichzeitig.

Die Seelenhomöopathie der Ahnenmedizin ist somit ein Werkzeug, um die hohe Intelligenz in schwierigen Sachverhalten aufzuspüren und die Stagnation wieder in lebendiges Potenzial und Handlungsfähigkeit umzuwandeln.

Und wenn Du bereit bist zu fliegen …
… erschrick' nicht über die Schnelligkeit
Es ist der Flug Deiner Seele …
Sie nimmt zielsicher die Tore dazwischen
und hat niemals vergessen,
wer ihre Lehrerin ist …

Die Ebenen und Lebensachsen

Die Dynamik der Dreierbeziehungen besteht darin, dass sie zutiefst zellulär archaisch ist, weil sich jedes menschliche Leben aus den 3 Keimblättern im Embryonalstadium entwickelt. Die Dreierbeziehung existiert jedoch auf allen Ebenen.

Eines der beliebtesten Kinderspiele ist „Vater-Mutter-Kind". Die Dynamik ist mit dem Festlegen der Rollen bereits in vollem Gange. Aus ahnenmedizinischer Sicht ist dieses Spiel gar kein Spiel, sondern die aktive Aufarbeitung erlebter Situationen, die sich im weiteren Leben auf Schulhöfen, in Arbeitsverhältnissen und Liebesbeziehungen wiederholt ausdrücken und auf ihre Verarbeitung und Weiterentwicklung warten.

Auch Lebensabschnitte werden oft als Dreiklang kommuniziert: „Jungfrau, Mutter und weise Alte" oder auch Klassenunterschiede wie „Kaiser, König, Bettelmann". Und auch die Seelenebene arbeitet mit Dreierbeziehungs-Gleichnissen wie „Sonne, Mond und Sterne" oder „Vater, Sohn, Heiliger Geist". In der Musik gibt es den Dreiklang, in der Literatur die Trilogie, in der Malerei das Triptychon.

Für die beiden Kartensets sind die psychologischen Aspekte der inneren Vater-Mutter-Kind-Beziehung wichtig. Sie symbolisiert, wie die innere Führungskraft mit der inneren Versorgungskraft das eigene Ich in der jeweiligen Frage zu gebären und entfalten vermag.

Da sich in vielen Konflikten eine starke nonverbale Komponente ausdrückt, ist der Bezug zu den embryologischen Wachstumsprinzipien ebenso wichtig und findet in den Kartensets durch die Lebensachsen ihren Ausdruck. Die Embryonalzeit besitzt noch keine kognitive Sprache. Es ist eine Welt der Verdichtung und Ausdehnung eines sensiblen Atemrhythmus des Lebens, der sich noch unter Wasser und in Schwerelosigkeit seinen individuellen Weg bahnt.

In den Kartensets Makrokosmos und Mikrokosmos existieren jeweils 3 Ebenen, durch die die Dimensionen der Zeit und die Übergänge zur Seele symbolisiert werden, sowie 3 Lebensachsen, welche die verschiedenen Wesensaspekte innerhalb der Ebenen verdeutlichen. Durch diese Struktur können sowohl Konflikte körperlich-physischer Natur, als auch emotionale und seelisch-geistige Fragen sehr deutlich dargestellt werden und kann in ihnen wieder eine natürliche Dynamik entstehen, weil sie auf tiefen, fundamentalen Strukturen des menschlichen Seins aufbauen.

Die 3 Ebenen

In den Kartensets existieren jeweils 3 Ebenen:

- Die persönliche Ebene

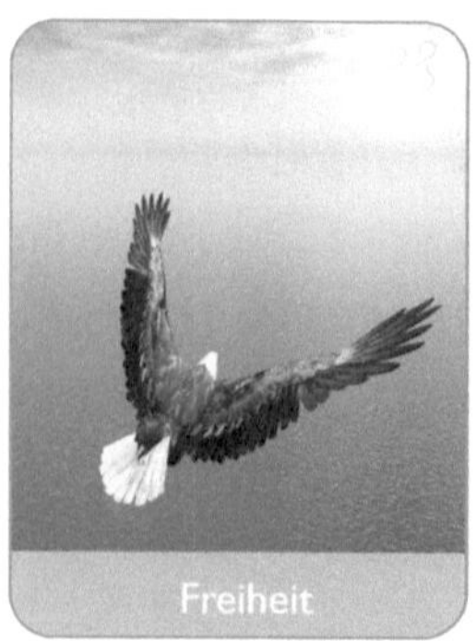

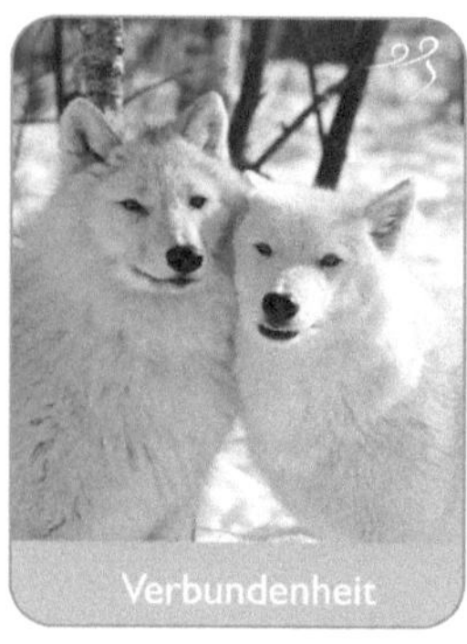

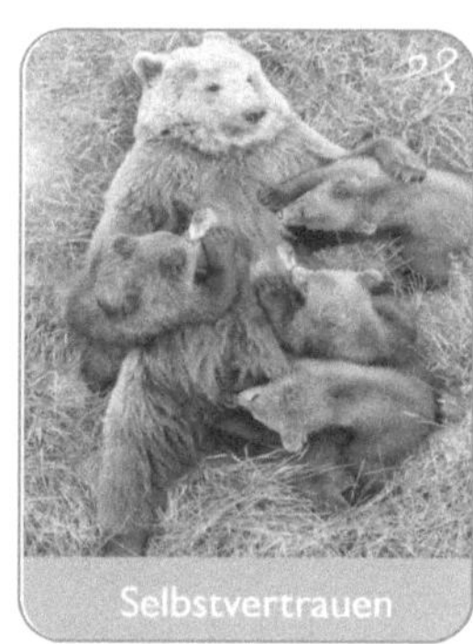

• Die AhnenEbene

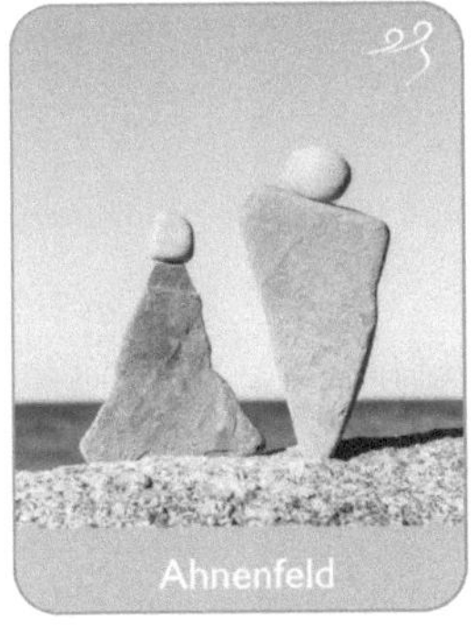

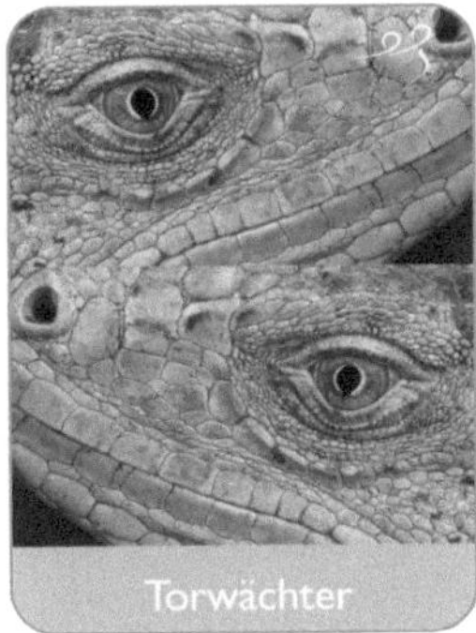

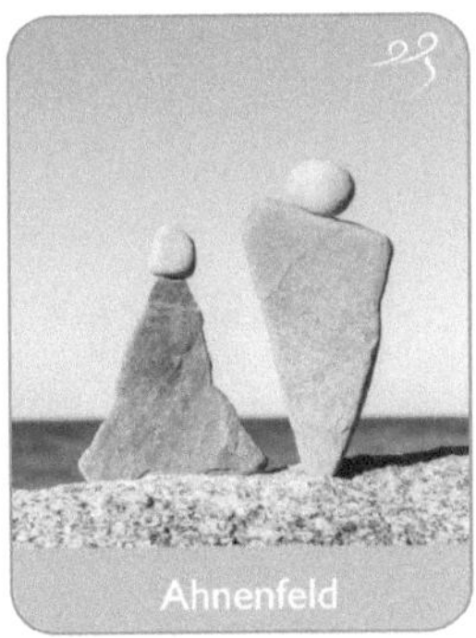

• Die Seelen-Ebene

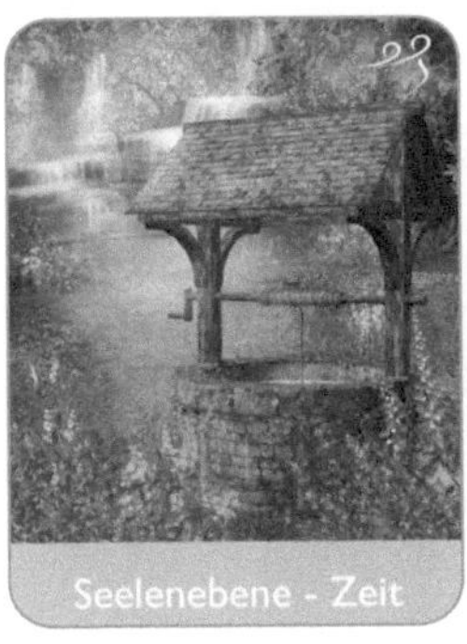

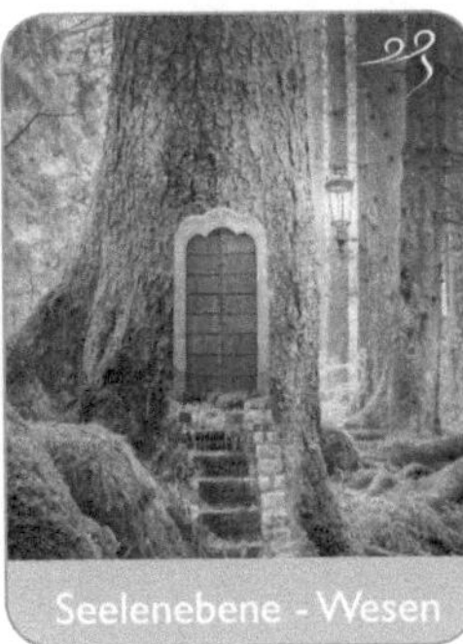

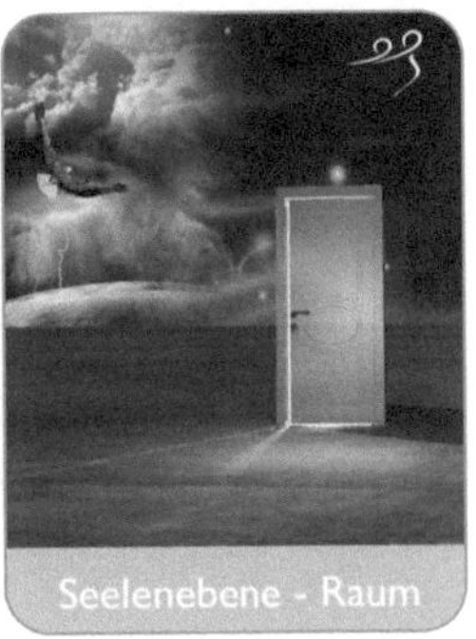

Jede der Ebenen besteht aus 3 Lebensfeldern. Die Ebenen symbolisieren verschiedene Zeiten, Räume und Gefühlszustände. Die persönliche Ebene beschreibt das Hier und Jetzt und gleichzeitig auch den physischen Körper des Fragenden. Die Ahnenebene bezieht sich auf die Zeit der Ahnen und auf die Emotionen des Fragenden zu seinem Thema. Und die Seelenebene repräsentiert das geistige und seelische Empfinden und Sein.

- Die persönliche Ebene = physische Ebene
- Die Ahnen-Ebene = emotionale Ebene
- Die Seelen-Ebene = geistige Ebene

Alle 3 Ebenen sollten durchlässig sein für die Erlebnisse des Lebens. Sie sollten miteinander kommunizieren und sich gegenseitig ergänzen und beflügeln. Wenn alles frei fließt, gibt es keinen Konflikt.

In einem Konflikt muss die Energie auf einer dieser Ebenen hängengeblieben sein. Die Ebene ist allerdings überhaupt nicht klar ersichtlich. Meistens gibt es irgendwo ein Symptom. Es zieht nach und nach die Aufmerksamkeit des Betroffenen auf sich. Wie das bei einem Schmerzsymptom leicht nachzuvollziehen ist. Allerdings ist das Symptom eben nur ein Symptom und nicht der Ursprung, die Ursache oder die Wurzel des Konflikts. Sie liegt meistens tief verborgen in dem unsichtbaren Feld der anderen Ebenen.

Das Schmerzsymptom, eine Migräne beispielsweise, zeigt sich auf der physischen Ebene im Hier und Jetzt. Sie kommt an die Oberfläche, um berührt zu werden und endlich zu gehen. Aber wie geht das? Eine Migräne hat meistens ganz klare Abläufe, die der betroffenen Person zutiefst vertraut sind. Das unsichtbare Feld der interagierenden Faktoren der anderen Ebenen zu diesem Konflikt sichtbar und verständlich zu machen, kann eine Berührung zum Kern des Konflikts ermöglichen. Hat man diesen Kern berührt, fühlt sich der eigentliche Konflikt unmittelbar etwas anders an. Der Kern liegt immer inmitten einer Stagnation. Wenn die Stagnation berührt ist, beginnt der Mensch augenblicklich, wieder zu rhythmischen Bewegungen zurückzukehren und sich zu regenerieren. Ab diesem Moment gibt es jetzt meistens immer noch Arbeit, aber es existiert wieder eine Bewegung. Das ist ähnlich dem Aufatmen nach einem Stau, wenn das Auto wieder rollt. Diese innere Bewegung schafft das Vertrauen in dessen Kontext nun z. B. eine geeignete Behandlungsmethode ihre Wirkung entfalten kann.

Die persönliche Ebene und die Ahnenfeldebene machen in erster Linie eine Verbindung zu verschiedenen Zeiten offensichtlich.

Die Seelenebene ermöglicht den Einblick in eine Art Extraraum oder eine Zwischenablage abgespaltener Aspekte zu dem jeweiligen Konflikt.

Die persönliche Ebene

Diese Ebene besteht aus den Lebensfeldern: Freiheit, Selbstvertrauen und Verbundenheit. Alle 3 Aspekte sind wichtig, um sich im Leben auszudrücken und zu bewegen. Die Karten dieser Ebene repräsentieren im erlösten Zustand die zusammenhaltende und gebündelte Energie des gesamten Felds im Hier und Jetzt. In einer Aufstellung der 9 Lebensfelder mit menschlichen Stellvertretern halten sich 3 Menschen an den Händen. Sie werden unterstützt, begleitet und getragen von dem reinen Potenzial der Ahnen- und Seelenebene. Dieser Kontakt ist sichtbar und fühlbar.

Schwierigkeiten und Probleme dieser Ebene haben immer einen Bezug zu den anderen Ebenen, weil sie von ihnen die Energie zur Handlungsfähigkeit bekommen. Anhand der Kartentexte und Assoziationen zu den Bildern kann man schauen, ob und mit welchen Lebensfeldern der anderen Ebene die persönliche Handlungsfähigkeit in Resonanz geht und sich dadurch dem Hier und Jetzt entzieht. Geh auf die Suche nach diesen Resonanzverbindungen. Wenn der Weg in die eine Richtung auffindbar ist, kann man ihn auch wieder bewusst zurückgehen.

Wenn du mit der persönlichen Ebene in einem deiner Themen völlig in Resonanz gehen kannst und mit den anderen Themen eher weniger, heißt das, dass dein Konflikt im Physischen gut abzuholen ist. Die persönliche Ebene kann nämlich vor allem gut durch Bewegung und Ernährung erreicht werden. Um deinen Konflikt positiv zu unterstützen, kann es sehr hilfreich sein, dich einer geeigneten Bewegungsmöglichkeit wie Joggen, Yoga oder sei es auch Holzhacken zu widmen. Mit jedem deiner Schritte und Bewegungen veränderst du deinen Konflikt in Richtung Beweglichkeit und Lösung.

Die Ahnenebene

Diese Ebene besteht aus den Lebensfeldern: männliches Ahnenfeld, weibliches Ahnenfeld und Torwächter.

Das männliche Ahnenfeld repräsentiert im Fragenden gleichzeitig die eigene, innere Führungskraft zur gestellten Frage.

Das weibliche Ahnenfeld repräsentiert im Fragenden gleichzeitig die innere Versorgungsfähigkeit bei dem entsprechenden Thema.

Der Torwächter repräsentiert das ganz alte übergeordnete Ahnenfeld und steht gleichzeitig für alle angewöhnten Kompensationsmuster in der gestellten Frage.

Man sucht dann, wie bei allen Karten, nach der Resonanz zum eigenen Thema. Da wir uns hier zu einem Teil in alten Zeiten bewegen, ist es völlig sinnvoll, zu den Gefühlszuständen, welche die Karten ansprechen, Erinnerungen der Geschichte der Ahnenfelder heranzuziehen.

Das beginnt z. B. mit der Frage, ob eine Karte an die eigene Mutter, den eigenen Vater oder an die Großeltern erinnert. Spiegelt sich ein bekanntes, historisches Schicksal im Text und Bild der

Karten wider? Wenn es diesbezüglich Erinnerungen und Ähnlichkeiten gibt, beginnt man einfach, über diese zu sprechen. Man erzählt die Erinnerungen und fühlt, wie sie sich in den Konflikt der heutigen Zeit einmischen. Man muss hier nicht umständlich versuchen etwas zu interpretieren. Wenn es sich um den Ausdruck aus einem oder beiden dieser Ahnenfelder handelt, mischt sich diese Resonanz augenblicklich ins eigene Thema, das wird fühlbar. Diese Verbindung ist leicht und offensichtlich.

Bei der Torwächterkarte findet man meistens keine Geschichten mehr, die familienhistorisch weitererzählt oder dokumentiert wurden. Es ist einfach zu lange her. Folglich hangelt man sich bei der Torwächterkarte an den Resonanzen der Gefühle zum gestellten Thema entlang. Gelegentlich finden sich jedoch unglaubliche Ähnlichkeiten der Gefühle in Bezug auf eines der beiden Ahnenfelder. Dann kann der zeitliche Verlauf eines Konflikts von seiner Entstehung bis in die heutige Zeit oft noch klarer verfolgt, gefühlt und verstanden werden.

Wenn du mit der Ahnenebene bei einem Thema völlig in Resonanz gehen kannst und mit den anderen Inhalten der Karten eher weniger, heißt das, dass dein Konflikt sehr emotional verankert ist. Durch deine Auseinandersetzung mit den Emotionen beginnt sich das Potenzial wieder zu verteilen und allen Ebenen zur Verfügung zu stehen. Die Ahnenebene kann durch alles erreicht werden, was dich in deine Gefühle bringt. Dafür eignen sich lebendige Kontakte mit Menschen sehr gut. Begib dich mit deinem Thema in Beziehung. Dort liegt der Schlüssel, um dich auch außerhalb der Kartensitzung in deinem Konflikt sinnvoll weiterzubewegen. Im Prinzip kannst du nach der Kartensitzung einfach jeden Kontakt zum Üben nutzen. Du hast das Feld deines Konflikts im Kern gesehen und gefühlt – nun bringe es ins Feld deiner Gegenwart. Vielleicht hast du noch nicht verstanden, worum es geht, das macht aber nichts. Es ist ein Prozess, der in deinem Tempo läuft. Es gab Zeilen, die dich bewegt haben – die sich seit dem in deine Gedanken und vielleicht Träume mischen. Nimm genau diese Gefühle dieser Zeilen und gehe auf die Suche. Wo und wie begegnen sie dir in deinem Alltag? Ist es das Telefonat mit deiner Mutter oder ein Brief vom Finanzamt? Ist es der Verkehr, der sich staut, wenn du es eilig hast, oder das Geräusch des Krankenwagens, das dich an etwas erinnert? Suche nach deinen Gefühlen. Suche nach dir. Mach es zu deinem Hobby, dich in allem zu finden. Lege neue Karten und prüfe deine Resonanzen. Wie verändern sie sich? Beginne zu spielen und zu staunen. Liebe und teile. Leuchte und sei.

Die Seelenebene

Sie besteht aus den Lebensfeldern: Seelenebene Zeit, Seelenebene Raum und Seelenebene Wesen.

Auf dieser Ebene beginnt jede Handlung in ihrem feinstofflichen und geistigen Bereich, wie eine Geburt, für die erst mal alle geistigen Voraussetzungen zueinanderfinden müssen. Es ist auch die Ebene der inneren Kinder, die wieder Ausdruck im Stofflichen finden wollen. Auch in diesem geistigen Feld der Seelenebene finden sich Gefühle in den Kartentexten. Sie beschreiben den Zustand, der zur Entscheidung des gewählten Wegs in der gestellten Frage beigetragen hat.

Im erlösten Zustand beflügelt und begleitet diese Ebene jeden Schritt und jeden Gedanken des Fragenden. Es handelt sich um die Instanz des „höheren Selbst", die in jede Materie einfließen und sie unterstützen kann.

Im unerlösten Zustand eines Konflikts befinden sich hier die Gefühle der abgespaltenen Anteile. Es ist das Zuhause der „inneren

Krisen-Kinder". Sie halten direkten Kontakt zum Lebensfeld der Verbundenheit auf der persönlichen Ebene. Man kommt nicht ohne Weiteres an sie heran. Sie brechen bei geeigneter Gelegenheit in das Leben der betroffenen Personen ein. Diese Art von Gefühlen zieht auch erwachsenen Personen häufig den Boden unter den Füßen weg – auch wenn das Leben gut organisiert und geregelt scheint. Durch die Karten der Seelenebene werden diese Gefühle berührt, weil sie eine eigene Sprache bekommen und in eigenen Lebensfeldern sichtbar werden. Im kompletten Neunerfeld sind sie vollständig integrierte Bestandteile des gesamten Felds. Allein die Wahrnehmung der gleichberechtigten Zuordnung im Feld hat in Konflikten bereits eine integrierende Wirkung. Diese Ebene gehört nicht nur dazu – sie ist die beginnende Essenz jedes Gedankens, jeder Handlung und jeder Geburt. Sie ist die Voraussetzung auf geistigem Niveau.

Es ist die Gelegenheit der Zeit, die Beschaffenheit des Raums und der Charakter des Wesens, die sich in dieser Ebene ausdrücken und von hier ihre Reise in die Stofflichkeit des Körpers starten. Es ist wie ein Gedanke oder ein Gedankenblitz, eine formlose Idee. Wenn diese Idee spürbar wird, ist das Thema bereits zu den anderen Ebenen vorgedrungen.

Wenn du mit der Seelenebene in einem deiner Themen völlig in Resonanz gehen kannst und mit den anderen Themen eher weniger, heißt das, dass dein Konflikt noch abgespalten ist. Diesen Moment zu sehen und zu verstehen, verändert die Situation jedoch bereits in ihrem entscheidenden Winkel. Die gesammelte Gefühlspotenz dieser Ebene war bislang in deinem Leben auf dieser Ebene eingesperrt oder wie abgespalten. Durch deine Auseinandersetzung damit und die Verbindung zu den anderen Feldern beginnt sich das Potenzial wieder zu verteilen. Die Seelenebene kann vor allem gut durch Künste wie Musik, Malerei, Literatur und vieles mehr erreicht werden. Um deinen Konflikt positiv zu unterstützen, kann es sehr hilfreich sein, sich eines Mediums der Kunst zu bedienen, um dich z. B. mit einer bestimmten Musik, Malerei, Gedichten einen weiteren Schritt begleiten zu lassen.

Die 3 Lebensachsen

In den Kartensets existieren jeweils 3 Lebensachsen. Sie beschreiben 3 Zustände, die jeder Schöpfung zugrunde liegen.

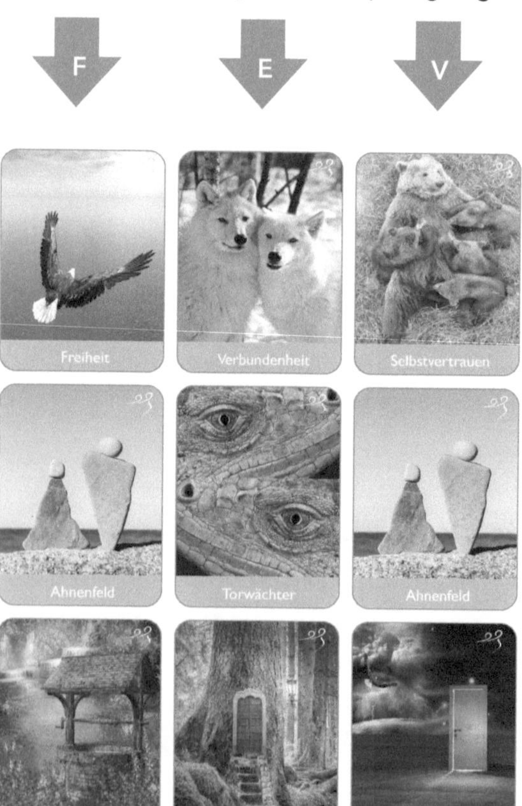

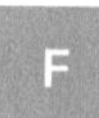

Führung
- Innere Führungskraft
- Fokus
- Richtung

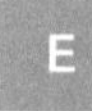

Entfaltung
- Selbst
- Kreativität
- Charakter

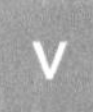

Versorgung
- Innere Versorgung
- Nahrung
- Raum

F Die Lebensachse der Führung
E Die Lebensachse der Versorgung
V Die Lebensachse der Entfaltung

Jede Lebensachse besteht wiederum aus 3 Lebensfeldern, die über die Zeitebenen hinaus untereinander agieren.

Die Lebensachse der Führung

Sie besteht aus den Lebensfeldern: Seelenebene Zeit, männliches Ahnenfeld und Freiheit. Diese Lebensachse repräsentiert den Willen, den Fokus, die Ausrichtung und die Freiheit der Umsetzung eines gewählten Themas.

Archaisch findet sich auf dieser Achse die Fähigkeit des Jägers wieder. Es ist die Fähigkeit des Erspürens und der Konzentration auf ein Thema. Beim Fokussieren werden alle Sinne dem Ziel untergeordnet, nicht förderliche Reize werden für eine Weile in den Hintergrund der Aufmerksamkeit verlagert.

Aus anatomischer Sichtweise stellt die Lebensachse der Führung das Nervensystem dar. Das Nervensystem ist in der Embryonalzeit aus dem Ektoderm erwachsen.

Man könnte auch sagen, dass es sich bei der Lebensachse der Führung um das männliche Prinzip handelt. Männer haben über viele Jahrhunderte die Fähigkeit der Fokussierung als hauptsächliche Aufgabe ausgebildet. Es ist jedoch wichtig, dass es in dieser Lebensachse nicht primär um Männer geht, sondern um ein männliches Prinzip im Sinne einer konzentrierten Führungsqualität.

Es ist dennoch nicht ausgeschlossen, diese Achse für die Position eines Mannes oder Vaters in einem geeigneten Konflikt direkt auszuwählen, wenn du z. B. familientherapeutisch arbeitest und in die Vater-Mutter-Kind-Konstellation hineinschauen möchtest. In so einem Fall kannst du gut die Führungsachse für den Vater, die Versorgungsachse für die Mutter und die Entfaltungsachse für das Kind stellvertretend zum Ausdruck kommen lassen.

Das ist eine Variante, die man natürlich auch für sich selbst in Bezug auf die eigenen Eltern in einem ausgewählten Thema ausprobieren kann.

Die Lebensachse der Versorgung

Diese Ebene besteht aus den Lebensfeldern: Seelenebene Raum, weibliches Ahnenfeld und Selbstvertrauen. Die Lebensachse repräsentiert die nährende, versorgende, raumgebende und vertrauende Instanz eines gewählten Themas.

Archaisch befindet sich auf dieser Achse die versorgende Fähigkeit der Mutter. Es ist die Fähigkeit, mit allen Sinnen gleichzeitig für viele Kinder und deren Bedürfnisse wachsam da zu sein. Alle Gefühle zum Thema „genährt sein und sich geborgen fühlen" gehören zu dieser Lebensachse.

Anatomisch bezieht sich diese Lebensachse auf den Verdauungsschlauch mit seinen Verdauungsdrüsen. Hier wird das Leben resorbiert, also in den Körper aufgenommen. Der Verdauungsschlauch ist in der Embryonalzeit aus dem Entoderm erwachsen.

Man könnte auch sagen, dass es sich bei der Lebensachse der Versorgung um das weibliche Prinzip handelt. Frauen haben über viele Jahrhunderte die Fähigkeit der Versorgung als hauptsächliche Aufgabe ausgebildet. Es ist jedoch wichtig, dass es in dieser Lebensachse nicht primär um Frauen geht, sondern um ein weibliches Prinzip im Sinne einer breitgefächerten Versorgungsqualität.

Es ist dennoch nicht ausgeschlossen, diese Achse für die Position einer Frau oder Mutter in einem geeigneten Konflikt direkt auszuwählen, wenn du z. B. familientherapeutisch arbeitest und in die Vater-Mutter-Kind-Konstellation hineinschauen magst. In so einem Fall kannst du gut die Führungsachse für den Vater, die Versorgungsachse für die Mutter und die Entfaltungsachse für das Kind stellvertretend zum Ausdruck kommen lassen.

Diese Variante kann man natürlich auch für sich selbst in Bezug auf die eigenen Eltern zu einem ausgewählten Thema ausprobieren und legen.

Die Lebensachse der Entfaltung

Sie besteht aus den Lebensfeldern: Seelenebene –Wesen, Torwächter und Verbundenheit. Diese Lebensachse repräsentiert, wie sich dein Wesen aus der Seelenebene in die Stofflichkeit begibt und sich über alle Lebensaufgaben der verschiedenen Generationen in deinem Leben zu deinem Thema entfaltet.

Schlangen und Giftpflanzen repräsentieren die Torwächterfunktion. Zu den Torwächtern zählen alle bewährten Verhaltensweisen und Strategien, um die wirklichen Gefühle hinter dem Konflikt nicht zu berühren. Die dahinter liegenden Gefühle werden durch das Lebensfeld der Verbundenheit repräsentiert. Es handelt sich, psychologisch betrachtet, um die Gefühle des verletzten inneren Kindes. Die Torwächter beschützen dein Kind in dir und sollen es eigentlich vor einer Wiederholung bewahren. Sie sind jedoch so stark mit den Konflikten der alten Zeiten verbunden, dass sie automatisch die ganze alte Energie der bereits schiefgegangenen Situationen wieder aufrufen können und dir erklären lieber z. B. defensiv zu handeln, weil es sowieso schiefgehen wird. Da sie aus alten Erfahrungen berichten, haben sie das beste Argument. In den meisten Situationen des Alltagslebens vieler Menschen ist dieses Argument ausschlaggebend und gewinnt. Man handelt aus der Gewissheit einer alten Niederlage heraus und wiederholt dadurch die Situation in einer ähnlichen Variante in der heutigen Zeit. Diese Torwächterenergie bestimmt sowohl über die Handlungen deiner inneren Führungskraft als auch über deine innere Versorgungsfähigkeit. Die unerlösten Torwächter setzen sich einfach davor und überdecken alle anderen Handlungsfreiheiten.

Es ist also wichtig, mit der Energie der Torwächter sinnvoll in Kontakt zu kommen, um an eine freie Handlungsfähigkeit zu gelangen.

Die Lebensachse der Entfaltung erklärt dir deine unbewusste Solidarität bezüglich deiner Frage mit den Erfahrungen alter Zeiten. Eventuell kannst du über die Resonanzen der verschiedenen Lebensfelder ganz gut nachvollziehen, über welches Ahnenfeld der Weg deiner Solidarität im Konflikt bis in das alte Ahnenfeld zu den Torwächtern weitergeleitet wird. Es geht natürlich auch über beide Wege. Entscheidend ist, dass du in der Lage bist, den Weg eines gewachsenen Konflikts über viele Generationen hinweg nachzuspüren und nachzuvollziehen, um in der Gegenwart frei über deine weiteren Wege entscheiden zu können.

Wenn die 3 Lebensfelder der Lebensachse der Entfaltung in gutem Kontakt zueinander stehen, kann sich dein Wesen darin entfalten und in deiner Gegenwart eine neue Qualität der Verbundenheit erfahren.

Psychologisch betrachtet kann das Wesen der Seelenebene in dieser Lebensachse auch als Gefühl des unverletzten inneren Kindes angesehen werden. Im Konflikt sind auch seine Gefühle in Dysbalance. Wenn es über die Torwächterenergie hinaus gelangt, kann es Kontakt aufnehmen zu den Gefühlen des verletzten inneren Kindes. Wenn sie einander begegnen, kann Integration stattfinden. Die erste Begegnung entsteht bereits durch die Anordnung der Lebensfelder zueinander. Es sind alles gleichberechtigte Anteile, die dazugehören, auch über die Zeiten hinweg.

Anatomisch bezieht sich die Lebensachse der Entfaltung vor allem auf die Muskulatur und das Herz (auch die Nieren und einiges mehr gehören dazu). Hier wird das Leben bewegt und gefühlt. Muskulatur und Herz sind in der Embryonalzeit aus dem Mesoderm erwachsen.

In einer Vater-Mutter-Kind-Konstellation repräsentiert die Lebensachse der Entfaltung das Kind. In einer beruflichen Fragestellung, z. B. einer Projektaufgabe, steht diese Achse entsprechend für das entstehende Produkt.

Die Lebensachsen und ihr Bezug zu den Keimblättern
Führungsachse = Ektoderm (Nervensystem)
Versorgungsachse = Entoderm (Verdauungsschlauch)
Entfaltungsachse = Mesoderm (Herz und Muskeln)

Die 9 Lebensfelder

Die 9 Lebensfelder sind das Grundgerüst, um das unsichtbare, wirkende Feld in Zeit und Raum eines Menschen in Bezug auf eine gestellte Frage sichtbar zu machen.

Jedes einzelne Lebensfeld beschreibt den gefühlten Innenraum eines Menschen. Betrachten wir als Beispiel das Lebensfeld der persönlichen Freiheit. Jeder Mensch hat ein Gefühl für Freiheit. Freiheit kann sich jedoch in verschiedenen Lebensbereichen sehr unterschiedlich entfalten. So kann sich die berufliche Freiheit, die man sich selbständig erarbeitet hat und die zu Anerkennung und Wohlstand geführt hat, anders anfühlen als die Freiheit im Verhältnis zum Vater, der vielleicht gerade von der Arbeit seines Kindes nicht viel hält.

Das Gefühl für Freiheit existiert im Innern jedes Menschen in allen Lebensbereichen. Kann man es einem Menschen ansehen, ob er sich frei fühlt? Oder kann man es an seiner Stimme hören? Selbstverständlich. Man kann es vor allem bei Menschen wahrnehmen, die man gut kennt. Viele Menschen leben ein Leben in Rollen und Fassaden, in denen die Freiheit oft nur „gespielt" wird. Das funktioniert, weil Gefühle zu einem Teil unsichtbar sind. Dennoch arbeiten die wahren Gefühle permanent im Untergrund und müssen verarbeitet werden. Nicht authentisch zu sein, hat also seinen Preis, es kostet Lebensenergie und eine unsichtbare, perfide Einschränkung der persönlichen Freiheit. So ein Verhalten kann ganz leicht zu einer „Gewohnheitslüge" führen, sodass das Bewusstsein für Freiheit kaum noch greifbar ist.

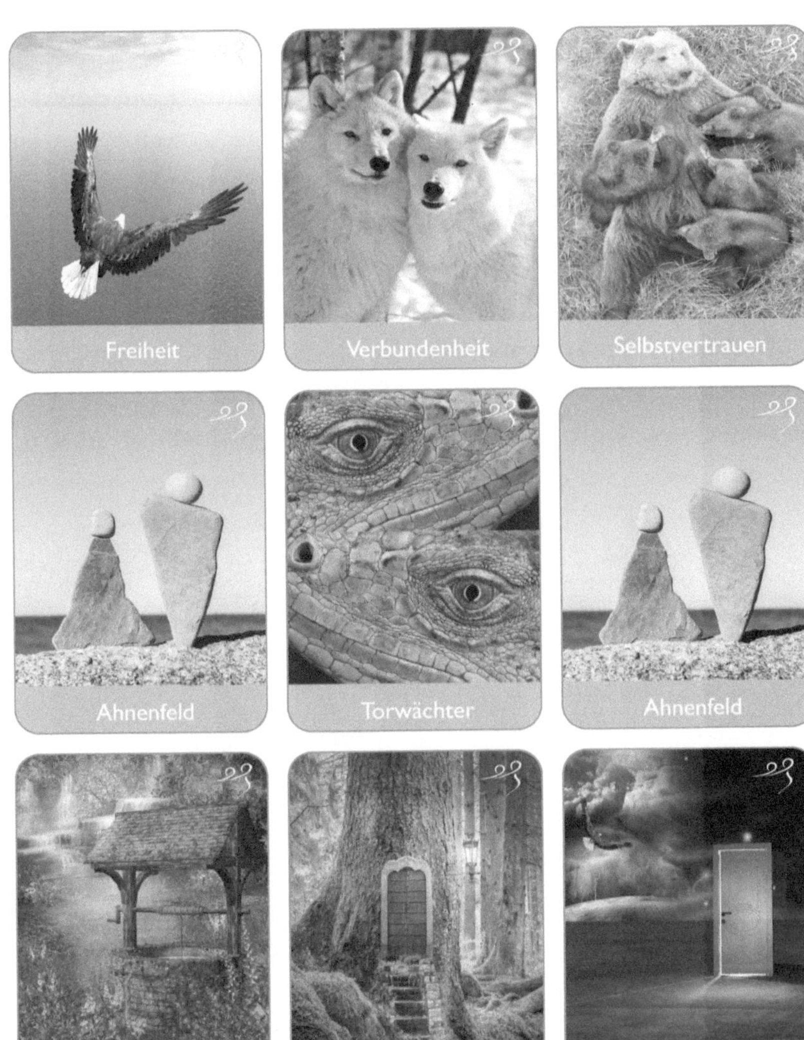

Wer bin ich wirklich? Wie fühlt es sich an, von dieser Erde wieder zu gehen, wenn vieles Wahrhaftes von mir hier niemals angekommen ist? Es ist die Tücke des unsichtbaren Felds, die Gefühlen wie Einsamkeit und unerfüllter Sehnsucht Tür und Tor öffnet. Diese Gefühle zeigen sich nicht im wohlgeplanten Tagesablauf oder in gut trainierten Rollen. Folglich weiß auch niemand, wie man sich wirklich im Innersten fühlt. Selbst wenn es um einen herum jede Menge Menschen gibt, kann das Gefühl der Einsamkeit sich mit dem Argument „die kennen mich ja gar nicht" tief im Herzen einnisten. Im Umkehrschluss heißt der Gedanke: „Wenn sie mich wirklich kennen würden, dann würden sie mich nicht mehr lieben. Das weiß ich ganz genau!"

An dieser Stelle kommt die Zeit mit ins Spiel, denn einige dieser tiefen Gefühle sind nämlich „unendlich" vertraut. Vertrautheit entsteht meistens durch die Zeit. Etwas, das lange Bestand hat, wird vertraut. Selbst wenn es unangenehm ist, bekommt es durch die Zeit etwas Vertrautes. Vertrautes bietet Stabilität und Sicherheit. „So war es schon immer. So wird es immer bleiben. Am Ende werde ich doch erkannt werden, weil ich eben so bin." So lauten schwerwiegende Argumente im Unterbewusstsein, weil sie auf der Basis der Vertrautheit aufbauen.

Durch den Aufbau der 9 Lebensfelder kann man ganz leicht in die Verknüpfung der verschieden Zeitebenen hineinschauen und sich selbst besser verstehen lernen.

Zu jedem Konflikt können die 9 Lebensfelder befragt werden. Sie geben Aufschluss über die verschiedenen mitwirkenden Anteile, unbewusste Gefühle und ihre Verknüpfungen in der Zeit, im Körper und im Seelenraum.

Jedes Lebensfeld für sich repräsentiert einen einzelnen Aspekt in dem großen zusammenwirkenden Feld des Fragenden.

Die 9 Lebensfelder ermöglichen eine lebendige Dynamik der interagierenden Faktoren.

Wo ist die innere Freiheit blockiert? **FREIHEIT**	Der blinde Fleck. Was ist nicht verbunden? **VERBUNDEN-HEIT**	Wie ist das Selbstvertrauen geschwächt? **SELBST-VERTRAUEN**
Wie geht es der inneren Führungs-kraft? **AHNENFELD MÄNNLICH**	Einblick in den Kern des Konfliktes. **TOR-WÄCHTER**	Wie geht es der inneren Versorgung? **AHNENFELD WEIBLICH**
Der Fokus der Seelen-aufgabe. **SEELEN-EBENE ZEIT**	Die Entfaltung der Seelen-aufgabe. **SEELEN-EBENE WESEN**	Der Raum der Seelen-aufgabe. **SEELEN-EBENE RAUM**

Die Anzahl 9 beinhaltet diverse Dreierbeziehungen, die das Spannungsfeld der Vielschichtigkeit und Gleichzeitigkeit unseres menschlichen Lebens perfekt zu demonstrieren vermögen. Gleichsam ist es nur ein Ausschnitt, weil jeder Mensch natürlich sehr viel mehr ist als ein Konflikt. Die 9 Lebensfelder veranschaulichen sehr schnell und exemplarisch die Vernetzung des persönlichen Empfindens mit alten Zeiten und unbekannten, vielleicht nur erahnten Seelenräumen.

Jedes Lebensfeld besteht in den Kartensets aus jeweils 12 ausgewählten seelenhomöopathischen Karten. Sie repräsentieren eine gute Auswahl möglicher Einschränkungen, die im unsichtbaren Feld des Menschen in dem jeweiligen Thema aktiv sind.

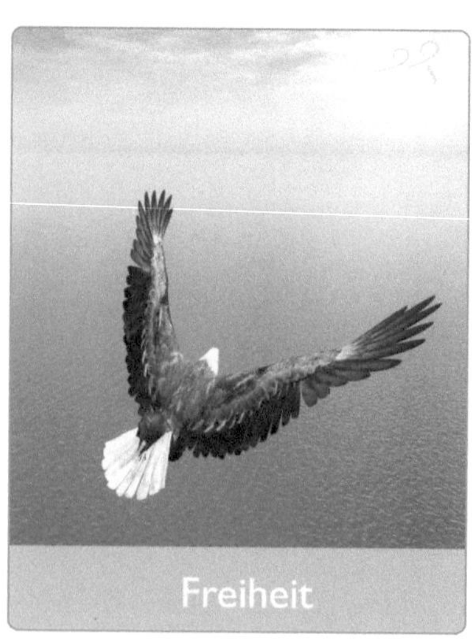

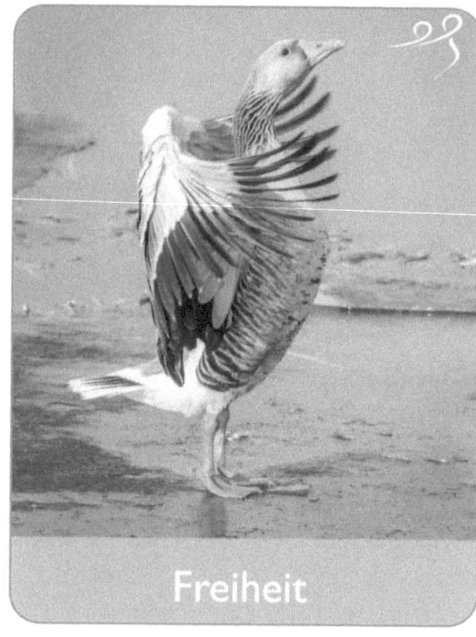

Das Lebensfeld — Freiheit

Wo ist bei deinem Thema die persönliche Freiheit eingeschränkt? Jeder Mensch hat eine Idee davon, wie sich Freiheit anfühlen könnte. Selbst wenn er momentan in einer unfreien Situation steckt, existiert eine Idee davon, wie es sich anfühlen könnte, einfach gegen den Wind abzuheben und zu fliegen, wie ein Vogel in eine neue Dimension – dorthin, wo es genug Luft zum Durchatmen gibt. Zum Fliegen. Zum Sein. Die Vögel repräsentieren im Kartenset Makrokosmos aus genau diesem Grund das Lebensfeld Freiheit.

Jeder Vogel benötigt jedoch ganz individuelle Voraussetzungen, um sich in die Freiheit der Lüfte und der Klarheit erheben können. So erlangt z. B. die Graugans ihre Freiheit durch Ordnung, während der Adler sie durch Begegnungen erfahren kann, und der Papagei benötigt Kommunikation. Andersherum zeigen sie, inwiefern die persönliche Freiheit eingeschränkt ist. Im Kartenset Mikrokosmos sieht es mit der Freiheit ganz ähnlich aus. Sie ist vielleicht in der Realität auf den ersten Blick nicht so sichtbar wie bei den Vögeln, sondern drückt sich etwas subtiler im Verhalten des Fragenden in Bezug auf sein Thema aus. Im Kartenset Mikrokosmos sind es die Hirnnerven, die das Lebensfeld Freiheit repräsentieren. Es geht hier noch etwas tiefer um die persönliche Freiheit in Bezug auf die Ahnenfelder in dem Lebensfeld an sich. Die Hirnnerven sind zwar lebendige Strukturen, die im Hier und Jetzt agieren, aber sie liegen in einem der ältesten Bereiche des menschlichen Gehirns. Sie stehen dadurch ganz tief mit erlernten Verhaltensweisen in Verbindung. Die Karten helfen hier, eine sanfte und intelligente Kommunikation aufzubauen.

Betrachten wir das Beispiel eines jungen Physiotherapeuten, der sich gerne selbstständig machen wollte. Er wollte heraus aus dem straffen Arbeitstakt als Angestellter, mit seiner Frau gerne ein Kind haben und zeitlich dann für beide auch da sein können. Genau in dem Moment, als er den Entschluss dafür gefasst und auch einen Kaufvertrag für ein Haus unterschrieben hatte, begann die geplante Freiheit leider völlig in die entgegengesetzte Richtung zu laufen. Ein Kollege wurde ernstlich krank, und sein Chef machte starken Druck auf den jungen Mann. Er konnte seinen Chef nicht „hängen lassen" — so begann das Dilemma, und er kam aus diesem Hamsterrad nicht mehr heraus.

Nach einigen Jahren hatte er sich in ein „Burn-out" hineingearbeitet. Für seine Frau hatte er in diesen Jahren keine Zeit gehabt. Sie kümmerte sich alleine um das neue Haus. Ein Kind hatten sie nicht bekommen, weil er immer erschöpft war. Die Pläne der Freiheit lagen bereits fünf Jahre zurück, als wir begannen, miteinander zu arbeiten. Es war sehr schnell offensichtlich, welches Thema sich in seinen Freiheitswunsch drängte. Sein Vater hatte sich umgebracht, als er drei Jahre alt war. Seine Mutter und er lebten danach allein und waren in dieser Zeit sehr arm, da sein Vater der Alleinverdiener gewesen war. Mein Patient verachtete seinen Vater dafür, dass er sie im Stich gelassen hatte. Es war sehr offensichtlich, dass er sich in tiefer unbewusster Verbundenheit zu seinem Vater zwanghaft um die eigene Lebenszeit mit seiner Frau und seinen ungeborenen Kindern brachte. Seine Frau hatte während dieser Zeit mehr als einmal von Scheidung gesprochen. Nach jedem großen Streit versprach er, zu kündigen und sich selbstständig zu machen ...

Die Karte des **Nervus vestibulo-cochlearis,** des Hör- und Gleichgewichtsnervs, berührte seinen Konflikt zum ersten Mal auf erstaunliche Weise. Natürlich wusste er theoretisch, was mit ihm 1passierte. Er war ein kluger Mann, der seine Frau liebte, aber er war an einer für ihn unsichtbaren Stelle völlig ausgeliefert und agierte absolut unfrei.

Zunächst soll dieses Beispiel die Stärke der subtilen Kraft der Hirnnerven verdeutlichen. Sie können blitzschnell Verbindung zu alten Zeiten aufnehmen, die sich dann in der Gegenwart ähnlich wiederholen. Sie stehen in direkter Verbindung mit ältesten Ahnenfeldern. Die Hirnnerven entspringen dem Hirnstamm. Das ist ein kleiner Teil des Gehirns, den es in der Evolutionsgeschichte schon so lange gibt, dass man diesen Teil auch Reptilienhirn nennt.

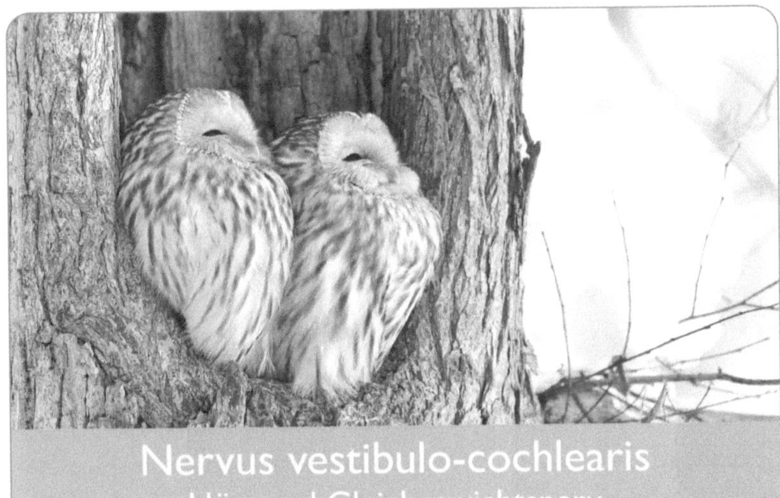

Nervus vestibulo-cochlearis
Hör- und Gleichgewichtsnerv

- Unverbunden - verlorener Weg
- Hat das Gefühl, sich und andere ständig zu belügen
- Große Angst vor lautem Streit
- Unfähig, auf eigenen Beinen zu stehen
- Jede Ablenkung aus der Realität ist willkommen
- Fühlt sich wie ein Verstorbener unter Lebendigen
- Verzweifelte Sehnsucht - niemand kann mich hören
- Widerstand und Wiedergutmachung erliegen einander

Lösungsweg:

Du hörst die Klänge, die über die Brücke in die Verlängerung der vielen Zeiten schwingen... Hier ernährt sich die Aufrichtigkeit deines Herzens in tiefem Wissen über Verbundenheit und Übergang.

Natürlich war es nicht nur eine Karte und eine Sitzung, die wir miteinander hatten, aber die Karte des **Nervus vestibulo-cochlearis,** die er gezogen hatte, habe ich ihm damals geschenkt, und sie hat noch heute einen Platz in seinem Haus. Inzwischen ist er Vater von Zwillingen geworden und hat nun ganz anders alle Hände voll tun. Er hat seine Arbeit gekündigt und ist Hausmann. Seine Frau hat sich mit einer Marketingfirma selbstständig gemacht, und alle sind nun glücklich.

Freiheit kann nicht durch Ausschluss bestimmter Ereignisse in den Ahnenfeldern erlangt werden. Es ist die hohe Kunst, tapfer in den Kontakt zu gehen und das gebundene Potenzial neu zu nutzen. Das Potenzial hängt jedoch inmitten gebundener Lebensenergie in der entsprechenden Zeit fest. Ohne es zu berühren, wird es wohl gebunden bleiben und sich auch nach vielen Jahren oder Generationen blitzschnell wiederholen können.

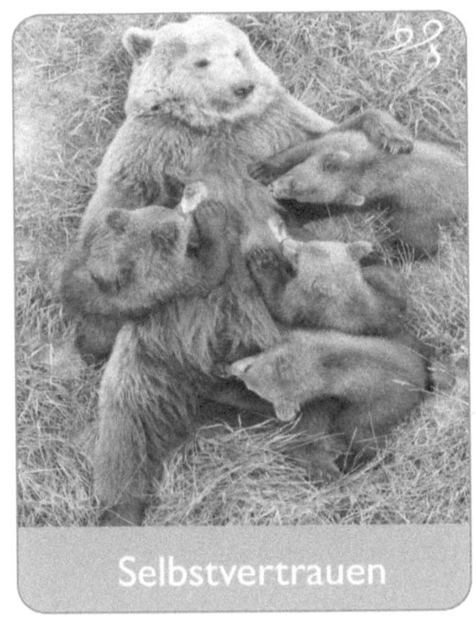

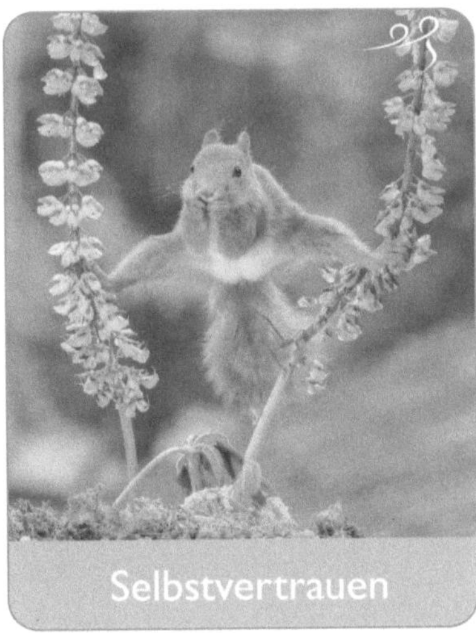

Das Lebensfeld — Selbstvertrauen

Wie ist das Selbstvertrauen in deinem Thema geschwächt? Dem eigenen Selbst zu vertrauen, ist ein sehr starkes und köstliches Gefühl. Es ist das Gefühl des Helden in jedem Märchen, jeder Geschichte, das ihn trotz aller verlockenden Angebote immer genau das Richtige machen lässt. Niemals verrät er sein Herz. Und niemals verliert er die Anbindung zu seiner Seelenebene. Er bleibt Herr seiner selbst. Mutig und im wahrsten Wortsinn selbstbewusst tritt er den Aufgaben des Lebens entgegen. Mit jeder gelösten Aufgabe wächst das Selbstvertrauen, und dadurch wachsen auch die nächsten Abenteuer, die das Leben für ihn vorgesehen hat. Seine Liebe ist genährt, und er kann Heldentaten vollbringen, die für alle gut sind.

In ihm ruht eine Selbst-Verständlichkeit, ein unerschütterliches Urvertrauen in die Verbundenheit allen Seins.

Was passiert jedoch im Körper, wenn man nicht das ausspricht und tut, was das Herz fühlt? Es entsteht eine Diskrepanz zwischen

Handlung und Herzenswahrheit. Diese Diskrepanz kostet Selbstvertrauen, weil es jedes Mal einen Verrat darstellt. Dennoch nimmt nichts ohne intelligenten Grund Raum im eigenen Leben ein ...

Selbstvertrauen ist kein isolierter Anteil des Menschen. Es entsteht vor allem durch Kommunikation. Das Selbst kann sich erst in einem Kontext als Selbst begreifen. Indem es in Kommunikation tritt, kann es sich selbst fühlen und kennen lernen. Selbstvertrauen wird erst innerhalb einer Gemeinschaft wirklich sichtbar. Ohne Gemeinschaft könnte es auch einfach eine abgespaltene, isolierte Idee sein. Die Gemeinschaft ist ein hervorvorragendes Übungsfeld.

In den 9 Lebensfeldern der Kartensets verdeutlicht das Selbstvertrauen genau ein Feld. Es ist in diesem Kontext genau der neunte Teil des gesamten Feldes. Kann das Selbstvertrauen mit den anderen Komponenten kommunizieren? Gibt es Gemeinsamkeiten? Wo isoliert es sich? All das sind Fragen, die in einer Sitzung rund um das Selbstvertrauen interessant sein können, um seine Kommunikationsfähigkeit und dadurch seine Stabilität zu üben. Eine große Schwächung erleidet das Selbstvertrauen häufig durch Anklage. „Weil ich dieses oder jenes nicht bekommen/nicht getan usw. habe...! Weil du, er, sie ...!" usw. sind beispielhafte Ausdrücke für ein niedriges Selbstvertrauen.

Wie kommt es dazu, dass du jemandem anderen deine Macht über dein Selbstvertrauen gibst? Über die Karten kannst du herausfinden, welche Argumente für Misstrauen sprechen. Das sind alles alte Erfahrungen. Die wunderbare Erfahrung des Vertrauens kann jeden Tag neu erfahren werden, wenn du wagst, danach zu suchen. Sie hat um so vieles mehr Kraft als jedes gut verständliche Misstrauen in dieser Welt, dass es sich lohnt und auch für vergangene Generationen heilsam sein kann, wenn endlich wieder jemand wagt, zu vertrauen. Man könnte es die Heilkraft der Liebe nennen.

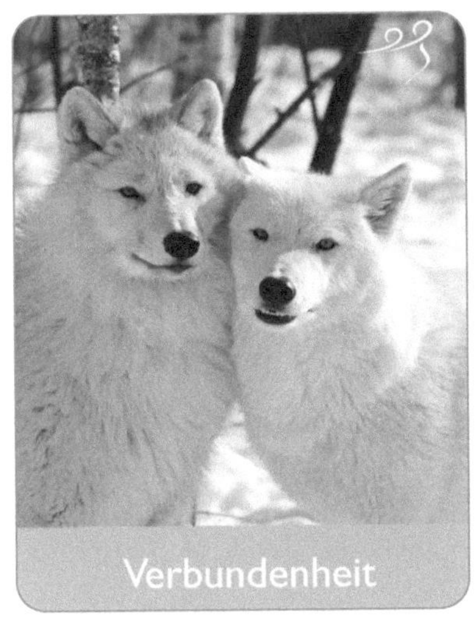

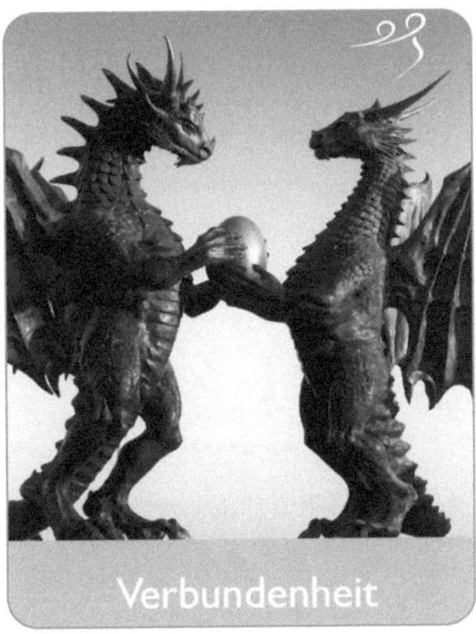

Das Lebensfeld — Verbundenheit

Und was hindert dich daran, dich mit all deinen Anteilen zu verbinden, um in diesem Konflikt zu handeln? Verbundenheit ist ein elementares Gefühl für jeden Menschen. Wem fühlst du dich verbunden? Das Lebensfeld Verbundenheit gibt Aufschluss über die Gefühle der Verbundenheit zur gestellten Frage. Gelegentlich gilt die innere Verbundenheit eines Themas z. B. einer alten Zeit, einem einschneidenden Erlebnis oder vielleicht bereits verstorbenen Personen. Es existiert also immer eine Verbundenheit – nur scheint sie in einem bestimmten Thema nicht gleich sichtbar und verständlich zu sein. Die Energie dieses Felds ist wesentlich. Ohne Verbundenheit im Hier und Jetzt bleibt vieles nur eine Vision.

Ein Beispiel: Eine Frau versucht Heilpraktikerin zu werden und träumt davon, eine erfolgreiche Praxis zu eröffnen. Sie hat dafür genügend Selbstvertrauen. Sie schafft all ihre Ausbildungen und Prüfungen erfolgreich. Ebenfalls stehen ihr dafür ausreichend finanzielle Mittel zur Verfügung. Alles ist soweit gut. Sie eröffnet ihre Praxis mit einem großen Fest und Zeitungsanzeigen und scheint in ihrem neu gewählten Berufsleben angekommen zu sein. Einige Zeit später sitzt sie fast jeden Tag allein in ihrer Praxis. Sie bemüht sich um mehr Werbung und veranstaltet Lesungen und Vorträge mit anderen in ihrer Praxis, damit diese ins Laufen kommt. Was ist hier passiert? Warum klappt es trotz allem nicht?

Das Lebensfeld Verbundenheit kann hier Auskunft geben. Verbundenheit ist niemals einfach weg. Sie ist allerdings gelegentlich nicht sichtbar und verständlich im Hier und Jetzt. Es handelt sich dabei immer nur um eine vermeintliche Trennung, keine wirkliche. Mit dem Lebensfeld Verbundenheit kann man auf die Suche dieser unsichtbaren Wege gehen. In welcher Ebene, in welcher Achse, in welcher Zeit und mit welchen Personen oder Ereignissen räsoniert das gefragte Thema? Mit welcher der anderen Lebensfeldkarten sind die Gefühle der Verbundenheit solidarisch?

In einer Legung der 9 Lebensfelder (Details dazu stehen im Kapitel *Legeanleitungen*) können die Wege dieser Verbindung sichtbar und verständlich werden.

Psychologisch betrachtet steht das Lebensfeld Verbundenheit für den „blinden Fleck", für das, was nicht dazugehört, was dissoziiert – also abgespalten – wurde. Dieser dissoziierte Teil wird im Kartenset Makrokosmos durch die Orchideen repräsentiert.

Orchideen haben Luftwurzeln und sind sehr unirdische Pflanzen. Ihr seelenhomöopathischer Ausdruck vermittelt viele Gefühle aus dieser abgespaltenen und dennoch auf eigenartige Weise dazugehörenden Position. Im Mikrokosmos finden wir auf diesem Lebensfeld verschiedene Hormondrüsen als Meerestiere dargestellt.

Hormondrüsen sind in der Lage, „sehr weit draußen" wahrzunehmen – also außerhalb des feststofflichen Körpers. Strahlung ist neben der stofflichen Produktion von Hormonen die Sprache der Hormondrüsen. So benutzt die Medizin z. B. auch radioaktive Strahlung, um eine Schilddrüse zu behandeln. Diese unsichtbare, feine Kommunikationsfähigkeit prädestiniert die Hormondrüsen als mikrokosmische Repräsentanten für die Verbundenheit in ferne Welten und Zeiten. Der erlöste Zustand dieses Lebensfelds befähigt zu tiefer Verbundenheit ohne Angst.

Bevor ich mit der jungen Heilpraktikerin, deren Klienten ausblieben, zu arbeiten begann, eröffnete ich ihr zunächst folgende Sichtweise: „Du hast alles gemacht. Du hast dich für einen Beruf entschieden. Du hast deine Prüfungen absolviert und deine Praxis eröffnet. Und jetzt hast du eine Praxis mit vielen Patienten und kommst für deine eigene, innere Arbeit in eine Praxis mit der Überschrift Ahnenmedizin." Sie verstand mich nicht. Ich sprach weiter: „Wie wäre es, wenn wir davon ausgehen, dass deine Praxis vollständig gefüllt ist, aber du deine Patienten nicht siehst, weil sie unsichtbar sind, weil sie schon längst verstorben sind? Deine jetzigen Gefühle sind vielleicht schon längst ein Teil deiner wirklichen Praxisarbeit, doch es steht noch nicht an deinem Schild und in deinem Bewusstsein."

Sie starrte mich fassungslos an. In diese Situation hinein gab ich ihr das erste Lebensfeld zum Mischen in die Hand. Sie zog aus dem Lebensfeld Verbundenheit den **Kleinblütigen Frauenschuh – Cypripedium parviflorum.** Bevor wir uns dem Text zuwandten, bat ich sie, sich noch ein weiteres Lebensfeld auszusuchen. Sie entschied sich für die Seelenebene Zeit, zog hier

„Zeittor und Lehrpfad – Fische“ und legte die Karte neben die Verbundenheit. Währenddessen sagte sie lachend: „Ach, ich nehme die Zeit, davon habe ich gerade so viel, vielleicht, weiß sie dann ja auch eine Antwort darauf ...“ Anschließend flog sie still über die Texte der Karten hinweg.

Cypripedium parviflorum
Kleinblütiger Frauenschuh
· Zwischen tief in sich versunken und Explosion
· Steht unter starker nervlicher Anspannung
· Extreme Schlaflosigkeit
· Zornig oder gleichgültig
· Fühlt sich wie besetzt
· Fühlt andere auf sich herabblicken
· Ist vollkommen mit eigener innerer Hektik beschäftigt
· Verhält sich ständig sehr schuldbewußt
Lösungsweg:
In deinem Ahnenfeld gibt es eine Erinnerung an
einen Verlust der Zugehörigkeit.
Menschen können so etwas erleben... in Wahrheit gibt es
keinen Ausschluss - und dein Herz weiß das.
Du bist in einem Prozeß der Seelenwundheilung.
Zeittor und Lehrpfad
Fische
· Die Fische sind deine Lehrmeister
· Ihre Anwesenheit bewirkt die Einsamkeit unter Verstorbenen
· Sie helfen dir, aus der Vergangenheit aufzutauchen
· Dein Gefühl, verlassen und betrogen worden zu sein, ist stark
· Diese Wunde gilt es neu zu sortieren
· Nutze deine Sehnsucht - ab jetzt - als Heilmittel
Lösungsweg:
Inmitten der Einsamkeit ruht dein ICH.
Spüre all die kleinen Moleküle, die sich bewegen...
Folge all ihren Bewegungen und finde darin
den Punkt der gehaltenen Spannung.
Begib dich hinein in diese Stille...
Dahinter beginnt eine neue Qualität von Lebenszeit.

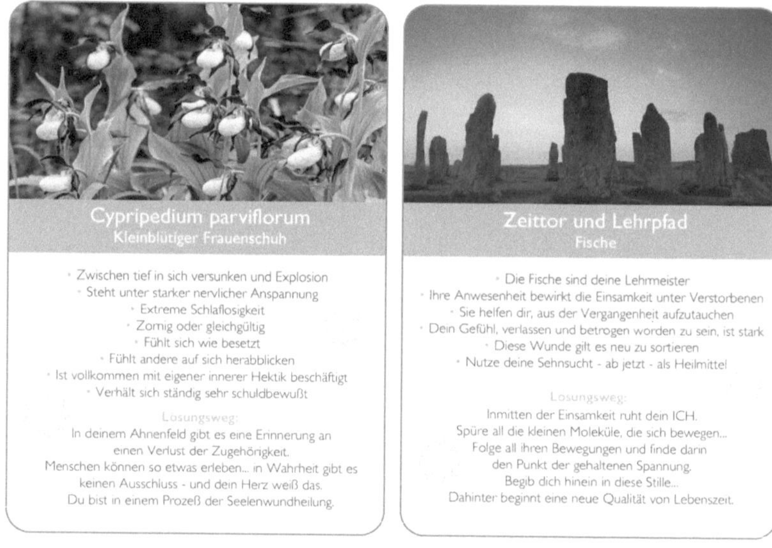

Ich nenne diese Legevariante: Wem gilt die Verbundenheit? Und nachdem sie murmelte: „Oh ja, extreme Schlaflosigkeit habe ich wirklich“, fragte ich laut in den Raum hinein: „Wem gilt die Verbundenheit?“ Es wurde augenblicklich sehr kalt im Raum, und ich holte zwei Decken. Ihre Augen gingen schnell zwischen den Karten hin und her. Sie betrachtete immer wieder einfach nur einzelne Worte: „Explosion“ des Lebensfelds Verbundenheit und „einsam unter Verstorbenen“ aus der Seelenebene Zeit.

Es war alles da, was wir brauchten. Das Feld eines Menschen ist ohnehin immer anwesend, das erfahre ich immer wieder. Jetzt begann aber eine neue Form der Kommunikation. Sie fragte zunächst berührt: „Kann das sein?“ Ich blickte fragend zurück. Sie begann zu erzählen:

Ihr Patenonkel lebte in Canada auf einer Farm. Seine Familie war groß und unendlich kreativ. Es waren viele Künstler und Tierliebhaber darunter. Sie retteten wilde, verletzte Tiere, die zum großen Teil anschließend freiwillig auf ihrer Farm mitlebten. Sie machten Musik und malten Bilder und waren so lebendig. Meine Patientin strahlte, während sie redete. „Es waren immer meine allerschönsten Ferien in der Kindheit, wenn ich sie besuchen durfte.“ Ihr Erzählen war voller Sehnsucht, und ich fragte: „Was ist passiert?“ Die gesamte achtköpfige Familie stürzte mit einem kleinen Flugzeug ab, welches bei der Landung sofort explodierte. Es hat keiner überlebt und die Farm wurde verkauft.

Bis zu diesem Augenblick hatte es für sie keine Verbindung zwischen diesem Ereignis in der Familie und ihrer leeren Praxis gegeben. Das änderte sich jetzt und in den nächsten Wochen. Nach drei Monaten schrieb sie eine schnelle Mail an mich. Auch wenn ihre Praxis noch nicht ausgebucht ist, hat ihre Arbeit nun endlich begonnen. Sie arbeitet mit all ihren gelernten Methoden und jeweils zwei Karten. Ich denke, es wundert niemanden, dass viele ihrer ersten Patienten Todesfälle zu bewältigen hatten.

„Weißt du, liebe Kim“, schrieb sie mir, „ich bin nicht mehr einsam! Und das ist so großartig, weil ich dieses Thema nicht mal hätte benennen können. Ich fühle Verbundenheit in Lebensbereichen, die für mich vorher absolut öde waren. Es ist, als würde ich gerade erst anfangen, zu leben.“

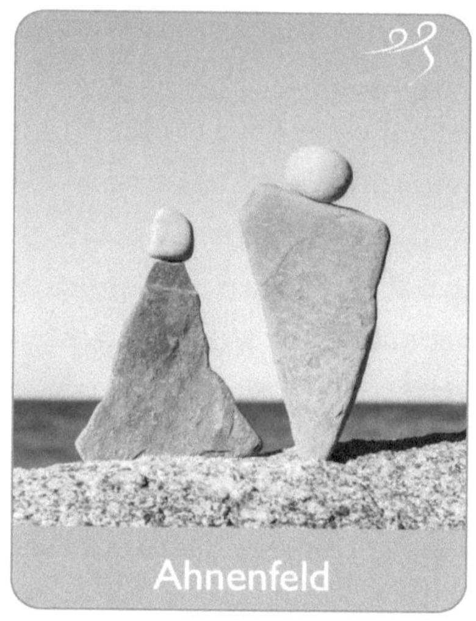

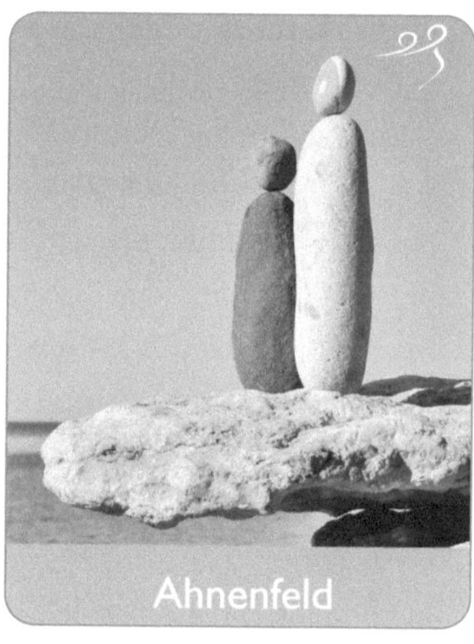

Das Lebensfeld — männliches Ahnenfeld

Wie geht es der inneren Führungskraft in diesem Thema? Alle Männer, die zeitlich hinter der fragenden Person stehen, bilden das männliche Ahnenfeld. Vater, Großvater und Urgroßvater sowohl der väterlichen als auch der mütterlichen Linie können hier eine Rolle spielen. Ihre Funktion ist für eine Kartenlegung von Bedeutung, weil es in der Regel die einzigen Personen der Ahnenreihe sind, zu denen es entweder persönlichen Kontakt gab oder deren Lebensgeschichten bekannt sind. Man kann an dieser Stelle auch direkt nachfragen, ob die Textzeilen an einen der bekannten Männer der Familie erinnern. Häufig kommt diese Reaktion spontan von selbst während des Lesens. Es ist für unser Gehirn sehr hilfreich, wenn wir ein Verhalten genau durch die Wege der Geschichte nachvollziehen können. Es erschließt sich eine verständ-liche Logik des Konflikts. Nicht immer ist das der Fall, und einige Menschen kennen ihren leiblichen Eltern auch gar nicht. Gerade dann ist es sehr spannend und hilfreich, über die Karten auf eine besondere Art und Weise mit dem Ahnenfeld in den Kontakt zu kommen. Man hangelt sich natürlich an den eigenen Gefühlen und Resonanzen der Karten entlang. Es geht in diesem Lebensfeld vor allem um die eigene, innere Führungskraft im psychologischen Sinne. Wie hat man die Erfahrungen des männlichen Ahnenfelds in die heutige Zeit übertragen? Kann sie frei fließen, oder gibt es eine starke Resonanz in der gestellten Frage mit der gezogenen Karte dieses Lebensfelds? Wenn es Resonanz gibt, begegnet man ab dem ersten Augenblick der inneren Führungskraft in Bezug auf die gestellte Frage. Spannend ist natürlich die gleichzeitige Verbindung zu einer alten Zeit, die hier deutlich wird. Gibt es Resonanz, ist der heutige Konflikt bereits vorher im männlichen Ahnenfeld so oder ähnlich wahrscheinlich schon mal aufgetreten. Er wurde nicht gelöst, sondern die gebundene Energie durch die Zeit weitergereicht. Auch wenn man niemanden persönlich kennt aus dem Ahnenfeld, kommt man dadurch mit dieser Geschichte in Kontakt.

Der Kontakt besteht natürlich während des gesamten Lebens auch schon vorher, aber durch die Auseinandersetzung mit den Karten wird die Verbindung deutlicher. Konflikte können dadurch leichter gelöst werden, weil ein Kontakt zu dem Ursprung des Konflikts in zurückliegender Zeit aufgenommen werden kann. Wenn es ähnlich genug ist, kommt es zu Resonanz und Berührung. Ab diesem Moment beginnt sich die Stagnation des Konflikts bereits zu lösen.

Das männliche Ahnenfeld wird im Kartenset Makrokosmos durch die Metalle repräsentiert. Berufsbedingt und in zahlreichen Kriegen hatten Männer häufig mit Metall und mit durch Metall erzeugten und berührten Wunden Kontakt. Einige dieser zellulären Resterinnerungen können durch das Lebensfeld berührt und aufgerufen werden. Im Kartenset Mikrokosmos begegnen wir entsprechend auch Metallen in diesem Lebensfeld, jedoch handelt es sich hier um Metallverbindungen in Form von Mineralen und Salzen.

Eine innere Führungskraft ist bei jedem Lebensschritt wichtig. So kann man z. B. bereits der Lebenspartnerin begegnet sein, aber wenn man sie nie angesprochen hat, weil es an innerer Führungskraft fehlte, bleibt man eventuell nur der nette Freund oder Nachbar. Auch wenn eine gute innere Versorgungskraft, z. B. durch ein großes Erbe, zur Verfügung steht, benötigt es die innere Führungskraft, diese Materie sinnvoll in Bewegung zu bringen. Wenn die innere Führungskraft dann noch mit einer lange weitergereichten Depression einhergeht, kommt man nicht aus seinem Haus heraus, ist einsam, müde und hoffnungslos trotz des vermeintlichen Wohlstands. In diesen Fällen ist es sinnvoll, der inneren Führungskraft im positiven Sinne „auf die Schliche" zu kommen.

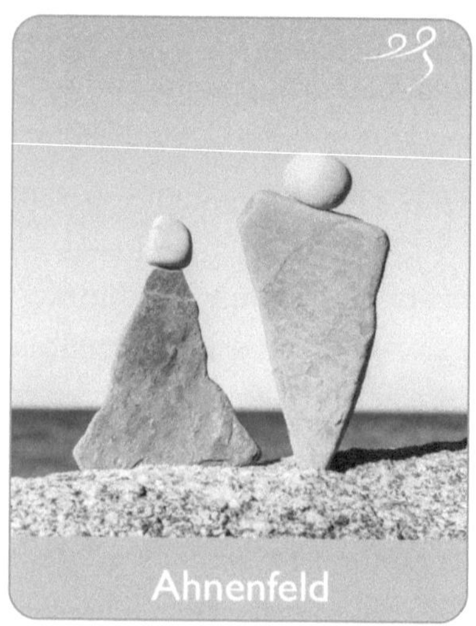

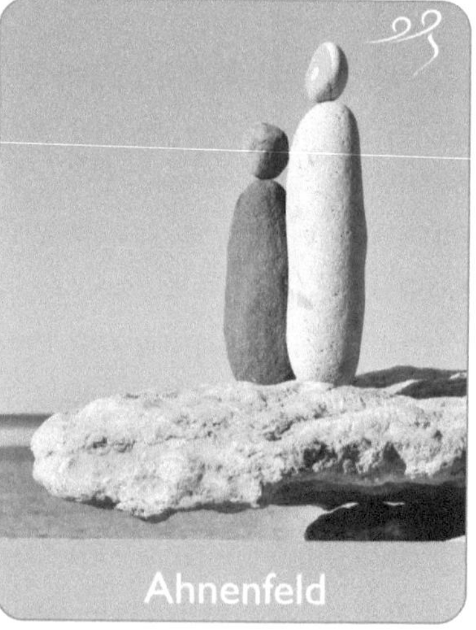

Das Lebensfeld — weibliches Ahnenfeld

Wie geht es deiner inneren Versorgungsfähigkeit in diesem Thema? Alle Frauen, die in der vorausgegangenen Zeitlinie dazu beigetragen haben, dass die fragende Person geboren, geliebt und erzogen wurde, bilden das weibliche Ahnenfeld. Einerseits beginnt es natürlich mit der Mutter, der Großmutter und Urgroßmutter der weiblichen Linie. Andererseits haben auch alle Frauen aus der väterlichen Linie ihren weiblichen Aspekt des heutigen Menschen beigefügt.

Wenn man mit den Karten arbeitet, ist es also gut möglich, dass sich der persönliche Bezug zu Frauen einer der beiden Linien durch dieses Lebensfeld ausdrückt.

Da es sich, wie bereits beschrieben, um seelen-homöopathische Symbolkarten handelt, ist vor allem auch die emotionale Verbindung wichtig und nicht zwingend die Blutlinie. Bei Adoptivkindern spielen sowohl die Adoptiveltern als auch die Schicksale der leiblichen Eltern eine Rolle. In den Kartensets geht es besonders um die Beziehung zu diesem Konflikt. Es ist demnach vieles möglich im weiblichen Ahnenfeld, aber wenn es sich um einen konkreten Bezug zu einer Frau handelt, kommt dieser aus dem Kontext der gestellten Frage und in Bezug zu den anderen Lebensfeldern sehr deutlich ans Licht.

Sehr einfach ist es beispielsweise, wenn jemand seine Karte liest oder vorliest und augenblicklich sagt, dass der Text genau die Gefühle der eigenen Mutter oder einer anderen Verwandten ausdrückt.

Psychologisch betrachtet steht das weibliche Ahnenfeld für die eigene, innere Versorgungsfähigkeit. Das versorgende Prinzip ist bei jeder Frage und jedem Konflikt wichtig. Eine großartige Idee zu haben, reicht für die Umsetzung in die Realität noch lange nicht aus. Es bedarf eines guten und frei fließenden Kontakts dieses versorgenden Lebensfelds.

Bei einer wirtschaftlichen Frage kommt hier beispielsweise die Finanzierungsmöglichkeit eines Projekts ins Spiel oder bei einer Magen-Darm-Erkrankung die physiologische Fähigkeit, Nahrung in den Körper aufzunehmen und die eigenen Zellen zu versorgen. Noch elementarer kann es auch darum gehen, überhaupt einen Körper zu haben, in dem das Ich sich ausdrücken und verwirklichen kann.

Das weibliche Ahnenfeld im Makrokosmos wird durch Spinnen repräsentiert. Die gesamte Thematik der Karten dreht sich um schwierige Gefühle aus der Embryonalzeit, Schwangerschaft und Geburt. Wie haben sich Geborgenheit und Versorgung in dieser Zeit angefühlt? Was waren die vorrangigen Gefühle zur gestellten Frage?

Das weibliche Ahnenfeld im Mikrokosmos wird durch Heilkräuter repräsentiert. Wie kann das Leben resorbiert, also aufgenommen werden? Kräuter dienen der Nahrungszubereitung und können die Aufnahme von Speisen bereichern. Die heilende Wirkung einiger Kräuter verweist auf die Möglichkeit des erlösten Zustands in diesem Lebensfeld, nämlich wie die Nahrung von der Mutter in eine heilsame Annahme des eventuell sehr schwierigen Konflikts gewandelt werden kann.

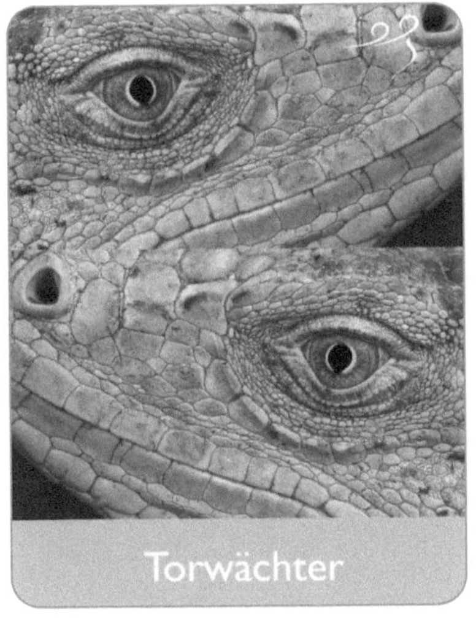

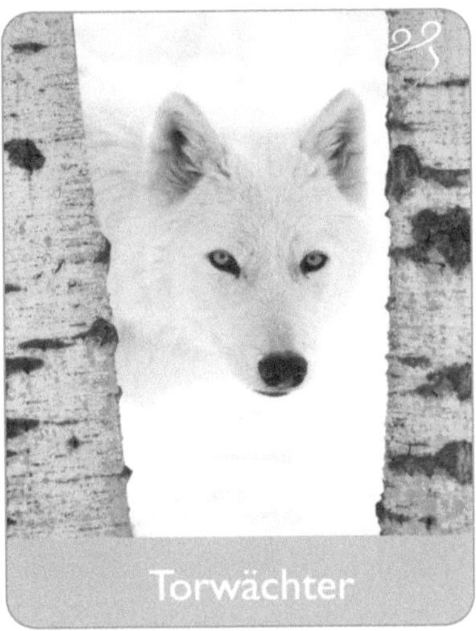

Das Lebensfeld — Torwächter

Ganz altes Ahnenfeld – Was ist der Kernkonflikt? Hier befinden wir uns in einer Zeit, in der es eher um globale, historische oder evolutionäre Ereignisse geht.

Das Lebensfeld Torwächter erläutert, psychologisch betrachtet, den ganz alten Kernkonflikt, oder anders ausgedrückt, die älteste und bewährteste Kompensationstechnik zu der jeweiligen Frage.

Es handelt sich hier um einen ganz alten Konflikt, der über viele Generationen ungelöst weitergereicht wurde und mit der Zeit sein Gesicht so verändert hat, dass man nicht mehr weiß, wie er entstanden ist. Fest steht, dass man hier einem starken, gebundenen Potenzial begegnet. Bringt man dieses wieder in frei fließende Schwingung, ist der Weg zur Lösung des Konflikts offen. Grundsätzlich ist es jedoch nicht einfach, weil es sich oft um tief vertraute Verhaltensweisen handelt, die in der Regel das bessere Argument haben. Die Torwächter wissen, dass es einmal schiefgegangen ist, und genau deswegen verhält man sich ja so und nicht anders. Der

Wunsch nach persönlicher Freiheit hat im Vergleich zum Torwächter nur eine Idee von Freiheit oder eine Sehnsucht danach, allerdings keine Beweise, ob sie auch gelingen kann.

Der Torwächter kann somit als prüfender und beschützender Lehrer verstanden werden. Er gibt dem Fragenden eine Aufgabe, die es zu lösen gilt. Wenn das alte Argument des Torwächters gewinnt, bleibt das Tor verschlossen, weil der Schüler noch nicht bereit ist für den nächsten Schritt. Der Torwächter bewahrt den Schüler vor einer Welt, in der er nicht lebensfähig wäre, weil die nötigen Voraussetzungen dafür fehlen. Bewältigt der Schüler seine Aufgabe, öffnet ihm der Torwächter das Tor zu einer neuen Lebensqualität, in der älteste Wurzelkraft wieder frei fließen kann und ihr Potenzial im Hier und Jetzt unterstützend zur Verfügung steht.

Lang in der Zeit zurückliegende schwierige Erlebnisse, wie z. B. Flucht, Krieg und unerwartete Niederlagen, die das Verhalten der damals lebenden Menschen stark geprägt haben, sind häufig über viele Generationen tief verwurzelt im System geblieben.

Im Beispiel von Serafina in Kapitel *Praxisbeispiele* kann man die Schwierigkeit des Torwächter-Potenzials gut verstehen. In ihrer Kartenlegung zieht sie keinen einzigen Torwächter. Somit ist sie unendlich weit weg von der Lösung des Themas, wenn sie ihm nicht einmal begegnet. Im zweiten Schritt zieht sie **Staphisagria, den Rittersporn,** als Torwächter. Die Aufgabe dieses Torwächters ist es, sich von der Enttäuschung zu lösen. Die Enttäuschung ist so unendlich groß und tief, dass sich ihr gesamtes Leben um dieses Gefühl zu drehen scheint. Die Frage ist: Bist du wirklich bereit, dich von der Enttäuschung zu lösen und den Kern des Potenzials demnächst für Freiheit, Kreativität und eine neue Qualität von zwischenmenschlicher Begegnung zu nutzen?

Wer beginnt, sich mit der Torwächter-Thematik auseinanderzusetzen, wird ihr möglicherweise vielfach begegnen. Es steckt eine erstaunliche, intelligente Logik in diesem System und der Argumentation der Torwächter. Sie können sich einfach in alles und jeden verwandeln. Sie können jede Materie nutzen, um sich zum Ausdruck zu bringen. Hierbei ist es völlig egal, ob es sich um körperliche, emotionale oder wirtschaftliche Fragen handelt. Sie verwandeln ihre Gestalt, um immer wieder die entscheidende Frage zu stellen und zu prüfen.

Im Beispiel von Carsten übernimmt z. B. Heikos Lächeln die Rolle des Torwächters oder im Beispiel von Sarah ist es die Stimme der Mutter, die ihre Lebensbereitschaft überprüft.

Wer sich eine Weile mit ihnen auseinandergesetzt hat, wird ihre permanente und penetrante Anwesenheit schätzen lernen. Wir sind verbundener, beschützter und behüteter, als wir es zu ahnen vermögen. Ihnen zu begegnen, ermöglicht es, sich an das eigentliche Ziel der Seele zu erinnern. Die Aufgabe der Torwächter liegt jenseits politischer, wirtschaftlicher und korrupter Machtinteressen dieser Welt. Sie halten den Kontakt zu einem weit größeren Kosmos für uns offen, weil wir mehr sind als ein Körper in einer Zeitdimension. Unsere Seelen sind Teilnehmer verbundener Welten. Und unsere Aufgabe ist es, den Schock der vermeintlichen Trennung zu lösen.

Im Kartenset Makrokosmos werden die Torwächter durch Schlangen repräsentiert. Schlangen sind das Symbol der Heilkraft. Ihre seelenhomöopathischen Entsprechungen führen direkt zum Kontakt mit dem Torwächter zur gestellten Frage. Im Kartenset Mikrokosmos werden die Torwächter durch Giftpflanzen repräsentiert. Sie prüfen, ob man dem symbolischen Gift in der Gegenwart nun standhalten kann.

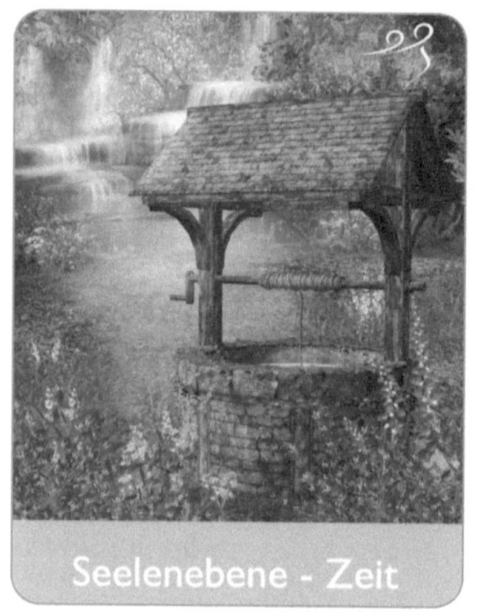

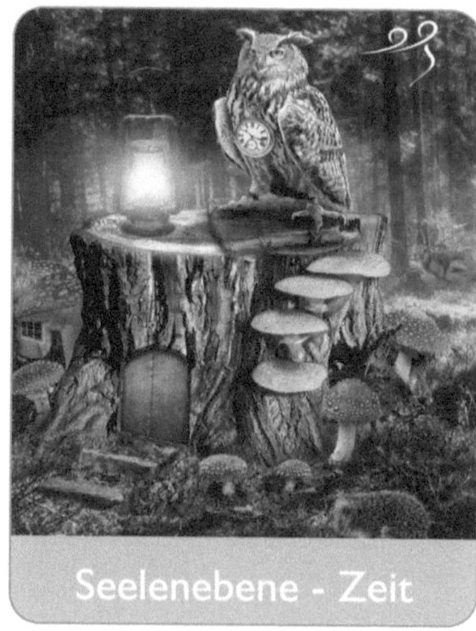

Das Lebensfeld — Seelenebene Zeit

Was war das eigentliche Ziel der Seele, als sie sich auf den Weg machte, um sich auf dieser Erde in deinem Körper zu materialisieren? Welche Sternenkombination war das perfekte Eingangstor für ihre Aufgabe, um diesen Fokus ein Leben lang nicht aus dem Blick zu verlieren? Das Lebensfeld der Seelenebene Zeit gibt Auskunft über diese Aufgabe in Bezug auf die jeweils gestellte Frage. Bei mehreren Legungen zu unterschiedlichen Themen ist es bei diesem Lebensfeld sehr interessant, wenn eine der Karten immer wieder gezogen wird. In diesem Fall kommt man einer globalen Aufgabe des eigenen Lebens offensichtlich näher, weil sie sich durch mehrere Lebensbereiche zieht.

Im Kartenset Makrokosmos übernehmen die Tierkreiszeichen diese Aufgabe. Sie bilden das kosmische Eingangstor eines genauen und optimalen Zeitpunkts für den Start der gesetzten Aufgabe. Die Resonanzgefühle der Tierkreiszeichen werden zusätzlich noch durch die Symbolbilder verschiedener Menhire und Steinkreise verstärkt. Sie sind auf besondere Art und Weise Zeit-

Tore, die eine unmittelbare Abkürzung zum Kern des Konflikts ermöglichen. In diesem Lebensfeld wird Klartext gesprochen. Wenn bei diesem Lebensfeld jemand einen leichten Schreck oder Empörung bei einer Fragestellung verspürt, dann handelt es sich um so eine Abkürzung, die durch die Kombination der Tierkreiszeichen und Menhire möglich ist. Ab diesem Moment beginnt bereits eine andere Qualität der Beweglichkeit eines Konflikts.

Das Kartenset Mikrokosmos bedient sich der Qualität der Pilze im Zusammenhang mit dem Thema Zeit. Durch die Zeit kann der Fokus der eigentlichen Aufgabe verlorengehen. Das geschieht allerdings nur, wenn sich die eigene Aufmerksamkeit durch etwas anderes ablenken lässt. Die Pilze geben Aufschluss über den Weg der Aufmerksamkeit. Dadurch kann man ihr folgen und sie wieder in die heutige Zeit holen, um den Fokus beizubehalten. In der Zusammenschau mit den anderen Lebensfeldern wird der Weg der verlorenen Aufmerksamkeit meist noch deutlicher, weil man bestimmten Gefühlen wie auf einer Straße durch die Zeit folgen kann.

Auf einer anderen Ebene kann man durch dieses Lebensfeld noch weitere Informationen erhalten. So können alleine die Rückseiten der Seelenebene Zeit bei einer Kartenziehung mit geschlossenen Augen einen Hinweis geben, in welcher Zeitebene oder in welchem Ahnenfeld ein Zeitkonflikt begonnen hat, wenn eine Zeitkarte sich auf einem dieser Felder positioniert hat. Gelegentlich werden gleich mehrere Zeitkarten gezogen. Folglich wirken mehrere Zeitkonflikte in die gestellte Frage hinein. Man kann diese Konflikte dann anschließend einzeln hinterfragen, wenn man weitere Informationen zu einem Thema benötigt.

Wenn die Zeitkarten völlig fehlen bei einer gemischten Ziehung, ist es häufig ein Hinweis, dass in irgendeiner Form Lebenszeit fehlt.

Bei einer Frage zu einer schwerwiegenden Erkrankung ist das natürlich eine wesentliche Aussage, weil hier häufig die Todesangst die Ausgangsemotion ist, mit welcher man die Kartensitzung beginnt.

So ergab es sich auch in dem Fallbeispiel von Carsten aus dem Einführungskapitel sowie bei den Praxisbeispielen. Carsten stand mit zwei jung verstorbenen Männern in Resonanz und in seinen Lebensfeldern fehlte eindeutig Lebenszeit. Diese Zeitlücke demonstrierte und bestätigte sein Gefühl. Diese Energie verhalf uns weise, den Weg der verlorenen Lebenszeit in seinen Lebensfeldern nachzuvollziehen und sichtbar zu machen. Nachdem wir die Gefühlsverbindungen zu den bereits verstorbenen Männern ausfindig gemacht hatten, integrierten wir die Seelenebene Zeit wieder in seinem Feld, indem er eine Karte aus dem Bereich zog und hinzufügte. Die sichtbare Anwesenheit seiner Lebenszeit war ein sehr beruhigender Faktor für Carsten. Er hatte das Zeit-Tor und den Lehrmeister „Skorpion" gezogen. Sein ausgewähltes Kerngefühl der Karte war die „Verantwortungsabgabe". Er hatte die Karte nun nicht mehr im Prozess des Konflikts gezogen, sondern bereits im Integrationsstadium, deswegen formulierte er sie in die erlöste Form der „Verantwortungsübernahme für seine Lebenszeit" um. Diese Verantwortungsübernahme hatte er während unserer Sitzungen eindeutig bewiesen. Carsten ist für mich das Beispiel eines tapferen Kriegers von heute, der seine Metallwunden durch Operationsnarben in seinem Körper sichtbar werden ließ und sich verantwortungsvoll um die in der Zeit steckengebliebenen Gefühle seines Seelenwegs kümmerte. Carsten ist mit diesem zentralen Thema im Hier und Jetzt angekommen.

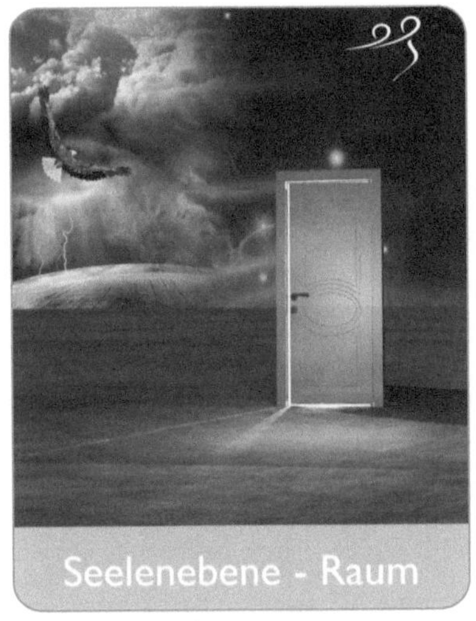

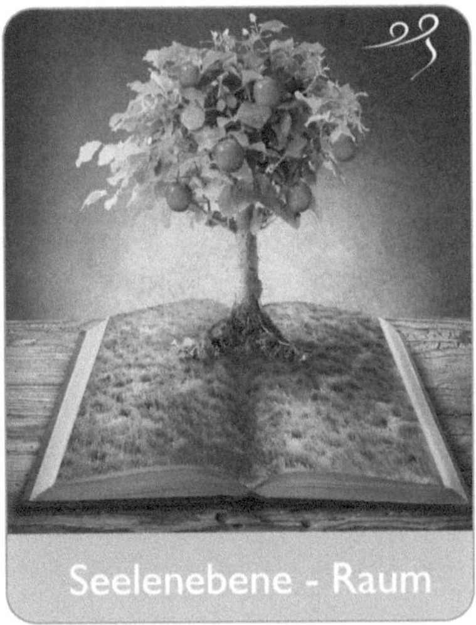

Das Lebensfeld — Seelenebene Raum

Jede Seelenaufgabe benötigt einen Raum, in dem sie gestaltet werden kann. Ein stabiles Nest, das dem Sturm des Lebens standhält. Damit das Gefäß des eigenen Körpers entstehen kann, bedarf es zunächst eines größeren Raums, in dem dein Körper entstehen kann. Auf irdischer Ebene ist dies die Gebärmutter deiner Mutter. Auf makrokosmischer Ebene landen wir in dem Raumkörper der verschiedenen Planeten, die wiederum eingebettet sind in den universalen Raum unseres Sonnensystems, welches auch nur einen Ausschnitt eines weit größeren Kosmos darstellt. Die Planeten mit ihren unterschiedlichen Qualitäten bilden eine Art kosmische Gebärmutter deiner Seelenaufgabe zu der jeweils gestellten Frage.

Wie sieht der Raum eines Menschen aus? Wie sieht es in der Wohnung aus, dem Haus, dem Zimmer? Wie verändert sich ein Raum durch die Anwesenheit einer einzelnen Person? Wie fühlen sich vertraute Räume an, wenn vielleicht plötzlich jemand fehlt, die Scheidung eingereicht wurde oder sich ein Unfall ereignet hat?

Der physische Raum, der uns umgibt, ist ein Ausdruck unseres Innenlebens. Die Lebensfeldkarten der Seelenebene Raum geben Auskunft über diese teils verborgenen Gefühle, die dennoch komplett anwesend und sichtbar sind. Verborgen sind sie nur, wenn sie einfach so vor sich hinwirken in einer Welt, in der ihnen keine Beachtung geschenkt wird oder auch auf eine Weise der Übersetzungsschlüssel fehlt. Ihre Wirkung entfalten diese Gefühle auf jeden Fall. Wenn man genauer hinschaut, kann man auch die Diskrepanz zwischen Herzgefühlen und kompensatorischem Ausdruck erkennen lernen. Bei anderen fällt uns das oft leichter als bei uns selbst. Bei uns selbst ergibt sich das Vertraute immer wieder blitzschnell. Es hat so eine Art Gewohnheitsrecht. Und genau deswegen ist es unsichtbar und ergießt sich in unseren Raum. Es ist und bleibt aber unser Feld und hat einen direkten Bezug zu unserem Innenraum.

Je nach gestellter Frage kann es bei dieser Karte um einen ganz konkreten Raum gehen, wie z. B. eine Wohnung, die man gerne mieten möchte, oder das Einrichten eines eigenen Arbeitszimmers im Haus oder bei gesundheitlichen Fragen um den eigenen Körper. In Serafinas Beispiel (siehe Praxisbeispiele) geht es einerseits um den Klangraum ihrer Herzensgefühle, die tiefe Liebe und ihren gleichzeitigen Verlust sowie andererseits um ein verlorenes Erbe in Form eines geliebten Hauses.

Da es sich hier um Lebensfeldkarten der Seelenebene handelt, ist die Vielfältigkeit ihres symbolhaften Ausdrucks sehr groß. In der Zusammenschau aller Lebensfelder in Bezug auf die gestellte Frage ist ihr stellvertretender Ausdruck sehr leicht und deutlich zu erkennen. Die Gefühle des Seelenraums mischen sich in jedes Thema mit hinein. Im Kartenset Mikrokosmos wird dieses Lebensfeld durch die Gefühlswelt der Bäume repräsentiert. Sie geben dem Menschen die großartige Möglichkeit, zu atmen. Durch die Abholzung unserer Wälder und plötzlich entstehende Waldbrände sehen wir in der Realität auch immer wieder die tiefe Verbundenheit und Abhängigkeit zu diesem Lebensfeld. Das Feld um uns herum hat somit ganz weise und intelligent jeden Augenblick etwas mit uns zu tun.

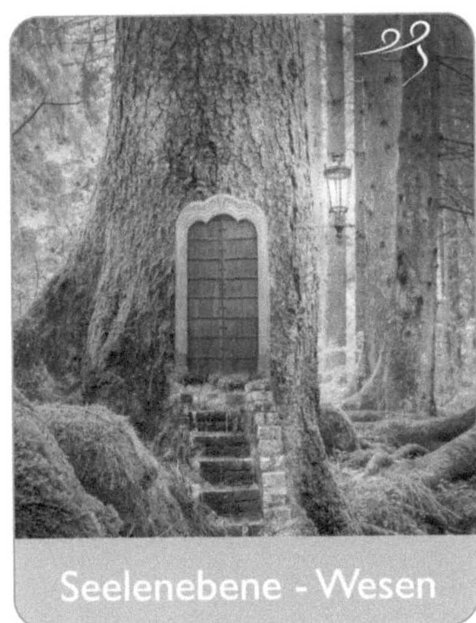

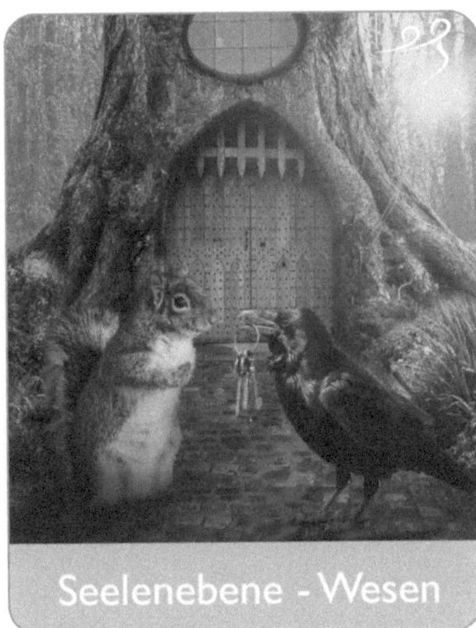

Das Lebensfeld — Seelenebene Wesen

Was ist deine Seelenaufgabe? In jedem Konflikt existiert ein Wesenskern, der sich genau in dieser intelligent und perfekt zusammengesetzten Konfliktkonstellation ausdrücken kann. Jedes Kind weiß, dass Helden zu Helden werden, weil sie es geschafft haben, Abenteuer zu bewältigen. Vor dem Heldentum liegen kaum überwindbare Aufgaben auf dem Lebensweg, die den Lebensmut und die Kreativität des Menschen herausfordern. Die Mythologie bietet im Kartenset Makrokosmos hierfür vielfältige Identifikationsmöglichkeiten an. Die Mythologie ist alt, sogar sehr alt. Seit vielen Jahrhunderten beschäftigen sich immer wieder Menschen mit ihren

Figuren und Inhalten. Es existiert dadurch sehr viel Geisteskraft in jedem Wesen und seinem dazugehörigen Abenteuer. Die Wesen ermöglichen es dem Fragenden, wirklich tief im Wesenskern des Konflikts verstanden zu werden. Man kann sich tief im Schicksal verbunden fühlen. Natürlich geht es um die Lösung und Transformation des Konflikts. Der schwierige Punkt kann nicht einfach übersprungen werden. Genau dort liegt das Potenzial, das es zu bewegen gilt. Wenn die Mitte des Labyrinths nicht erreicht wird, geht der Weg einfach weiter. Die mythologischen Wesen haben alle einen sehr starken Wesensausdruck, weil sie sich auskennen an diesen schwierigen Stationen. Sie kennen jeden kleinen Winkel des Konflikts und ihr Bewusstsein ist klar und präsent. Die Geschichte ist nämlich bereits geschrieben und erfahren. Die Erfahrung des gesamten Wegs konnte ohne Abkürzung im Bewusstsein integriert werden. Und handeln kann der Betroffene immer nur selbst.

Durch welchen Wesenstyp kannst du deine Seelenaufgabe in Bezug auf die gestellte Frage symbolisieren und zur Entfaltung bringen?

Die Archetypen der Mythologie bieten im Kartenset Makrokosmos hierfür eine Vielzahl unterschiedlicher Möglichkeiten. Ihnen allen wohnt etwas Schicksalhaftes inne. Sie berühren den Konflikt in wesentlicher Distanz. Sie berühren den Fragenden am Ort seiner Sehnsucht. Unerwartet ist der Fragende dann nicht mehr allein in diesem verborgenen Land seiner Seelenwünsche. So können die mythologischen Wesen zu treuen Begleitern werden, die auch im Alltag oft unvermittelt auftauchen z. B. auf Werbelogos von Firmen oder als Spielzeugfiguren der eigenen Kinder.

Ein Patient, der in einer Kartensitzung sehr berührt wurde von dem Faun, erzählte mir, wie er begann, sich nach der Ziehung mit dessen Wesen auseinanderzusetzen. Er suchte nach Literatur und Bilddarstellungen, um mehr zu erfahren. Eines Tages sprang er in seiner Firma ein paar Stufen des Treppenhauses hinab und traf dabei auf einen Kollegen. Der Kollege kommentierte seine Treppensprünge lachend mit den Worten: „Wie ein junger Faun ... !" Dieser Satz war für meinen Patienten ein echter Hammer. „Wie kann das denn sein?!" fragte er mich immer wieder.

Im Kartenset Mikrokosmos befinden sich auf diesem Lebensfeld die Märchen. Sie sind den mythologischen Wesen sehr ähnlich. Die Märchenfiguren rücken aber mit ihren zu bewältigenden Abenteuern auf eine andere Art noch näher an die Gegenwart des Fragenden heran. Die Tatsache, dass es genau die Geschichten sind, die die meisten Menschen von uns als Kinder zum Einschlafen erzählt oder vorgelesen bekommen haben, spielt hierbei natürlich eine entscheidende Rolle.

Während die mythologischen Wesen den Fragenden dazu einladen, sich nach ihnen auf die Suche zu machen und so der eigenen Sehnsucht zu begegnen, landen die Märchen mit ihren symbolhaften Gegenständen, Wegen und Teilnehmern direkt im Alltag.

Eine Patientin drehte zu der Kernfrage Einsamkeit ihre Lebensfeldkarte „Seelenebene Wesen" um und erschrak unvermittelt durch das Bild und den Namen: Dornröschen. Dieser Moment machte einen Großteil der gesamten Lösungsarbeit in ihrem Konflikt aus. Es war großartig zu sehen, wie die ganze Geschichte des Märchens sich mit ihrem Alltag der vergangenen 50 Lebensjahre verband.

Das ging so unglaublich schnell und direkt, wie es keine theoretische Erklärung vermag. Hinzu kam die Positionierung der Lebensfeldkarte. Ihr Wesen lag nämlich auf dem Lebensfeld Freiheit. Sie brach still in Tränen aus und wiederholte mehrmals leise: „Oh, nein! Bitte nicht Dornröschen!" In diesem Augenblick erinnerte sie sich an alle Gefühle zu diesem Märchen im Zusammenhang mit ihrem eigenen Leben und ihrer Ausgangsfrage zur Einsamkeit. Sie hatte Angst, jetzt noch „hundert Jahre" auf den richtigen Lebensgefährten warten zu müssen. Sie war 50 Jahre alt und hatte einen Partner, zu dem sie jedoch keine tiefe Verbindung empfand. Sie fühlte sich nicht wirklich gehalten in der Beziehung und überlegte schon länger, sich zu trennen. Dornröschen berührte sie allerdings auch, weil sie starke Schlafstörungen hatte und viele Nächte lang nicht zur Ruhe kam. Stattdessen lag sie quälend wach und einsam in ihrem Bett, trotz des Manns an ihrer Seite.

Dornröschens Schlaf war ebenso kein erholsamer Schlaf, und es lag ein Bann über dem gesamten Königsschloss für eine gefühlte Ewigkeit. Was meine Patientin nicht ahnte: In diesem Moment, als sie „Dornröschen" durch die Karte auf ihrem Lebensfeld Freiheit begegnete, war die Lösung des Banns bereits Gegenwart. Die Stagnation ihrer Freiheit, manifestiert in diesem symbolischen Schlaf, und die fehlende innere Führungskraft kamen unmittelbar genau in diesem Moment wieder in eine rhythmische, lebendige Schwingung. Der wahre Prinz ließ nicht mehr lange auf sich warten und über eine Rosenpostkarte von der Hochzeitsreise nach Neuseeland habe ich mich wahrhaft tief gefreut.

Psychologisch betrachtet begegnen wir in diesem Lebensfeld dem Wesenskern unseres inneren Kindes zu der jeweils gestellten Frage.

Embryologische Entwicklung oder der Weg der Seele in die Schwerkraft

Es waren einmal zwei Keimzellen – eine Eizelle und ein Spermium –, die Kontakt miteinander aufnahmen. Sie vereinigten sich zu einer gemeinsamen neuen Zelle des Lebens, und so wuchs ein neues Individuum heran.

Zunächst verweilten die beiden Keimzellen 20 Minuten in tiefer Stille und ruhig. Als sie sich jedoch in ihrem innigen Miteinander einander bewusst gefunden hatten, begann eine rhythmische Bewegung. Daraus entstand nach einiger Zeit ein Duplikat ihrer noch recht neu gebildeten Gemeinschaft. Ihre Gemeinschaft bestand nun aus zwei gleichen Zellen. Die beiden Zellen hatten einen gemeinsamen Bewegungsrhythmus, in dem sie hin und her schaukelten, bis sich zwei weitere Duplikate aus ihnen gebildet hatten. Sie bildeten sich aus einer völlig innigen rhythmischen Situation heraus. Jetzt waren es also schon vier Zellen, die im gleichen Rhythmus dem Leben entgegenstrebten. Sie wurden mehr und mehr – ruhig und rhythmisch und miteinander eins. Irgendwann waren es so viele Zellen, dass sie zusammen aussahen wie eine dicke rundliche Brombeere. Es hatten sich in der Brombeere zwei Arten von Zellprinzipien gebildet: die einen etwas gerader, schmaler und forscher und die anderen etwas rundlicher, versorgender, ruhiger.

In diesem Brombeer-Stadium ergab sich nun wie aus dem Nichts eine neue Art der Bewegungsdynamik. Die vielen kleinen Zellen bewegten sich zwar weiterhin in ihrem gemeinsamen Rhythmus schwimmend und fast schwerelos in ihrer Amnionflüssigkeit, dennoch begannen einige der unterschiedlichen Zelltypen, sich aufeinander zuzubewegen. Es begann eine Verdichtung der Zellen um eine gemeinsame Mitte herum. Zelluläre Verdichtung ist die Hinwendung zur Schwerkraft und somit zum Leben auf unserer Erde. Sie rückten näher aneinander, immer enger und dichter werdend, bis sich in ihrer Mitte eine Art Linie gebildet hatte. Wie ein Faden hing diese in der Mitte der Brombeere. Während das eine Ende der Linie eher spitz zulief, formte sich das andere Ende etwas kugelig aus. Es sah aus wie ein kleines Zepter.

Die zwei unterschiedlichen Zellarten sind also einige Zeit (ca. 14 Tage) nach ihrer Vereinigung eine weitere Vereinigung eingegangen. Zunächst hatte die Eizelle das Spermium in ihrem Körper aufgenommen. Sie entwickelten aus ihrer Mischung zwei neue Zellarten. In der Embryologie werden diese beiden Zellarten Keimscheiben genannt: Ektoderm und Entoderm. Während sich aus dem Ektoderm später das Nervensystem und die Haut entwickeln wird, wendet sich das Entoderm der Entwicklung des Verdauungsschlauches und der Verdauungsdrüsen zu.

Das kleine Zepter ist nun die erste sichtbare Vorstufe der Chorda dorsalis. Sie ist die embryologische Ursprungslinie, um die herum der menschliche Körper erbaut wird, mit all seinen dichter- und feinstofflichen Aspekten.

Dichte Stoffe sind alle physischen Zellen des Körpers. Feine Stoffe sind Gefühle und Gedanken, die zu dem Menschen und seinem Körper gehören. Die verschiedenen Stoffqualitäten gehören eng zusammen. Sie sind auf magische Art und Weise völlig vermischt. Jede Bewegung, die der Körper ausführen wird, wird sich emotional anfühlen. Jedes Gefühl wird den Körper wiederum augenblicklich für eine neue Bewegung inspirieren.

Ab dem Moment der Entstehung der Chorda dorsalis steht eine dreidimensionale Orientierung fest. Es ist festgelegt, wo der Kopf, wo die Beine, wo jedes Organ entstehen wird. Es existiert eine Art Skizze, an der sich alle Zellen automatisch in ihrer weiteren Entwicklung ausrichten werden. Diese Ausrichtung erfolgt völlig mühelos und selbstverständlich.

Im erwachsenen Körper befinden sich die aufgelösten oder besser gesagt verflüssigten Chorda-dorsal-Zellen aus der Embryonalzeit in den flüssigen Kernen der Bandscheiben. Unter diesem Aspekt betrachtet bekommt ein „Bandscheibenvorfall" mit auslaufender Flüssigkeit aus dem Nucleus pulposus eine ganz andere Bedeutung. Was wird aus der Mitte herausgerissen? Oder was verlässt die Mitte und aus welchem Grund? Was wollen die Zellen damit verdeutlichen? Welcher Aspekt davon kommt eventuell aus viel älterer Zeit als der betroffene Mensch?

Betrachten wir die Entwicklung der Chorda dorsalis weiter: Nachdem sie zur räumlichen Orientierung in einer bis dahin noch undefinierten Zellansammlung geworden ist, geschieht etwas später ein weiteres Wunder menschlichen Lebens. Wir haben verfolgt, wie die Zellen der beiden Keimscheiben immer dichter und dichter zusammenrückten, bis eine neue Qualität von Berührung entstand. Auch an dieser Stelle kam es zu einem völlig innigen Stillpunkt. Ähnlich der Besinnungsphase nach der Empfängnis. Ich nenne es auch die zweite Empfängnis oder auch die zweite Eintrittsphase der Seele in den Körper.

Inmitten der Ruhe der Verdichtung entsteht eine neue Dynamik. Eine Dynamik, aus der, wie von Zauberhand, eine neue Variante an Zellen entstanden ist und nun herausgeworfen wird. Als würde jemand Seifenblasen machen. Es ist ein völliges Wunder, das zu einem echten Zellströmen wird, immer mehr Zellen werden aus der Chorda dorsalis „ausgespuckt" und ziehen eifrig und zielstrebig ihres Wegs. Das ist die Entstehung der sogenannten dritten Keimscheibe. Sie wird Mesoderm genannt. Die Chorda dorsalis ist sozusagen die Mutter aller Mesodermalzellen. Aus ihren Zellen werden z. B. das menschliche Herz und das Muskel-, Knochen- und Blutsystem gebaut, aber auch Nieren, Milz, Geschlechtsorgane und mehr. Es ist ein wesentlicher Schritt, in dem sich die Seele in den physischen Körper ergießt. Es ist ein aufregendes und beeindruckendes Ereignis für die Entfaltung menschlichen Lebens.

Ein weiterer und letzter Schritt der Empfängnis tritt nach dem Ablauf einer Mondphase, also nach 28 Tagen, ein. Es ist der Moment der internen Zusammenkunft einzelner Organe in sich. So hat beispielsweise das Herz, welches zunächst als Muskelschlauch angelegt war, bereits vor fünf Tagen mit einer enormen Verknotung begonnen. Dieser Prozess wird in der Embryologie die Herzschleife genannt. Durch diese Herzschleifenbewegung verbinden sich zwei Häute oder Außenwände des Schlauchs zu einer gemeinsamen Innenwand. Die Herzscheidewand ist entstanden und trennt das Herz ab jetzt in zwei Hälften, die das rechte Herz und das linke Herz genannt werden. Das rechte Herz wird später sauerstoffarmes Blut in die Lunge transportieren. Dort wird es dem Blut möglich, sich mit der Außenwelt auszutauschen und sich dadurch mit Sauerstoff anzureichern und CO^2 abzugeben. Das linke Herz erhält dann das sauerstoffreiche Blut und leitet es in den großen Körperkreislauf zu allen Zellen weiter. Die beiden Herzen haben somit in ihrer Mitte die Lunge als drittes Organ aufgenommen. Ein weiteres Dreierprinzip, welches die Lebensdynamik ausdrückt.

Betrachten wir jedoch noch einmal die Herzscheidewand: Bereits kurze Zeit später kommt ihr im Sinne einer Art dritten Empfängnis noch eine weitere große Bedeutung zu. In der Mitte der Herzscheidewand wird das Reizleitungssystem des Herzens entstehen. Durch eine erneute Qualität von Kontakt und Verdichtung ist es dem Individuum plötzlich möglich, makrokosmische Stromreize in seinen Herzzellen zu empfangen. Der Sinusknoten bildet sich direkt am Eingang des rechten Herzens in dieser Wand und ist alsbald die Empfangsstation im Mikrokosmos Mensch für die rhythmischen Impulse aus dem Makrokosmos. Im ruhigen Zustand schlägt das Herz eines Erwachsenen schließlich ca. 70 Mal pro Minute für sein Leben lang. Die dritte Empfängnis der Seele ist die Bildung der Herzscheidewand durch die Herzschleife und ihren kosmischen Empfang.

Eine Verbindung oder aktive Verknotung aus mesodermalem Gewebe hat diese faszinierende Aufnahme kosmischer Reize in ihrem Zwischenraum möglich gemacht. Zur gleichen Zeit findet im wachsenden Körper an verschiedenen Stellen und Organen etwas Ähnliches statt. So sieht die Hypophyse im Gehirn dem Herzen im Querschnitt auch optisch sehr ähnlich. Ich nenne diesen dritten Schritt der Empfängnis auch „das Prinzip der zwei Häute". Zwei Prinzipien vereinigen sich, und dadurch kann etwas Neues und Lebendiges geschaffen werden.

In den Kartensets finden wir sowohl die Prinzipien der drei Keimblätter wieder als auch die verschiedenen Stufen der Empfängnis und Individualisierung.

Das Leben in den Zwischenräumen

Jeder Fliesenleger oder Straßenbauarbeiter weiß um die Beweglichkeit der Zwischenräume. Ebenso verhält es sich im menschlichen Körper. Unser Körper hat eine Haut, jedes Organ wird von einer Faszie, einer Art „Gewebetüte", umhüllt, und jede einzelne Zelle hat eine Zellmembran. Jede dieser Häute ist keineswegs geschlossen, auch wenn sie gewisse Barrieren darstellen. In jeder noch so kleinen Zellhaut existieren Zwischenräume, in denen Wasser und Stoffe ausgetauscht werden. Häute, Faszien und Membranen aller Art sind also echte Kommunikationsorgane.

In den Kartensets befinden sich diese Zwischenräume symbolhaft zwischen den einzelnen Lebensfeldern. Es ist nicht die einzelne Karte, sondern der Weg von Lebensfeld zu Lebensfeld durch die verschiedenen Zeiträume und Wesensaspekte, der die Stagnation eines Konflikts zu lösen vermag und die Berührung der dahinterliegenden Lebensenergie ausfindig macht.

Die Chorda dorsalis ist ebenfalls eine durchlässige Struktur, durch welche die Geisteskraft der Seele hindurchwandern kann.

Die Lebensachsen der Karten

und ihr Bezug zu den Keimblättern

Ektoderm = Führungsachse

Entoderm = Versorgungsachse

Mesoderm = Entfaltungsachse

F Führung

Innere Führungskraft

Fokus

Richtung

E Entfaltung

Selbst

Kreativität

Charakter

V Versorgung

Innere Versorgung

Nahrung

Raum

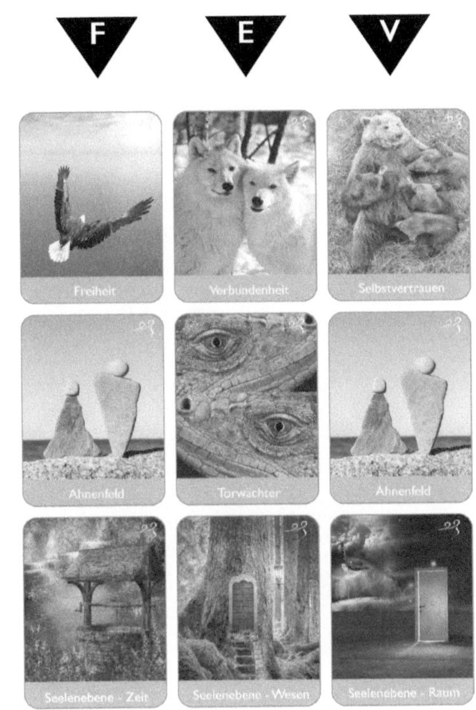

Die Lebensebenen und ihr Bezug

zur Inkarnation der Seele in den Körper

Persönliche Ebene (physisch) = dritte Empfängnis

Ahnenfeldebene (emotional) = zweite Empfängnis

Seelenebene (geistig) = erste Empfängnis

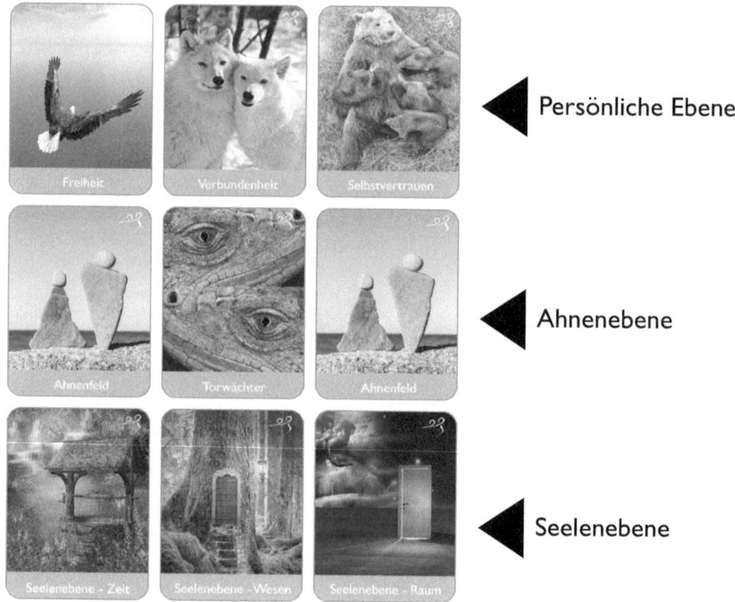

Das Ausgangstor Seele

Die Chorda dorsalis ist die embryologische Orientierungslinie im Mikrokosmos Mensch. Sie bildet gleichzeitig das zelluläre Eingangstor der Seele aus dem Makrokosmos in den mikrokosmischen Körper hinein. Ab dem Moment des Todes ziehen sich die Seelenaspekte aus dem Mikrokosmos langsam wieder zurück in den Makrokosmos. Ebenso wie die 3 Schritte der Empfängnis sehe ich für die Seele auch 3 wesentliche Instanzen, um sich von der Bindung an den stofflichen Körper zu lösen und sich wieder in die zentrale Achse zurückzuziehen.

Dieser Prozess ist den Bäumen sehr ähnlich, wenn sie im Winter ihre Säfte in den Stamm zurückziehen. Er spiegelt sich auch in der Nacht wider, wenn das Ich, das Bewusstsein, schläft.

Die Chorda dorsalis fungiert also nicht nur als Eingangstor, sondern auch als Ausgangstor. Sie gibt genau an diesen Übergängen Orientierung. Sie ist das Übergangstor zum jeweils neuen Raum. Beim Betreten des Übergangs beginnt bereits der Abschied vom alten Raum.

Folglich ist in beiden Räumen ein Bewusstsein für dieses Übergangstor – der Chorda dorsalis – vorhanden.

Jede unserer einzelnen Körperzellen aus unterschiedlichstem Gewebe sowie die Organe orientieren sich an ihr. In jeder Zelle existiert ein kleiner Sensor, der den Kontakt zur Chorda dorsalis bewusst aufrechterhält. Er ist meines Erachtens eingelagert in die Zellkerne. In Bezug zu unseren vielen kleinen Zellen sind wir als Mensch auch ein Makrokosmos. Unsere Körperzellen sind die vielen kleinen Mikrokosmen, aus denen wir aufgebaut sind. In Bezug zum Makrokosmos Erde bilden wir die mikrokosmischen Zellen für ihren Mutterorganismus. Genau wie jeder Mensch einen physischen Körper besitzt, an den feinstoffliche Emotionssphären gebunden sind, besteht auch die Erde aus einem festen mineralischen Körper, um den herum sich die Himmelssphäre befindet.

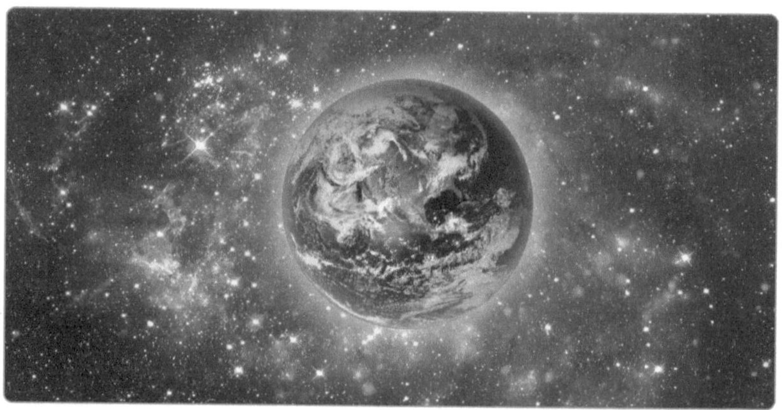

Die Chorda dorsalis ist viel mehr als eine Linie, weil sie Sphären verbindet. Sie ist eine Orientierungsachse, die über Raum und Zeit hinweg Orientierung bietet und die verschiedenen kosmischen Körper verbindet – im Kleinen wie im Großen.

Orientierung in Zeit und Raum empfinde ich als echtes Urvertrauen. Gerade an den Übergängen, in denen sich die Konsistenz der Kräfte so wesentlich ändert, wie bei Geburt und Tod, kommt diese zellulär bewusste Orientierung der Anbindung einer größer organisierten Seelenheimat gleich. Chorda heißt übrigens übersetzt: Saite. Es handelt sich hierbei demnach um eine schwingende Saite, wie etwa bei einer Harfe oder Gitarre. Die Chorda dorsalis als Saite zwischen den Kosmen ermöglicht sozusagen eine Schwingungsübertragung zwischen verschiedenen Medienträgern. Seit Jahrhunderten versuchen wir Menschen, dieses Phänomen auf technische Geräte zu übertragen.

Die Bedeutung der Chorda dorsalis in den Kartensets

In den Kartensets begegnen wir der Qualität der Chorda dorsalis durch die Existenz der zwei Kosmen: Mikrokosmos und Makrokosmos. Ganz praktisch betrachtet kann man zu einem Lebensthema die 9 Lebensfelder eines Kosmos befragen. Welches der beiden Kartensets man dafür auswählt, spielt zunächst keine Rolle. Nach dieser Kartenlegung kann man nun zum gleichen Thema den anderen Kosmos befragen (vergleiche Kapitel Legeanleitungen).

Die schnelle Variante ist eine einzelne gezogene Karte aus dem durchmischten Set des anderen Kosmos. Man sucht über das Resonanzempfinden nach der Verbindung der beiden Kosmen. Dadurch wird ein Orientierungsbewusstsein im Übergang der Kosmen geschaffen. Diese sichtbare und fühlbare Verbindung erhöht die Chance auf Rückkehr aus dem Konflikt hinaus wieder hin zu natürlicher Mobilität im Atemzyklus des Lebensstroms um ein Vielfaches.

Die lange Variante besteht aus einer kompletten Befragung der 9 Lebensfelder des anderen Kosmos zu der gleichen Frage. Die Verbindung und Orientierung zwischen den zwei Kosmen ist bei dieser Variante natürlicher noch viel differenzierter möglich. Es bietet sich an, diese Variante in drei Sitzungen aufzuteilen: 1. erster Kosmos – 2. zweiter Kosmos – 3. Verbindung aufspüren und analysieren.

Eine dritte Variante besteht darin, alle Karten beider Sets zu durchmischen und daraus dann mit geschlossenen Augen 9 Lebensfelder zu ziehen. Dadurch wird die Vermengung der kosmischen Energien deutlich. In einem Konflikt kann man sich ja sehr gut vorstellen, dass bei einem Übergang von dem einen zum nächsten Kosmos noch nicht alles verarbeitet und gelöst wurde und man deswegen noch einige alte Aufgaben in den nächsten Raum mit hinübergebracht hat.

Erinnerungsbahnhöfe und Weichenstellung für die Zukunft

Wieso sind diese Übergänge so wichtig? Was macht sie so interessant? Was macht sie für viele Menschen so bedrohlich? Die Übergänge von Leben und Tod hat die Menschheit seit jeher interessiert. Zu allen Zeiten und allen Kulturen wurden die Übergänge der Geburt und des Todes durch verschiedenste Rituale und Bräuche und natürlich durch die Zusammenkunft vieler Menschen zelebriert. All diese Rituale dienen dazu, die Übergänge für alle Beteiligten bewusst zu gestalten. Die tiefen Gefühle der Willkommensfreude und Abschiedstrauer erhalten dadurch ihren Raum. Auch kleinere Übergänge wie Einschulungen, Abschlussprüfungsfeste und Hochzeiten werden bewusst gefeiert.

Was macht sie also nun so wichtig – die Übergänge? Übergänge sind Wege oder Tore. Sie wollen gegangen werden. Da das Leben sich grundsätzlich bewegt, gelangt der Mensch auch an diese Übergänge, wenn er sich wenig oder scheinbar gar nicht bewegt. Es scheint also fast so, als ginge von diesen Übergängen eine eigene Bewegungsdynamik aus. Wir nennen diese Dynamik: Zeit. Der Begriff „Zeit-Tor" scheint mir recht passend zu sein für diesen Bereich, weil sich in der Begegnung eines Lebensraums und der Dynamik der Zeit ein Tor eröffnet. Das Durchschreiten der Zeit-Tore verändert vor allem die materielle Erscheinung. So wird ein junges Mädchen an diesem Tor zur Ehefrau und Mutter oder ein erfolgreicher Geschäftsmann zum Rentner. Ebenso wird ein Lebender zum Toten oder eine Seele erscheint als körperliche Gestalt.

Es geht bei jedem Übergang ganz offensichtlich um eine deutlich sichtbare und fühlbare Veränderung. Es ist wie in der Schule oder wenn man ein Projekt vorbereitet: Jeden Tag werden kleine Schritte erledigt, manchmal herrscht Stagnation, dann geht es weiter – und am Tor wird das Erschaffene dann für alle sichtbar geboren.

In all diesen Übergängen und Toren findet sich das Prinzip der Chorda dorsalis wieder. Es bündeln sich zwei Kräfte, zwei unterschiedliche Qualitäten, die etwas Drittes durch ihr Zusammenrücken erschaffen. Die Chorda dorsalis bildet in der Erschaffungsphase den ruhenden Pol, die Ausrichtung, die Orientierung. Da komme ich her, und da gehe ich auch wieder hin. Und auch, wenn ich meine Gestalt verändere, weiß ich immer noch, wo oben und unten ist und wer ich bin. In den Kartensets ist es der Übergang von einem in den anderen Kosmos.

Wie bereits erwähnt, existiert in jeder Zelle ein Zellkern, dem ein eigener kleiner Orientierungssensor innewohnt. Stellen wir uns diesen Sensor einfach mal wie ein kleines Auge vor, das die Chorda dorsalis des Körpers in jedem Augenblick beobachtet. Die Blickrichtung der vielen, vielen kleinen Augen aller Körperzellen ruht ein Leben lang auf der Chorda dorsalis. Da kommen wir her, und da gehen wir wieder hin, ruhig und eingebettet in einem großen, alles umgebenden Kosmos. Jede Zelle besitzt grundsätzlich **einen** Zellkern mit dieser Instanz. Es gibt jedoch Besonderheiten im menschlichen Körper.

Das Muskelgewebe entschlüpft der Chorda dorsalis, es wird aus ihr heraus gebildet. Jede einzelne Zelle des Muskelgewebes kann mehr als einen Zellkern haben. Das kennzeichnet nur die Muskelzellen. Es können bis zu 1.000 Zellkerne pro Zelle existieren. Die Vorstellung der Ausrichtung der vielen kleinen Augen der Zellkerne in Richtung Chorda dorsalis ist ein geeignetes Bild, um die

Lebensorientierung im „Großen und Ganzen" besser zu verstehen. Die prozentuale Auswirkung der Orientierung scheint durch die Muskelzellen eindeutig die Oberhand zu haben und damit eine große Bedeutung zu spielen in der Orientierung im menschlichen Leben.

Wie kann es zu einem Orientierungsverlust kommen? Betrachten wir das Verhalten des menschlichen Körpers bei einem Schreck. Während eines Schrecks ziehen sich die Muskelzellen blitzschnell zusammen. Nach dem Schreck entspannen sie sich wieder. Wenn der Schreck etwas stärker und größer ist, kann das Zusammenziehen der Muskelfasern so plötzlich geschehen, dass einige der Muskelzellen in der darauffolgenden Entspannungsphase ihre natürliche Ausgangsposition nicht mehr erreichen, so als könnten sie sich an ihre normale Länge und echte Entspannung nicht mehr erinnern. Es bleibt also eine Grundanspannung im Muskelgewebe enthalten. Den Muskelzellen steht ab diesem Zeitpunkt weniger Bewegungsfreiheit zur Verfügung als vor dem Schreck.

Was passiert währenddessen mit den Augen der Zellkerne? Wie beeinflusst ein Schreckerlebnis die Orientierungsfähigkeit? Wohin wandert die Aufmerksamkeit der Augen? In der Osteopathie spricht man davon, dass sich im Gewebe eine sogenannte pathologische Achse gebildet hat. Eine Achse, die sich auf den krankhaften Moment fokussiert. Ein Teil der Aufmerksamkeit richtet sich ab diesem Zeitpunkt auf den Schreckmoment. Zusätzlich wohnt einem Schreckmoment eine Magie der Wiederholung inne. Alle, die schon mal einen größeren Schrecken bekommen haben, wissen, wie rasend schnell die Gedanken wieder in die alte Zeit zurückkehren können. Sie holen förmlich einen Teil des Schreckens augenblicklich in die Gegenwart hinein.

Schreckmomente sind für unser Gehirn wie eine Art Erinnerungsbahnhof oder eine Haltestelle. Wir können ganz locker und leicht durch unser Leben gehen. Wenn uns aber aus Versehen etwas an ein schlimmes Ereignis erinnert („Trigger"), springt die Aufmerksamkeit der vielen kleinen Augen sofort an diesen Punkt und verharrt dort. Die ganze gelebte Wegstrecke dazwischen scheint irrelevant zu sein. Der Zug hält wieder genau an diesem Erinnerungsbahnhof an. Gedanken und Gefühle dieser Zeit müssen dann in der Gegenwart verstoffwechselt werden. Ob wir das wollen oder nicht.

Viele dieser Erinnerungen haben ihren Ursprung nicht in dem Leben der betroffenen Person. Die Situation hat sich nämlich auf diese Weise immer wieder sehr ähnlich über viele Zeiten und Generationen hinweg potenziert. Das bedeutet: Das Gefühl ist auf eine Art stärker geworden und gleichzeitig vertrauter. Ein perfider Teufelskreis. Wenn ein Gefühl also einem erwachsenen Menschen den Boden unter den Füße wegzureißen vermag, ist es für mich die Bestätigung einer bereits bestehenden Potenzierung durch die Zeit und ähnliche Wiederholungen. Es existiert vielleicht auch ein schwieriges Erlebnis aus dem eigenen Leben, an das man sich erinnert, das aber noch nicht integriert, nicht gelöst ist. Manche Menschen erinnern sich nicht bewusst daran. Sie wissen daher gar nicht, was los ist, warum sie sich z. B. plötzlich so ängstlich, wütend, ablehnend oder beleidigt fühlen und verhalten. Etwas ist unlogisch und für einen erwachsenen Menschen unangemessen, aber es hat Kraft. Dieses unsichtbare, wirkende Feld kann mit den seelenhomöopathischen Karten wie eine Aufstellung sichtbar gemacht werden und dadurch wieder in Bewegung kommen und Stagnation und Schrecken lösen. An dieser Stelle möchte ich erwähnen, dass Schreckmomente durchaus sehr wichtige Erfahrungen sein können, die im weiteren Leben sehr nützlich sind.

Ein Beispiel: Ich ging mit meiner jungen Hündin spazieren, als sie mitten im Bach ein großes Strandgras entdeckte. Das Gras zappelte und hüpfte auf dem Wasser munter hin und her. Sie hielt es für ein Spiel und sprang mutig ins Wasser. Normalerweise ist dieser Bach eine tolle Badestelle für Hunde, aber es hatte in den letzten Tagen so stark geregnet, dass der Bach eine recht starke Strömung hatte. Als meine Hündin im Bach landete, bekam sie einen deutlichen Schrecken. Sie fand keinen Boden mehr unter ihren Pfoten und versuchte, zu schwimmen. Sie bemühte sich vergeblich, das Wasser war anders, als sie es kannte. Und ich sah meinen kleinen Hund in großer Geschwindigkeit den Bach hinuntertreiben. Ich rannte am Bach entlang, und kurz bevor der Bach unter eine größere Straße geleitet wurde, hatte ich sie endlich eingeholt und konnte sie herausziehen. Auf dem Heimweg wich sie keinen Zentimeter von meiner Seite.

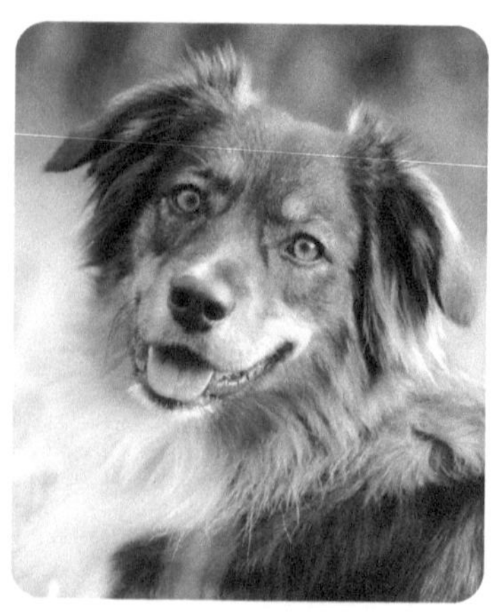

Zwei Verhaltensweisen hat sie aus diesem Erlebnis behalten: Sie geht bis heute immer noch sehr gerne ins Wasser, aber nur an Stellen, wo sie den Boden sehen kann, und an meiner Stimme hört sie seitdem meine Einschätzung der Lage. Wir können uns heute in schwierigen Situationen wirklich tief aufeinander verlassen. Somit ist ein Schreckerlebnis zu einer nützlichen Erfahrung geworden, die uns in unserer Kommunikation sehr viel Sicherheit geschenkt und dadurch neue Bewegungsfreiräume geschaffen hat. Unser Lebenszug ist nicht auf dem Erinnerungsbahnhof geblieben, sondern hat durch eine Weichenstellung eine gute weitere Route eingeschlagen.

Schreck und Abenteuer dicht beieinander

Eine Erinnerung an Schreckmomente passiert grundsätzlich schnell und unmittelbar. Ob sich aus einem Erlebnis etwas Positives und Freies entwickelt oder das Leben dadurch immer enger und eingeschränkter wird, ist zunächst nicht ersichtlich.

In der Ahnenmedizin ist dieser Moment ein wirklich spannender Dreh- und Angelpunkt, um ein tieferes Verständnis für die Kommunikation durch Raum und Zeit hindurch zu erlangen. Was ist denn eigentlich der Sinn und Nutzen einer Schreckfunktion im Körper? Der Körper wird durch das rasche Zusammenziehen der Muskeln an einer bestimmten Bewegung, die er gerade vollziehen wollte, gehindert. Dieses blitzschnelle Innehalten beschützt den Körper entweder vor einer ungünstigen Handlung oder macht ihn auf einen wichtigeren Aspekt aufmerksam. So kann die Wahrnehmung einer Gefahr lebenswichtig sein und normale Alltagstätigkeit in den Hintergrund der Prioritätenliste rutschen lassen. Als Erstes muss auf die Gefahr adäquat reagiert werden, bevor das normale Leben wieder aufgenommen werden kann.

Wenn nun ein Schreck offensichtlich eher negative Auswirkungen in einem menschlichen Leben zu haben scheint, wie soll man dann damit umgehen? Wenn ein Schreck grundsätzlich einen lebenswichtigen Zweck erfüllt und dieser pauschal nicht ersichtlich ist, ist seine hohe Intelligenz und damit auch die Anbindung und Orientierung in Raum und Zeit erst durch die bewusste Wahrnehmung einer weiteren Instanz zu finden. Eine Möglichkeit liegt darin, den Weg des Schrecks über die Zeitfolge der vorausgegangenen Generationen nachzuvollziehen. Die ist gewiss jedoch auch nur eine Hilfestellung, um die Einbindung und Orientierung als Mensch in den viel größeren kosmischen Zusammenhängen zu begreifen.

Die wirkliche Anbindung an die Chorda dorsalis ist grundsätzlich niemals verloren gegangen, selbst wenn es sich in diesen Momenten so anfühlt. Es gibt erst mal keinen Grund, warum sich nicht augenblicklich alle Zellen aller Menschen an dieses wesentliche Zeit-Tor erinnern können. Ein gegangener Weg kann auf seine Weise erinnert werden, das benötigt keine Zeit, sondern das Gefühl für den atmenden, kosmischen Raum. Urvertrauen ist auf der wichtigsten Ebene unzerstörbar. Der Kontakt zum Lebendigen ist aber wohl die wesentlichste Voraussetzung, um weitergehen zu können. Diesen Kontakt kann man mit den Lebensfeld-Karten üben und natürlich mit allen Begegnungen unseres Alltags. Die bewusste Begegnung bildet an dieser Stelle den Schlüssel für die Lebendigkeit und ist nicht auf menschliche Kontakte beschränkt, vielmehr sind wir aufgefordert jedem Lebewesen, jeder dichter- und feinerstofflichen Materie ebenso bewusst zu begegnen.

In diesem Einführungsbuch in die Ahnenmedizin und Seelenhomöopathie werde ich die embryologischen Wege der Zeit in dieser einfachen und bildlichen Darstellung belassen. Meine Forschung der vergangenen Jahrzehnte und auch die Grundlagen des Kartensets gehen grundsätzlich viel konkreter und differenzierter in die Wege der Zeit der einzelnen Organverbände hinein. Im Praxisbeispiel von Sarah erläutere ich die Funktion der Muskelzellen im Falle eines Schrecks etwas genauer, bleibe jedoch auch hier in einer vereinfachten und bildlichen Beschreibung. Die zellbiologische Vertiefung und meine weiterführenden Erkenntnisse der embryologischen Wege der Zeit im Körper erläutere ich auch in der Fortbildungsreihe: „Ahnenmedizin und Organ-e-motion".

Die Schnittstelle der Zeit

In der Embryonalzeit durchläuft der Mensch alle wesentlichen Entwicklungsstadien der Evolution der Menschheitsgeschichte. So gibt es Phasen, in denen es fast kein Großhirn gibt und stattdessen der prozentuale Bereich durch das Riechhirn eingenommen wird. Es entwickelt sich später zurück und gibt den Platz für das heutige Großhirn frei. Ebenso wird die Niere (Vorniere) anfänglich komplett in der Region des Halses gebaut, um anschließend wieder vollständig abgebaut zu werden. Danach wird eine Niere, die sogenannte Urniere, über die gesamte Rückenregion entlang gebaut, um wiederum anschließend komplett abgebaut zu werden. Erst im dritten Anlauf wird unsere eigentliche Niere gemeinsam mit den Keimdrüsen angelegt und endgültig entwickelt. Sie darf dann bleiben.

Nieren und Keimdrüsen entspringen dem mittleren Keimblatt, dem Mesoderm. Die Entsprechung für das Mesoderm findet sich in den Kartensets in der Entfaltungsachse wieder.

In der Embryologie lassen sich an ganz vielen Organen Vorstufen oder, wie bei der Niere, sogar komplette Vorbauten älterer evolutionärer Zeiten finden. Die Evolution verläuft im embryonalen Gewebe wie ein Zeitraffer. Während die einzelnen Organe gebildet werden, ist das Embryo gleichzeitig mit dem Blut und damit auch dem Gefühlshaushalt seiner Mutter in Verbindung. Die Eizelle der Mutter wurde bereits im Bauch der Großmutter gebildet und stand somit auch mit ihren Gefühlen in tiefster Verbindung.

Was passiert, während die Vorniere gebaut wird? Wie fühlten sich Großmutter und Mutter, während das Riechhirn noch die zentrale Hirnfunktion des Embryos bestimmt? Hier mischen sich die Zeiten auf unglaubliche Art und Weise. Es ist wie ein offenes Tor in der Zeitgeschichte. Hier werden wichtige Entscheidungen getroffen. Welche Aufgaben nehme ich mit in meine Lebensgeschichte hinein?

Dabei geht es keineswegs nur um eine Einbahnstraße. Die Tore sind in beide Richtungen geöffnet. Jede Frau, die schon mal schwanger war, weiß, wie es sich anfühlt. Auch wenn es das eigene Baby wird, wächst dort eine eigenständige Person mit eigenen Lebensaufgaben heran, die sich in der Schwangerschaft mit in das Gefühlsleben der werdenden Mutter mischen.

Die Tatsache der gleichzeitigen zellulären Begegnung mit evolutionären Entwicklungsstufen öffnet die Zeit-Tore einfach vollständig in dieser Zeit. Wie auf einem Laufband der Zeitgeschichte sammelt das kleine Embryo für jede seiner vielen kleinen Zellen Lebensaufgaben und die dazugehörigen Gefühle. Es baut sie in seine Anatomie ein.

Was ist wirklich wesentlich in deinem Leben? Was ist dein eigentliches Ziel, mit dem du in die Welt geboren wurdest? In der Phase der Entstehung werden wichtige Entscheidungen getroffen, Weichen gestellt und in dieser Zeit werden sie vor allem auch materialisiert. Diese geöffneten Zeit-Tore erklären die Verbindung zu ältesten Zeiten. Es existiert in dieser Phase keine Linearität der Zeit, sondern eher ein Konferenzort verschiedenster Zeiträume, die parallel offenstehen. Das ist einer der Gründe, warum Seelenthemen auch häufig mehrere Generationen überspringen können.

Die Seele schöpft ihre Aufgaben für das anstehende Leben aus dem gesamten Raum-Zeit-Kontinuum und materialisiert sie in der Embryonalzeit Schritt für Schritt, Zelle für Zelle in der dichterstofflichen Sphäre der Erde.

LEHRPFAD
der Anwendung

Legeanleitungen für die seelenhomöopathischen Kartensets Mikro- und Makrokosmos

Die einzelne Karte

Jede der Karten steht stellvertretend für eine Wesenheit. Ob es sich hierbei um ein Metall, eine Pflanze, ein Tier, einen Planeten oder ein Märchen handelt, ist egal. Es sind Wesenheiten, die auf dieser Welt, in unseren Gedankenwelten und in unserem Kosmos existieren.

Jede Wesenheit wird durch eine einzelne Karte repräsentiert.

Juniperus communis
Wacholder
• Verlust der Grenzen und der Zugehörigkeit
• Hat ein großes Begehren, alles richtig zu machen
• Kann Freunde nicht von Feinden unterscheiden
• Wittert innerlich ständig eine große Gefahr
• Ist innerlich erschüttert, erschöpft - wie verloren
• Zwischen perfekter Fassade und Verlust der Wurzeln
• Niemand darf das Herz wirklich berühren - Schuld
• Ignoriert zwanghaft den Tod und die Sehnsucht der Seele
Lösungsweg:
Habe keine Angst vor dem Leben, aber Ehrfurcht
vor der Lebendigkeit deiner Seele.
Zweifle nicht länger an der universellen Perfektion.
Nimm teil und schließe deine Eltern in dein Herz und lebe.

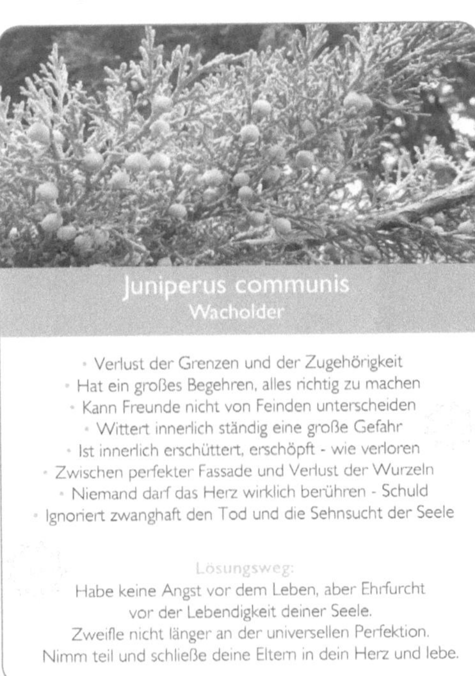

Der Aufbau

1. Jede Karte besteht aus einem ansprechenden Bild, das eine Tierfotografie, ein mythologisches Wesen, Pflanzen, Planeten oder ein Metall/Mineral symbolisch darstellt.
2. Jede Karte hat eine Überschrift in Latein und Deutsch.
3. Jede Karte besteht im Mittelteil aus jeweils 8 Zeilen, die schwierige Gefühlszustände beschreiben.
4. Jede Karte enthält am Ende einen Lösungsweg.

Der Umgang mit der Karte im Konflikt

Du betrachtest das Bild und lässt es in Bezug auf dein Thema wirken. Dann beginnst du, den Text zu lesen.

Lies alles, was auf der Karte steht, laut vor:

- Die Überschrift
- Die schwierigen Gefühle
- Den Lösungsweg

Jetzt beginnst du damit, nach Resonanz in Text und Bild in Bezug auf dein gewähltes Thema zu suchen. Das passiert zu einem wesentlichen Teil ganz automatisch schon während des Lesens. Wenn es hilfreich für dich ist, kannst du dir die wichtigsten Zeilen oder Worte herausschreiben. Das ist aber nicht zwingend nötig.

Es kommt oft vor, dass Menschen bei uns am Messestand einfach so im Vorübergehen ein oder zwei Karten ziehen, lesen, weitergehen. Manche kommen dann nach einiger Zeit wieder zurück oder schreiben nach ein paar Tagen eine E-Mail, um zu berichten, wie sehr sie die Kartentexte beschäftigt haben, wie sie in ihnen arbeiten, ihnen keine Ruhe lassen, und manchmal melden sie auch zurück, was sich dadurch bereits verändert hat. Das ist für diese Menschen dann so überraschend und deutlich, dass sie es gerne mitteilen möchten. Denn: So „funktionieren" die Karten! Das Wesentliche geht automatisch in Resonanz – dafür musst du dir gar keine Mühe geben. Die Karte bietet dir an, dich in deinem Konflikt verstanden zu fühlen, und wodurch das möglich ist, merkt dein Inneres sofort.

Und nicht vergessen: Ohne Mühe geht es leichter und Gefühle kommen nur, um zu gehen.

Die positive und erlöste Qualität der Karte

Obwohl jede Karte schwierige Gefühle beschreibt, wohnt dem Wesen jeder Karte natürlich als Basis eine erlöste Qualität inne. Du kannst die Wesen als unerschütterliche und weise Wesenheiten betrachten, die sich ihrer tiefen kosmischen Teilnahme und Aufgabe bewusst sind.

Dadurch haben sie die Fähigkeit, genau die auf der Karte benannten Schwierigkeiten perfekt zu meistern und zu lösen. Sie begleiten dich in den Kern des Konflikts, ohne ihr Bewusstsein über den großen Zyklus alles Lebendigen zu verlieren. Das Prinzip der erlösten Qualität ist grundsätzlich in jeder Legung anwesend. Es erinnert dich daran, dass du immer und jederzeit auch einfach mitten in das reine Potenzial vordringen kannst, und es in deinem Hier und Jetzt zur Verfügung steht.

Du bist bei der erlösten Qualität angelangt, wenn es keine konfliktbehafteten Resonanzen mehr gibt. Das heißt: Du liest eine Karte und weißt vielleicht noch um die Probleme, aber du kannst sie einsortieren und bist in Frieden mit ihnen. Deine Gedanken wandern nicht zu den einzelnen Zeilen zurück, sondern du spürst innerlich die Begegnung mit dem Wesen der Karte als Bereicherung. Ein gutes Beispiel für diesen Vorgang findest durch Annika in der Auseinandersetzung mit ihrem Vater in den Karten in dem Kapitel: „Wenn du deine Eltern nicht kennst".

Eine Karte als positive Unterstützung ziehen

Auch wenn es sich bei den Karten vorrangig um Konfliktkarten handelt, kannst du auch beschließen, eine Karte als positiven Begleiter zu ziehen. In diesem Fall ziehst du die Karte und beziehst dich vor allem auf das Bild und den Lösungsweg. Lies die Texte ebenfalls laut und schau, welche Worte, Teile dich besonders ansprechen, berühren, widerspiegeln.

Auch dann ist es interessant, die dysbalancierten Zustände durchzulesen. Du kannst sie als Hinweis verstehen, dass diese Gefühle ein wichtiger Teil deiner gestellten Frage sind und genau dafür das Wesen der Karte als Unterstützer bereitsteht. So kann es sich wirklich gut anfühlen mit einer erlösten **Grünen Mamba**, der Königin des Dschungels, in der Funktion des Torwächters in ein Bewerbungsgespräch, zu einem Vortrag oder einem anderen wichtigen Termin zu gehen.

Auch die erlöste Qualität eines **Falken** kann unterstützend sehr hilfreich sein, wenn du grundsätzlich etwas in deinem Leben neu sortieren möchtest: Der **Falke** ist unglaublich schnell, behält den Überblick in der Wildnis und kann dir dabei helfen, dich von belastender Empathie im Ahnenfeld zu lösen.

In diesem Sinne kannst du auch mehr als eine Karte – ja sogar alle 9 Lebensfelder ziehen. Lass sie eine Weile liegen und wirken.

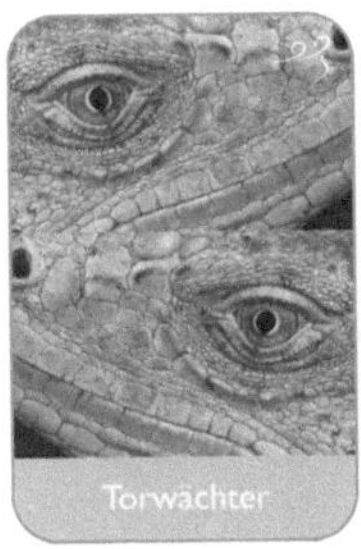

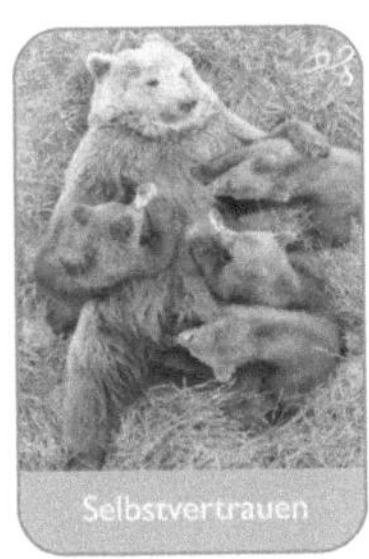

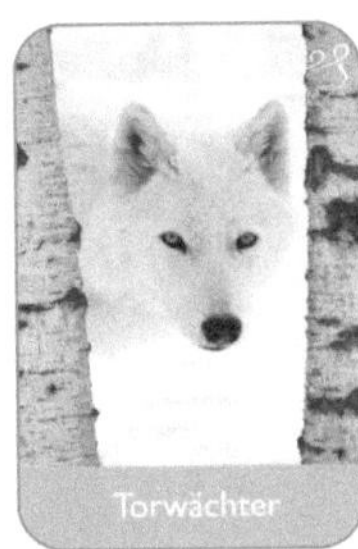

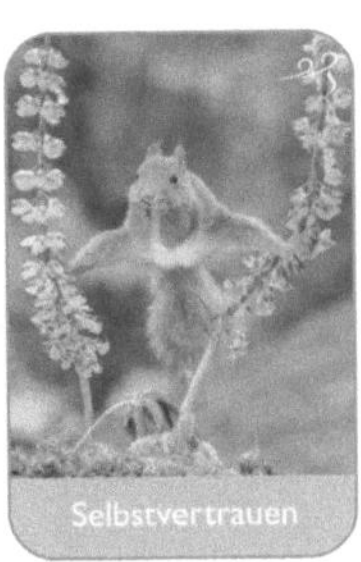

Torwächter und Selbstvertrauen

1. Zuerst sortierst du die 12 Torwächter-Karten und die 12 Karten des Selbstvertrauens aus dem übrigen Kartenset heraus und legst beide Lebensfelder als umgedrehte Stapel vor dich.

2. Du entscheidest dich für ein Thema oder einen Konflikt, in den du hineinschauen möchtest. Dadurch holst du den Konflikt an die Oberfläche deiner Aufmerksamkeit. Jetzt kann die Verbindung zu alten Zeiten in den Karten sichtbar werden.

3. Du wählst ein Lebensfeld aus. Es gibt für den Beginn keine vorgeschriebene Reihenfolge. Du wählst einfach eins der beiden Lebensfelder aus und mischst die 12 Karten durch. Im Anschluss ziehst du eine Karte aus diesem Lebensfeld und drehst sie um.

4. Du betrachtest das Bild und lässt es in Bezug auf dein Thema wirken. Wenn es für dich zunächst gar keine Bedeutung hat, ist das völlig in Ordnung. Du beginnst ja gerade erst mit deiner Suche. Oft entstehen Kontakt und Berührung zum Thema an einer ganz unerwarteten Stelle und auf unerwartete Weise.

5. Du beginnst, den Text zu lesen. Es ist sehr effektiv, den Text laut vorzulesen, weil du dadurch keine Zeile oder Wörter überspringst. Du hörst beim lauten Lesen auch deine Stimme. Das bringt dir die Gefühle zu deinem Thema noch etwas näher. Auch der Klang bringt die Resonanzen auf authentische Weise an die Oberfläche. Wenn du die Legung gemeinsam mit einer anderen Person durchführst, lässt du sie obendrein besser an deinen Gefühlen teilhaben, und sie kann dir vielleicht wichtige Hinweise aus ihrer eigenen Wahrnehmung zurückmelden.

   Du liest also alles, was auf der Karte steht, laut vor:
   - Die Überschrift
   - Die schwierigen Gefühle
   - Den Lösungsweg

   Das machst du in deinem Tempo.

6. Du suchst in dem Text nach Resonanz. Welche Worte oder Zeilen berühren dich? Das passiert zu einem wesentlichen Teil ganz automatisch. Am Anfang kann es sehr hilfreich sein, sich z. B. einen Block danebenzulegen und bei jeder Karte die wichtigsten Zeilen herauszuschreiben. Damit holst du die Essenz der schwierigen Gefühle zu deinem Thema aus dem Feld heraus. Und es wird vielleicht etwas übersichtlicher für dich. Du kannst beides ausprobieren und für dich entscheiden, wie du besser arbeiten kannst – mit Text herausschreiben oder ohne – das ist für die Wirkung egal.

7. Jetzt mischt du das andere Lebensfeld in Bezug auf das gleiche Thema durch und ziehst eine Karte aus dem Stapel heraus. Jetzt wiederholst du die Punkte 4 bis 6 mit diesem neuen Lebensfeld: mischen – ziehen – Bild betrachten – lesen und eventuell das für dich Wichtigste herausschreiben.

8. Du kannst nun beginnen, die beiden Lebensfelder zu vergleichen. Gibt es Ähnlichkeiten? Tauchen die gleichen Worte in den Texten auf? Oder sind die Karten völlig unterschiedlich? Vielleicht entwickelt sich ein ähnliches, vertrautes Gefühl? Schau einfach alles an, was dir auffällt. Lass eine Dynamik entstehen.

9. Werde dir bewusst, dass du zu deinem Konflikt zwei Zeiten gleichzeitig betrachtest. Das Selbstvertrauen steht für dein Hier und Jetzt, während der Torwächter eine alte Zeit der Erlebnis- und Gefühlswelten sehr alter Ahnen von dir repräsentiert. Berührt dich eine der Karten mehr als die andere?

10. Wenn du magst, notierst du dir deine Empfindungen und Gedanken dazu wieder schriftlich. Du kannst die Karten auch einfach auf dich wirken lassen.

11. Entscheide selbst, ob du die Karten noch einige Zeit liegen lässt oder sie lieber gleich wegräumst. Beide Wege sind möglich. Es gibt kein Richtig und Falsch. Es ist deine Entscheidung. Sei, wie du bist.

Legung der 9 Lebensfelder

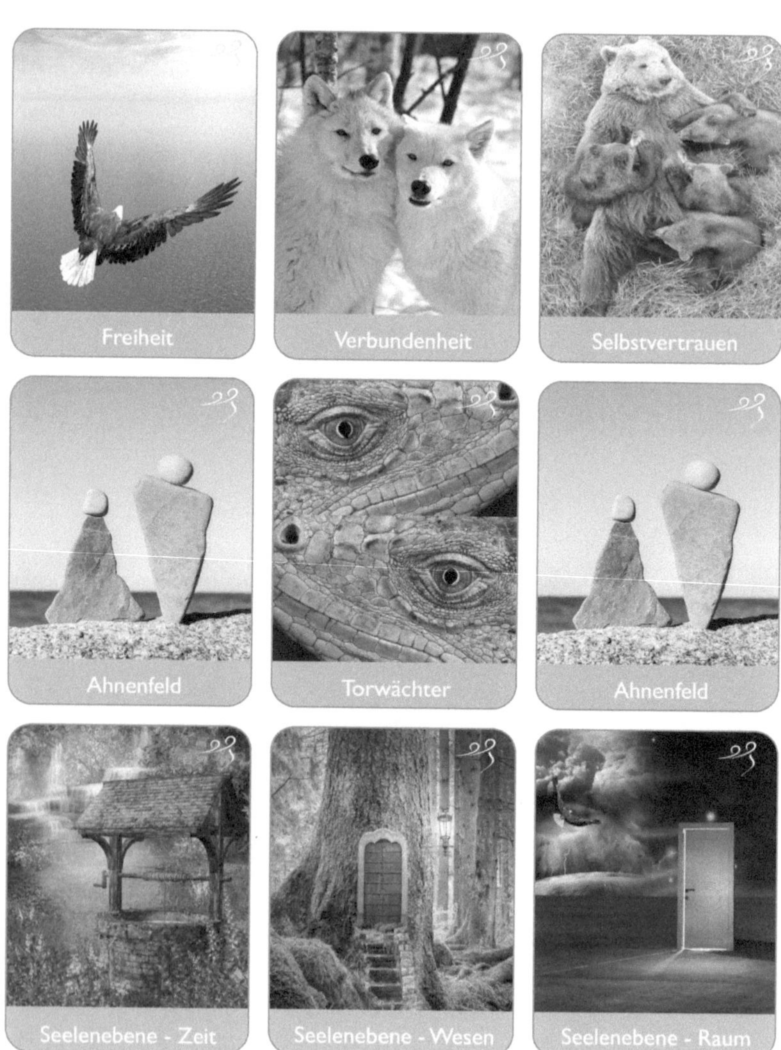

Makrokosmos

Freiheit
Verbundenheit
Selbstvertrauen
Ahnenfeld
Torwächter
Ahnenfeld
Seelenebene - Zeit
Seelenebene - Wesen
Seelenebene - Raum

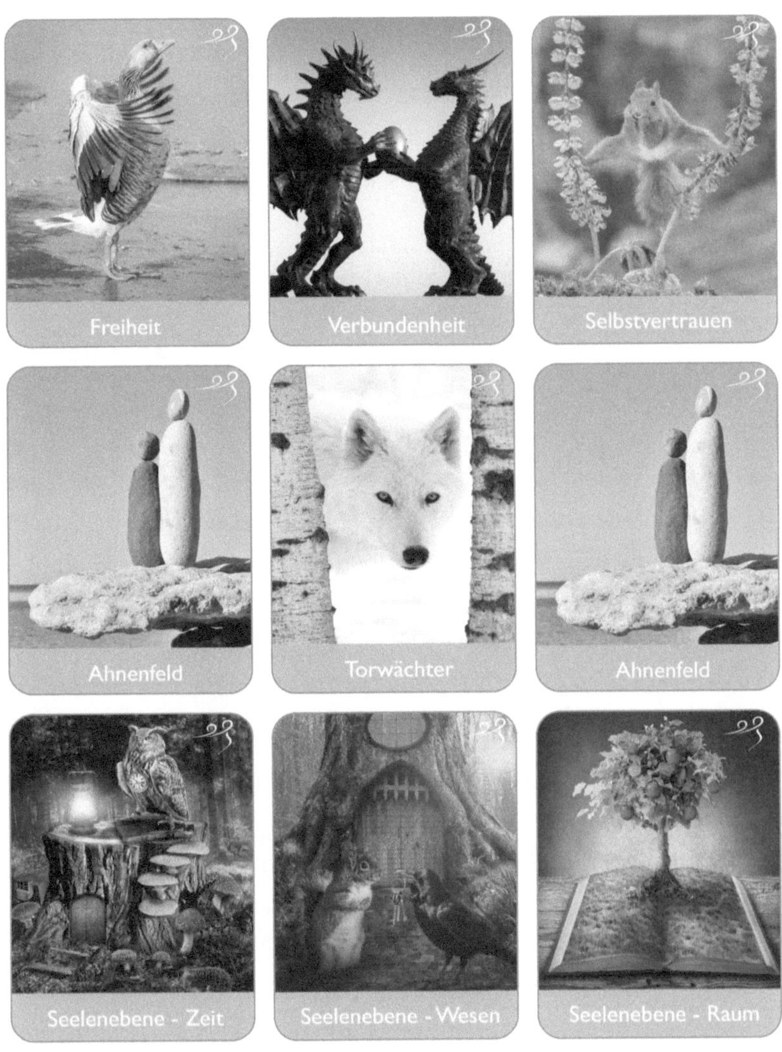

Mikrokomos

1. Zuerst sortierst du alle Karten in die 9 Lebensfelder und legst sie vor dich. Achte dabei darauf, dass die weiblichen und männlichen Ahnenfeldkarten die gleiche Rückseite haben. Diese beiden Lebensfelder kannst du aufgrund der Vorderseiten leicht sortieren.

2. Du entscheidest dich für ein Thema oder einen Konflikt, in den du hineinschauen möchtest. Dadurch holst du den Konflikt an die Oberfläche deiner Aufmerksamkeit. So kann die Verbindung zu alten Zeiten in den Karten sichtbar werden.

3. Du wählst ein Lebensfeld aus. Es gibt für den Beginn keine vorgeschriebene Reihenfolge. Mische die 12 Karten durch. Anschließend ziehst du eine Karte aus diesem Lebensfeld und drehst sie um.

4. Du betrachtest das Bild und lässt es in Bezug auf dein Thema wirken. Wenn es für dich belanglos ist, ist das völlig in Ordnung. Du beginnst gerade erst mit deiner Suche. Oft entstehen Kontakt und Berührung zum Thema an einer ganz unerwarteten Stelle und auf eine ebenso unerwartete Weise.

5. Du beginnst, den Text zu lesen. Es ist sehr effektiv, den Text laut vorzulesen, weil du dadurch keine Zeile oder Wörter überspringst. Du hörst beim lauten Lesen auch deine Stimme. Das bringt dir die Gefühle zu deinem Thema noch etwas näher. Der Klang bringt die Resonanzen auf authentische Weise an die Oberfläche. Wenn du die Legung mit einer anderen Person zusammen durchführst, lässt du sie obendrein auch viel besser an deinen Gefühlen teilnehmen, und sie kann dir vielleicht wichtige Hinweise aus ihrer eigenen Wahrnehmung zurückmelden.

Du liest alles, was auf der Karte steht, laut vor:
- Die Überschrift
- Die schwierigen Gefühle
- Den Lösungsweg

Das machst du in deinem Tempo.

6. Du suchst in dem Text nach Resonanz. Welche Worte oder Zeilen berühren dich? Das passiert zu einem wesentlichen Teil ganz automatisch. Am Anfang kann es hilfreich sein, sich einen Block danebenzulegen und bei jeder Karte die wichtigste Zeile oder die wichtigsten Wörter herauszuschreiben. Damit holst du die Essenz der schwierigen Gefühle zu deinem Thema aus dem Feld heraus, und es wird vielleicht etwas übersichtlicher für dich. Du kannst beide Wege einfach ausprobieren und für dich entscheiden, wie du besser arbeiten kannst – mit aufschreiben oder ohne – für die Wirkung ist das egal.

7. Du wählst ein weiteres Lebensfeld aus. Es gibt keine feste Reihenfolge – du kannst dich frei entscheiden. Jetzt wiederholst du die Punkte 4 bis 6 mit diesem neuen Lebensfeld: mischen – ziehen – Bild betrachten – lesen und eventuell das für dich Wichtigste herausschreiben.

8. Ab dem zweiten Lebensfeld beginnt nun unweigerlich die Dynamik entweder in den Ebenen oder in den Achsen zu arbeiten. Du kannst diese Dynamik einfach auf dich wirken lassen. Es ist nicht zwingend notwendig, etwas Besonderes zu tun.

Wenn du mehr Informationen wünschst und weitere Zusammenhänge verstehen möchtest, kannst du dir bei jedem Wechsel der Lebensfelder auch die Bedeutung der Position des Lebensfelds (Details im Kapitel *Ebenen und Lebensachsen*) vor Augen halten.

Beispiel: Als Erstes habe ich die Position Freiheit in dem Thema betrachtet, das heißt, ich habe mich in meiner persönlichen Ebene im Hier und Jetzt auseinandergesetzt. Das Lebensfeld Freiheit gehört zudem auch zu der Lebensachse meiner Führungskraft, dadurch habe ich Informationen erhalten, die mich darin hindern, in meinem Thema voranzukommen. Jetzt wechsle ich zur Position männliches Ahnenfeld. Ich erhalte hier Informationen aus einer alten Zeit. Vielleicht beschreibt die ganze Karte das Gefühlsleben meines Vaters oder eines anderen männlichen Ahnen. Welche Zeilen berühren mich? Wie mischt sich die alte Zeit dadurch in mein Leben hinein? Gleichzeitig repräsentiert dieses Lebensfeld, wie gesagt, auch meine innere Führungskraft. Es ist also ein Teil von mir. Dann schaue ich: Ähneln sich die Gefühle der verschiedenen Lebensfelder, sehe ich Parallelen, wiederkehrende Themen, oder kann ich vielleicht eine Entwicklung erkennen usw.?

Wenn du mit den Karten und den Positionen etwas vertrauter bist, wird die Analyse automatisiert. Wie gesagt, kann man die Karten auch unabhängig von ihrer Position einfach nur wirken lassen. Entscheide selbst, welche Vorgehensweise für dich besser ist. Beide sind gut und gleichermaßen wirkungsvoll.

9. Du hast nun alle 9 Lebensfelder gezogen und durchgelesen. Die Karten liegen alle offen, umgedreht – also mit dem Text nach oben – vor dir.
   Als Erstes: Glückwunsch. Du hast es geschafft!

   Wie fühlst du dich jetzt? Teile es den anwesenden Personen mit, wenn du die Karten in einer Gruppe gelegt hast, oder schreibe es kurz für dich auf.

10. Jetzt hast du verschiedene Möglichkeiten. Wähle für dich die passende aus.

    Entweder: Lass die Karten einfach liegen und wirken und mach sonst weiter nichts. Wie lange du sie liegen lässt, ist ebenfalls variabel. Die Karten über Nacht liegen zu lassen, kann gut sein, aber auch mehrere Tage können bei einigen Themen sehr hilfreich sein. Irgendwann gibt es gewiss einen Impuls in dir, dich den Karten wieder zu nähern. Vielleicht kannst du dich dann noch einmal aus anderem Abstand, mit einem neuen Blick mit ihnen beschäftigen oder beginnst, die Bezüge der Lebensfelder, Ebenen und Achsen zu interpretieren. Oder du willst sie wegräumen und vielleicht gleich ins nächste Thema starten.
    Oder: Du beginnst mit der Interpretation der Bezüge der Lebensfelder, Ebenen und Achsen zueinander. Wenn andere Personen deine Legung begleitet haben, ist es hilfreich, sie nach diesen Verbindungen aus ihrer Sicht zu Fragen. Von außen ist das oft leichter, da es ja nicht um die eigenen Gefühle geht.
    Oder: Du räumst alles wieder weg und spürst in den nächsten Tagen und Wochen nach, was sich ab jetzt vielleicht verändert, welche Worte, Sätze, Gefühle, Gedanken hängengeblieben sind, also immer nochin dir arbeiten und nachwirken.

Legung der 9 Lebensfelder im Spiel mit der Zeit

1. Zuerst entscheidest du dich für ein Thema oder einen Konflikt, in den du hineinschauen möchtest. Dadurch holst du den Konflikt an die Oberfläche deiner Aufmerksamkeit. Jetzt kann die Verbindung zu alten Zeiten in den Karten sichtbar werden.

2. Du entscheidest dich für ein Kartenset, einen Kosmos – entweder Mikrokosmos oder Makrokosmos. Vielleicht gefallen dir bei einem die Bilder besser – dann nimm gerne diesen. Von den Themen der Karten erreichen die Karten des Makrokosmos eher Themen, die sehr weit draußen ankern oder sehr, sehr weit in der Zeit zurückliegen. Die Karten des Mikrokosmos wenden ihren Blick eher nach innen und geleiten den Weg des inneren Kindes.

3. Du mischst alle 108 Karten deines ausgewählten Kartensets komplett durch. Währenddessen denkst du an deinen Konflikt. Du kannst somit dein Thema in die Karten hineinmischen.

4. Jetzt ziehst du mit geschlossenen Augen 9 Lebensfeldkarten aus dem großen Stapel heraus.

5. Du legst alle 9 Karten in die Positionen der 9 Lebensfelder: 3 Ebenen und 3 Achsen. Währenddessen hältst du deine Augen immer noch geschlossen. Du kannst dich auch vorher entscheiden, die 9 bereits gezogenen Karten systematisch, z. B. von oben, zu nehmen und von rechts nach links Ebene für Ebene hinzulegen. Dann siehst du bereits, was du hinlegst, veränderst aber danach nicht mehr die Ordnung der Karten.

6. Jetzt beginnt die spannende Analyse der Rückseiten: Bereits hier wird das Thema deines Konflikts in den ersten Zügen sichtbar. Betrachte deine persönliche Ebene, also die 3 Karten in der obersten Reihe. Liegen dort auch Lebensfeldkarten, die ursprünglich zur persönlichen Ebene gehören: Sind dort Freiheit, Selbstvertrauen und Verbundenheit zu finden? Oder liegen dort andere Karten aus anderen Ebenen? Haben sich vielleicht Ahnenfelder in deinem Thema in deine persönliche Ebene im Hier und Jetzt hineingeschoben? Oder findest du dort eventuell Karten der Seelenebene? Ist überhaupt eine persönliche Karte in dieser Ebene?
   Wenn gar keine persönliche Karte (also: Freiheit, Selbstvertrauen, Verbundenheit) in der ersten Reihe zu finden ist, ist dein Handeln im momentanen Zustand deines Konflikts sehr aussichtslos. Das ist nicht schlimm, möglicherweise wusstest du das vorher schon, doch jetzt kann es sichtbar werden und anschließend wieder bewegt werden.
   Es ist wichtig, diese ausweglosen Grundvoraussetzungen zu finden, zu sehen und zu begreifen. Sie bestätigen dir deinen Kraftverlust. Es ist der erste Schritt, den du auf deinen Konflikt in deinem bislang unsichtbar wirkenden Feld zugehst.
   Wenn nur 1 oder 2 persönliche Karten auf dieser Ebene zu finden sind, weißt du, was in deinem Konflikt fehlt, z. B. wenn die

fehlende Karte das Selbstvertrauen ist. Im weiteren Verlauf kannst du auf die Suche nach dieser fehlenden Qualität gehen und diese wieder zu dir in deine persönliche Ebene holen: ganz praktisch als Karte und damit auch in dein Lebensfeld. Zunächst geht es jetzt darum, zu fühlen und zu begreifen, warum sich beispielsweise dein Selbstvertrauen in die Seelenebene zurückgezogen hat oder solidarisch in einer der Ahnenfeld-Positionen liegt oder in deiner Ziehung ganz fehlt.

7. Betrachte nun die Rückseiten der Ahnenebene. Sie liegen in der mittleren Reihe. Du gehst dabei genauso vor wie vorher. Sind deine emotionalen Lebensfeldkarten – innere Führungskraft, innere Versorgungskraft, Wurzelkraft des alten Ahnenfeldes – in dieser Ebene anwesend oder nicht? Existieren sie überhaupt in deinem Feld? Oder fehlen sie gänzlich in deiner Legung zu deinem Thema?

8. Betrachte nun die Rückseiten der Seelenebene. Die Karten liegen in der dritten, also untersten Reihe.
   Du gehst dabei genauso vor wie vorher. Sind deine Lebensfeldkarten der Seelenebene – Zeit, Raum und Wesen – in dieser Ebene anwesend oder nicht? Existieren sie überhaupt in deinem Feld? Oder fehlen sie gänzlich in deiner Legung zu deinem Thema?

9. Betrachte nun dein ganzes Feld. Sind alle 9 wichtigen Lebensfeld-Qualitäten für dich in deinem Thema zugänglich? Oder gibt es vielleicht doppelte Qualitäten, während andere Karten fehlen?

Empfehlung: Schreibe/male dir deine Legung grob auf ein Blatt Papier oder mache ein Foto von dieser Ausgangssortierung, um später den Weg der Veränderung nachvollziehen zu können.

10. Dann wählst du ein Lebensfeld aus. Es gibt für den Beginn keine vorgeschriebene Reihenfolge. Du wählst einfach individuell ein Lebensfeld aus, mit dem du gerne beginnen möchtest. Du drehst diese ausgewählte Karte jetzt um.

11. Du betrachtest das Bild und lässt es in Bezug auf dein Thema wirken. Wenn es für dich belanglos ist, ist das in Ordnung. Du beginnst gerade erst mit deiner Suche. Oft entstehen Kontakt und Berührung zum Thema an einer ganz unerwarteten Stelle und auf eine ebenso unerwartete Weise.

12. Du beginnst, den Text zu lesen. Es ist sehr effektiv, den Text laut vorzulesen, weil du dadurch nicht so leicht eine Zeile oder ein Wort überspringst. Du hörst beim Lesen auch deine Stimme. Das bringt dir die Gefühle zu deinem Thema noch etwas näher. Der Klang bringt die Authentizität der Resonanzen an die Oberfläche. Wenn du die Legung mit einer anderen Person zusammen machst, lässt du sie so auch viel besser an deinen Gefühlen teilhaben, und sie kann dir vielleicht wichtige Hinweise aus ihrer eigenen Wahrnehmung zurückmelden.

    Du liest also alles, was auf der Karte steht, laut vor:
    - Die Überschrift
    - Die schwierigen Gefühle
    - Den Lösungsweg

    Das machst du in deinem Tempo.

13. Du suchst in dem Text nach Resonanz. Welche Worte oder Zeilen berühren dich? Das passiert zu einem wesentlichen Teil ganz automatisch. Am Anfang kann es hilfreich sein, sich einen Block danebenzulegen und bei jeder Karte die wichtigste Zeile herauszuschreiben. Damit holst du die Essenz der schwierigen Gefühle zu deinem Thema aus dem Feld heraus. Und es wird vielleicht etwas übersichtlicher für dich. Du kannst beides ausprobieren und für dich entscheiden, wie du besser arbeiten kannst, das ist für die Wirkung egal.

14. Du wählst ein weiteres Lebensfeld aus. Es gibt immer noch keine wichtige Reihenfolge: Du kannst dich völlig frei entscheiden. Jetzt wiederholst du die Punkte 11 bis 13 mit diesem neuen Lebensfeld: mischen – ziehen – Bild betrachten – lesen und eventuell das für dich Wichtigste herausschreiben.

15. Ab dem zweiten Lebensfeld beginnt nun unweigerlich die Dynamik, in den Ebenen oder Achsen zu arbeiten. Du kannst diese Dynamik einfach auf dich wirken lassen. Es ist nicht zwingend notwendig, etwas Besonderes zu tun.
Wenn du etwas tun möchtest, weil es sich dann entweder besser anfühlt oder du mehr Informationen wünschst, kannst du dir bei jedem Wechsel der Lebensfelder die Bedeutung der Position des Felds und die eventuelle Verschiebung vor Augen halten.

Beispiel: Je mehr Lebensfelder hinzukommen, umso mehr hat man bei den Übergängen zu tun. Man kann es auch erst mal einfach nur wirken lassen, ohne viel zu analysieren und zu denken. Schau einfach, welche Vorgehensweise für dich besser ist.

16. Du hast jetzt alle 9 Lebensfelder gezogen und durchgelesen. Die Karten liegen alle umgedreht – also mit dem Text nach oben – vor dir. **Glückwunsch! Du hast in deinen Konflikt hineingeschaut.**
Betrachte jetzt alle Felder. Gibt es bereits einen roten Faden deiner Resonanzgefühle, oder ist alles nur verwirrend oder belanglos? Fühlt es sich vielleicht wie betäubt an? Es gibt an dieser Stelle kein unwichtiges Gefühl, versuche deine Reaktionen, Gedanken, Gefühle zu formulieren – zu berühren – einzufangen. Das ist ein wichtiger Moment in deinem Konflikt. Nutze ihn für dich.

    Wie fühlst du dich jetzt gerade? Teile es den anwesenden Personen mit, oder schreibe es kurz für dich auf, wenn du magst.

17. Gibt es doppelte Karten einer Kategorie/eines Lebensfelds in deiner Legung? Dann wähle jetzt von allen doppelten Karten eine aus und lege sie an eine andere Stelle außerhalb, getrennt von deinem Feld. Wenn du eine Karte sogar mehr als zweimal gezogen hast, wähle eine davon aus, die liegenbleibt, und alle anderen separierst du von den anderen in deinem Feld. Du kannst das bewusst entscheiden oder die Karten spontan rausnehmen und zur Seite legen.
Es sollten nun alle von dir gezogenen Lebensfeldkarten nur noch jeweils einmal in deinem Feld sichtbar sein. Eventuell entstehen dadurch eine oder mehrere Lücken. Die Lücken sind von Bedeutung, denn sie sind das Energiepotenzial, das dir zur Lösung deines Konflikts bis jetzt fehlt!

So sieht dein Feld aus. So waren die ganze Zeit schon deine Voraussetzungen, was deine Ausgangsfrage betrifft. Jetzt kannst du es sehen. Das ist ein genialer Moment! Wahrheit ist ein wichtiger Schritt aus der Enttäuschung der Sinne heraus. Jetzt kann es weitergehen. Jetzt kannst du es ändern.

18. Die restlichen Karten des Sets sind wahrscheinlich noch gemischt. Sortiere sie jetzt wieder in die einzelnen Lebensfelder. Achte darauf, dass die weiblichen und männlichen Ahnenfeldkarten die gleiche Rückseite haben. Diese beiden Lebensfelder kannst du nur aufgrund der Vorderseiten aussortieren.

19. Ziehe jetzt in beliebiger Reihenfolge deine Lebensfeldkarten aus dem jeweiligen Stapel der Lebensfelder, die dir noch fehlen. Dafür kannst gerne jeden Stapel noch einmal mischen oder auch einfach ziehen – wie du magst. Und lege die neuen Karten (eine oder mehrere, je nach Anzahl der Lücken) mit den Rückseiten nach oben in dein Feld. Jetzt ist dein Feld schon mal optisch vollständig.

20. Drehe nun nach und nach die einzelnen Karten um.
Deine Situation ist jetzt etwas anders als zu Beginn der Sitzung. Du ziehst die Lebenskarten jetzt in einem positiven Sinne, um dein Feld wieder zu füllen. Wenn du möchtest, kannst du dafür auch nur das neue Bild betrachten und die Lösungswege laut vorlesen.

Die dysbalancierten Informationen des Konflikts sind natürlich dennoch interessant für dich. In dieser Art der Legung geben dir die schwierigen Gefühle dieser neuen Karten eventuell

wichtige Hinweise für das Schicksal der Seelen, das deine separierten Karten bereits begonnen haben, zu beschreiben. Was ist ihre Geschichte? Was ist da passiert?
Kreiere ein Bild aus dem Gefüge, das dich berührt. Lass dir gerne helfen von den Personen, die deine Legung begleiten. Oder lass dir ein paar Tage Zeit, um mit ein wenig Abstand den Zusammenhang der Karten vielleicht noch besser zu begreifen. Deine Gefühle zu deinem gewählten Thema sind der Leitfaden. Es gibt hier keine pauschale Antwort. Es ist wie im Leben – alles ist individuell. Das Kartenfeld ist ein Spiegel deines Lebens in deinem Konflikt. Du findest in diesem Buch Beispiele und Erfahrungsberichte für diese Legevariante, die ich sehr gerne anwende. Mithilfe dieser Praxisbeispiele kannst du noch besser verstehen, wie sich z. B. eine Geschichte von bereits verstorbenen Seelen im eigenen Konflikt ausdrückt und wie sie sich Schritt für Schritt durch die Gefühle formen, bestätigen und lösen lässt.

Lege die neuen Karten nun umgedreht im erlösten Sinn als zukünftig unterstützende in dein Feld. Verstehe auf einer anderen Ebene, wie die schwierigen Gefühle der Karten das Schicksal verbundener Seelen ausdrücken und wie sie mit deinem Leben verwoben waren.

Wenn dich die Botschaften der Karte verwirren und sich kompliziert anhören, lege die Karte einfach im erlösten Sinne in dein Feld und lass sie wirken.

Anmerkung: Manchmal geht es um Gefühle, die in diesem Moment schwer zu greifen sind, wenn z. B. eine Art von Schock oder Betäubung beteiligt ist. Dann kann man vielleicht nicht verstehen, um was es genau geht. Das hat auch eine Bedeutung. Lass die Karten einfach liegen und in deinem Feld arbeiten. Es ist ein wichtiger Schritt, der noch nicht in Worte gefasst werden kann. Genau dieser Zustand ist in vielen Konflikten zu finden. Schenke ihm deine Aufmerksamkeit, damit er sich weiterbewegen und lösen kann. Er kommt nur, um zu gehen und ein wichtiger Teil in dir hat entschieden, dieses Gefühl in und durch dein Leben sichtbar zu machen. Lass den Kontakt zu deinem Seelenempfinden zu. Es gibt viele Dinge, die wesentlicher sind als die eigene Freiheit und sogar als das eigene Leben. Wir können das überall sehen, wo Leid herrscht.

Ich bin mir sicher, dass Lösungen für diese Seelenaufgaben im Feld zu finden sind. Es ist immer alles anwesend. Es gibt an einer bestimmten Stelle keine Grenzen der Zeit. Es ist eine Sache der Aufmerksamkeit, eine Art Kampfkunst, die den Frieden und die Ehrfurcht für alles Lebendige als höchstes Ziel niemals aus den „Augen" verliert.

21. Abschied der Seelenaspekte: Widme dich in einer Zeitspanne deiner Wahl den separierten Karten. Es geht jetzt darum, ihre Gefühle in Verbundenheit zu deinem Thema noch einmal zu verstehen und zu verabschieden. Setze oder stelle dich dafür vor diese Karten. Oder lege sie auf den Boden oder ein Sofa und setze dich für einen Augenblick dazu, tatsächlich mitten hinein. Werde dir bewusst, dass das der Ort der Verbundenheit ist, zu dem du hinfliehst, genau in dem Moment, in dem du in deinem Konflikt die Kontrolle verlierst. Das hier ist einem Teil

von dir wichtiger als die Lösung deines Problems, als die fehlenden Lebensfelder.
Würdige diese tiefe Verbundenheit vielleicht mit einem Symbol deiner Wahl. Dieses Symbol darf ruhig das Schwierige ausdrücken, weil es genau darum geht. Erhebe dich anschließend so bewusst es geht aus diesem Feld heraus. Verneige dich vor der Intensität und dem Potenzial deiner selbst gewählten Verbundenheit mit diesem Feld. Es war bis eben ein wichtiger Teil deines Lebens für dich.

22. Gehe nun zu deinem eigenen, vollständigen Feld. Du blickst auf dein vollständiges Feld. Herzlich willkommen! Wie schön, dass du da bist!
Vielleicht legst du die Karten auf den Boden oder auf eine Decke und legst dich für einen Moment mitten hinein in dein Feld und versuchst, dich zu fühlen. Lass alle Gefühle, die kommen, einfach durch dich hindurchrauschen.
Versuche auch aus dieser Perspektive noch einmal die anderen Seelenaspekte zu verabschieden und ihnen eine gute Reise zu wünschen.
Fühle dich eigen, selbstbewusst und vollständig. Du bist jetzt einen Schritt weiter.
Es ist wichtig, das andere Feld nicht mit Zweifeln und Zögern wegzugeben, sondern wirklich zu verabschieden und es in den großen Zyklus zu entlassen.
Wenn es noch Gefühle von Zaudern oder Ärger gibt, lass sie durchrauschen. Überlasse sie der Kraft des großen Zyklus. Du bist nur ein Menschenkind, ein kleiner Teil von allem. Also nimm ruhig teil, und lass alle anderen auch teilhaben, Teil sein. Begreife die Ganzheit, sei intelligent und fühle dennoch authentisch. Das Leben ist eine große Aufgabe, also nimm

würdevoll teil! Jede und jeder hat hier und jetzt etwas zu geben – also gib es her – auch für dich! Freiheit im großen Zyklus ist die einzige artgerechte Haltung für Gefühle. Sie wollen nicht eingesperrt sein in einem einzigen Körper. Sie wollen dem großen Gesamtorganismus der Erde zur sinnvollen Weiterentwicklung zur Verfügung stehen.

23. Räume die Karten auf und entlasse sie aus ihren Rollen. Vielleicht gefällt es dir, als kleines Ritual für die Verabschiedung der schwierigen Gefühle eine Kerze anzuzünden und eine Weile an einem geschützten Platz brennen zu lassen. Feuer klärt die Konturen zwischen dir und den anderen Seelenaspekten. Feuer ist auch ein Licht, was ihnen den Weg in die Freiheit des großen Zyklus weisen kann.
Es ist natürlich möglich, die Karten auch eine Weile, eine Nacht oder einige Tage liegen zu lassen. Manchmal ist das gut, um Gefühle des Haderns auch wirklich authentisch ziehen lassen zu können.
Entscheide dich für deine Variante. Es geht hier um deine Gefühle – und die kennst du am besten.

24. Beobachte dich und deine Gefühle in den nächsten Wochen. Nimm sie wahr, oder schreibe sie dir auf. Oder vielleicht hast du auch einfach nur Lust, zu leben und dich mit diesem Thema einfach gar nicht mehr zu beschäftigen. Sei lebendig und frei! Lebe dein Glück und verteile es!

25. Wann geht es auf zur nächsten Kartenrunde?
Vielleicht auch mit Freunden?
Ich wünsche dir viel Freude dabei …

Wenn du deine Eltern nicht kennst

Viele Menschen kennen ein Elternteil überhaupt nicht. Einige kennen sogar weder Vater noch Mutter. Manchmal existieren über die Eltern jedoch Informationen durch andere Familienmitglieder, sodass durch Erzählungen eine Verbindung zum eigenen Gefühlsleben besteht. Natürlich gibt es darüber hinaus auch Menschen, die keinerlei Informationen zu ihren Eltern haben.

Die Kartensets bieten eine interessante Möglichkeit, sich mit den unbekannten Elternteilen auseinanderzusetzen. Sie können dabei helfen, Gefühle besser einzusortieren und dadurch möglicherweise freier und handlungsfähiger zu werden.

Unter diesen Voraussetzungen ist es hilfreich, sich auf regelmäßige Kartenziehungen einzulassen. Dadurch kannst du herausbekommen, bei welchen Situationen und Gefühlsresonanzen sich deine Ahnenfelder in dein Leben einmischen. Da du auf jeden Fall zutiefst mit deinen leiblichen Eltern verbunden bist, auch wenn du sie nicht kennengelernt haben solltest, kann es sehr interessant sein, aufzuspüren, wie du sie in deinem Leben durch bestimmte Verhaltensweisen repräsentierst. Vielleicht bekommst du auch einen besseren Zugang zu deinen Gefühlen, wenn du dich mit der Welt deiner Ahnen in Bezug bringst.

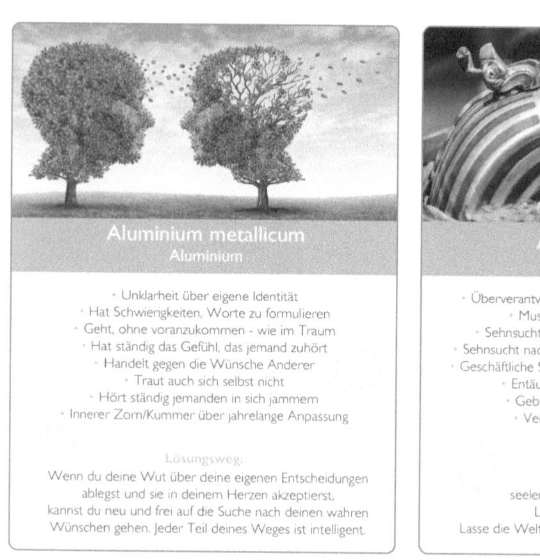

Aurum metallicum
Gold
· Überverantwortung - der König - göttliche Perfektion
· Muss sich gegenüber Gott beweisen
· Sehnsucht nach Seelenheimat - Vollkommenheit
· Sehnsucht nach / Gefühl von hoch angesehener Stellung
· Geschäftliche Sorgen - Verzweiflung - Existenzbedrohung
· Entäuschung von (innerer) Vater-Liebe
· Gebrochenes Herz - gekränkter Fluss
· Vergräbt sich in tiefstem Kummer
Lösungsweg:
Du kannst dich auf deine
seelenangebundene Führung verlassen.
Leite und sei. Liebe und teile...
Lasse die Welt im Glanz deines Herzens neu erscheinen.

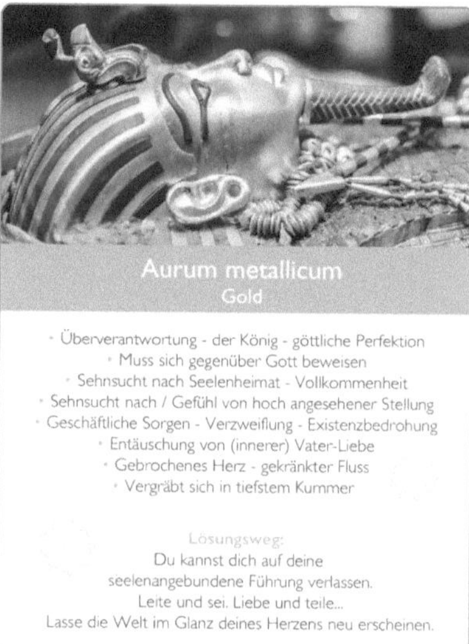

Beispiel aus der Heilpraktikerpraxis: Eine Mutter hat mit ihrer 13-jährigen Tochter Annika beschlossen, alle paar Wochen gemeinsam Karten zu ziehen und darüber zu reden. Annika kennt ihren Vater gar nicht, und auch die Mutter hat keinerlei Informationen über ihn.

In ihrem gemeinsamen Alltag gibt es, wie bei allen Menschen, Gefühle und Themen, die sich aufstauen und von Zeit zu Zeit entladen. Zu diesen Gefühlen wollten sie nun regelmäßig Karten ziehen, um zu schauen, bei welchen Themen sich das männliche Ahnenfeld von Annika in den Alltagskonflikten zeigt. Eine hervorragende Idee, die übrigens von Annika stammte.

Damit begann für beide eine spannende und sehr intensive Zeit der Auseinandersetzung mit ihren Gefühlen. Zu Beginn zog Annika neben anderen Karten immer wieder Aluminium aus dem männlichen Ahnenfeld und die Eselmilch aus dem Lebensfeld Selbstvertrauen. Aluminium drückt gleich in der ersten Zeile die „Unklarheit über die eigene Identität" aus, während die Eselmilch einen Hinweis auf die Hilflosigkeit und kindliche Treue lieferte. Das Gefühl der Sehnsucht, dass einfach alles gut wäre und sie wüsste, wer sie ist und ein starkes Selbstvertrauen hätte, wenn sie wüsste, wer ihr Vater ist, wenn er einfach da wäre, machte ihr liebendes, verzweifeltes Teenager-Herz tagtäglich schwer. Auch Schuldzuweisungen an ihre Mutter, wieso diese ihren Vater nicht hatte bei sich behalten können, kamen ständig an die Oberfläche.

Es wurde sehr auffällig, dass sie beide sehr häufig die gleichen Torwächter zu ihren Themen zogen. Sie erlebten Monate mit der grünen Mamba, mit der Naja, mit der Viper und anderen Schlangen in Bezug auf ihre Alltagserlebnisse.

Mutter und Tochter gewöhnten sich an ihre gemeinsamen Kartenabende. Sie redeten und rätselten. Sie stritten und weinten. Ihre Kommunikationsstruktur im Alltag veränderte sich dadurch wesentlich. Sie lernten, einander besser zu verstehen. Ihre Streits endeten nicht mehr ständig mit knallenden Türen, Tränen und Kontaktsperre wie zuvor. Sie verstanden, dass sie beide eine Geschichte hatten und eine gemeinsame Schnittstelle ihrer Gefühle im Torwächter – also im alten Ahnenfeld.

Das ist ein tolles Beispiel, wie sich die Torwächterenergie in Alltagskonflikten zeigt. Genau in diesen fruchtlosen Streitereien ist die Energie uralter, sich ständig wiederholender, unerlöster Konflikte enthalten. Viele Beziehungen erliegen irgendwann der zermürbenden Kraft dieser Torwächterenergien. Das führt dann oft zu Kontaktabbrüchen und Trennungen aller Art.

Annika und ihre Mutter haben durch die Karten ein Medium gefunden, über das der Kernkonflikt ihrer beiden Torwächter intelligent und sanft gleichzeitig berührt wurde. Sie waren beide sehr temperamentvoll und erlebten eine aufgewühlte und aufwühlende Zeit aus verschiedenen Perspektiven. Gleichzeitig wuchs in ihnen auch ein großartiges Band gegenseitiger Achtung und Wertschätzung, was in dieser Lebensphase des Erwachsenwerdens der Tochter keine Selbstverständlichkeit ist.

Anderthalb Jahre später waren sie ein im wahrsten Sinne des Wortes eingespieltes Team geworden, und als sich der Vater von Annikas bester Freundin Lene von deren Mutter scheiden ließ, luden die beiden Lene und ihre Mutter zu ihrer Kartensitzung ein. Lenes Familie war immer Annikas Vorbild gewesen. So eine Familie und so einen Vater wollte sie auch immer haben. Und nun war er weg, und für Lene und ihre Mutter drohte neben dem Verlust des Manns und Vaters auch der finanzielle Notstand, weil sie aus ihrem Haus ausziehen mussten und Lenes Mutter seit der Geburt ihrer Tochter nicht mehr gearbeitet hatte. Wer würde sie in ihrem Alter noch einstellen? Lene wurde in der Schule ausgelacht. Viele gönnten ihr ihre Not, weil sie vorher eifersüchtig auf ihre vermeintlich heile Welt gewesen waren.

An dem Kartenabend formulierten nun alle vier ihr Thema und zogen daraufhin je 9 Karten: Lene hatte als männliches Ahnenfeld Aurum metallicum – Gold gezogen. Sie wetterte über jede Text zeile los. Sie sah ihren Vater als König, dem es nur um sein Geschäft zu gehen schien sowie um sein Streben nach Vollkommenheit und Perfektion, zu der sie seit ein paar Wochen nicht mehr dazugehören sollte. Sie starrte auf das Wort Existenzbedrohung. Sie wusste bislang nicht, dass sich dieses Wort beim lauten Vorlesen so stark anfühlen konnte. Sie wusste auch nicht, ob es hier wirklich nur um finanzielle Sorgen ging, sie fühlte sich insgesamt in einem großen, schwarzen Loch. Die Textzeile: „Enttäuschung von (innerer) Vater-Liebe“ hatte sie gerade höhnisch über die Lippen gebracht, alle anderen waren still und aufmerksam. Dann begann Annika ganz klar und selbstbewusst zu sprechen:

„Weißt du, mein Vater ist aus Aluminium. Das ist ein Leichtmetall. Zuerst dachte ich, er ist ein Weichei, weil er einfach abgehauen ist und Mama und mich im Stich gelassen hat. Aber dann habe ich mir einmal nachts eine Tafel Schokolade aus dem Kühlschrank geholt und wollte sie in meinem Bett essen. Als ich die Schokolade auswickelte und meine Hände die Alufolie aufrissen, war er plötzlich da. Ich musste unweigerlich an diese bescheuerte Aluminiumkarte denken und alle doofen Sätze, die ich immer wieder dort gelesen habe, und dann musste ich so sehr weinen, wie ich es noch nie in meinem Leben erlebt hatte. Ich sah plötzlich in der Alufolie meinen Vater. Dieses Metall war so leicht, dass es meine Lieblingsschokolade wie ein schützendes Nest umhüllen konnte. Er war kein Eisen, er war keine Waffe, mit der sich Menschen umbringen, er war so liebevoll und konnte mir aus so weiter Entfernung seine Nähe zeigen, weil er ein Leichtmetall ist. Ich habe in diesem Moment zum allerersten Mal etwas Positives über ihn gedacht. Ich habe zum ersten Mal mein Herz wirklich für ihn geöffnet. Ich habe verstanden, dass ich es bis zu diesem Augenblick verschlossen gehalten hatte. Er hatte gar keine Chance, weil ich ihn auf ewig verurteilt hatte und damit auch einen wichtigen Teil von mir.

Es war das großartigste Gefühl meines ganzen Lebens. Dann bin ich ganz leise zu Mama ins Bett gekrochen. Es war wie früher, aber überhaupt nicht mehr einsam. Annikas Freundin Lene und die beiden Mütter saßen weinend vor ihr. Ihre Mutter konnte sich erinnern, dass Annika vor ein paar Wochen morgens bei ihr im Bett lag, aber sie hatte ihr bis zu diesem Moment nicht erzählt, was in der Nacht passiert war.

Die Mütter und Töchter trafen sich ab diesem Zeitpunkt öfter in dieser Konstellation zum Kartenziehen. Ihre Erlebnisse würden ein eigenes Buch füllen.

Heute ist Annika 15 Jahre alt und ihre Mutter hat sich nach all den Jahren endlich wieder verliebt und geheiratet. Sie ist schwanger und Annika wird einen sehr viel jüngeren kleinen Bruder bekommen. Der neue Mann hat Annika angeboten, sie zu adoptieren und ihr auch seinen Nachnamen zu geben. Aber Annika hat gerade zum ersten Mal das Gefühl, einen Vater in ihrem Innern zu haben, den sie dadurch nicht wieder verlieren möchte. Sie will abwarten und weiß noch nicht, wie sie sich entscheiden wird. Auf ihren kleinen Bruder freut sie sich riesig und auch darüber eine so glückliche Mutter zu haben, um die sie sich jetzt nicht mehr sorgen muss.

Für Mutter und Tochter hat sich das unsichtbare Feld in Bezug auf Männer, Väter und Söhne komplett verändert. Sie sind nun sichtbar, lebendig und der Schreck des Verlusts ist integriert.

Wenn du mit den Karten arbeiten möchtest, um das Verhältnis zu deinen nicht physisch präsenten Eltern zu ändern, kannst du dir eine oder mehrere Legevarianten aussuchen (siehe Legeanleitungen), die dir zusagen, und diese in regelmäßigen Abständen, wie Annika und ihre Mutter, wiederholen.

Auch wenn es etwas Zeit in Anspruch nimmt, ist die Legung aller 9 Lebensfelder hier sehr aussagekräftig. Durch die ständige Anwesenheit der Seelenebene ist deine Arbeit auf besondere Art und Weise von diesen Instanzen behütet. Sie helfen, aus dem übergreifenden Verständnis von Raum und Zeit durch die Torwächterenergien hindurchzugehen und so wichtige Gefühle und Zugänge deines Herzens zu finden.

Als schnellere Möglichkeit kannst du auch gelegentlich einfach 3 Karten mit geschlossenen Augen aus dem Set ziehen. Du entscheidest vorher selbst, welche Instanz sie repräsentieren sollen. Zum Beispiel sollen sie deine persönliche Ebene verdeutlichen – deine Gegenwart in der Momentaufnahme deiner Gefühle.

Du legst die Karten dann in eine Reihe von links nach rechts. Jetzt kannst du die Augen öffnen und als Erstes schauen, ob sich Ahnenfelder in deine Gefühlsstimmung gemischt haben oder nicht. Natürlich ist es spannend und sinnvoll, die Karten auch umzudrehen und durchzuarbeiten, aber manchmal ist auch die Aussage der Rückseiten schon ein guter Hinweis und eine Bestätigung deiner Suche zu deinem unverletzten Kern.

Beginne nach und nach in deinem Umfeld die Augen deines Bewusstseins für die Wesen der Karten zu öffnen, die du sehr häufig ziehst – wie das **Aluminium** in Annikas Beispiel. Ob es sich hierbei um Vögel, Spinnen, Schlangen oder Orchideen handelt, ist ganz egal. Es gibt hier keine Grenze, sondern nur deine Wahrnehmung, um die geht es.

Wer auch immer deine Eltern gewesen sein mögen, sie sind in deinem Feld und in deinem Herzen immer anwesend. Du kannst deine Geschichte nicht verändern, aber deine Gefühle. Und das geht nur durch ehrlichen, authentischen Kontakt, weil es das Einzige ist, was Herzen diesbezüglich satt macht. Gehe ruhig in den Kontakt mit dir und deiner Umwelt – dort sind auch deine Eltern.

Anmerkung zu den männlichen Ahnenfeldkarten der beiden Mädchen

Grundsätzlich stehen die männlichen Ahnenfeldkarten nicht zwingend für den Vater. Im Innern eines Menschen stehen sie vor allem für die eigene innere Führungskraft. Da die beiden Mädchen aber auf der Suche nach ihren Vätern im Innern waren, konnten sie sie in ihrem Feld finden. Dahinter schwingt selbstverständlich das gesamte männliche Ahnenfeld mit. Es steht genauso in Verbindung mit den Mädchen wie die Figur des Vaters. Die Karten lassen die Resonanz völlig offen. Und die spontane Selbstverständlichkeit, mit der die beiden Mädchen ihre Väter in den Karten sehen, ist nur eine der viele Möglichkeiten der Repräsentanz der Karten. Der Leitfaden sind ihre Gefühle und der Weg, wie sie die Berührung bewusst zulassen können. Durch Schreck, Angst, Einsamkeit und Empörung hindurch gelangen sie miteinander an den unverletzten Kern der bedingungslosen Liebe, der hinter den Toren liegt. Diese starke Schwingung heilt letztendlich ihre Wunde von innen beginnend durch die männliche Ahnenreihe hindurch.

LEHRPFAD
des Lebens

Fortsetzung: Carsten und das Phänomen der Gleichzeitigkeit — Teil 2

Kommen wir zurück zu Carsten, dem Mann im Fahrstuhl, vom Anfang des Buchs. Als Legevariante hatte ich Carsten zunächst gebeten, sich intuitiv 9 Lebensfeldkarten allein von der Betrachtung der Rückseiten aus beiden Sets auszuwählen und in 3 Reihen untereinanderzulegen. Das ist eine gute Möglichkeit, wenn Menschen das System noch nicht kennen. Für mich war dadurch sofort ersichtlich, dass ein Ahnenfeld fehlte, aber ich wusste zu diesem Zeitpunkt noch nicht, welches.

Als Carsten mir nun unerwartet die Geschichte von Heiko und Lars erzählt hatte, wussten wir schon, dass seine gezogene Ahnenfeldkarte zum männlichen Ahnenfeld gehörte. Er hatte sie bereits vor der Ringeltaube durchgearbeitet. Sie war allerdings eher belanglos für ihn und ich hatte ihm auch noch keinen Hinweis gegeben, dass hier etwas fehlt — die innere Versorgungsfähigkeit.

Nachdem danach tiefe Gefühle der mangelnden Zugehörigkeit im Raum standen, fand ich es einen geeigneten Zeitpunkt, um nachzuforschen, wer oder was hier fehlen könnte.

Ich fragte Carsten nach verstorbenen Personen in seiner Familie und auch nach früh verstorbenen Kindern. Dabei kamen wir auf einen älteren Bruder seiner Mutter. Er wurde nur drei Tage alt. Niemand redete in seiner Familie über dieses Kind, aber Carsten konnte sich an ein kleines Grab erinnern, zu dem seine Mutter, als er klein war, immer wieder Blumen brachte. Seine Mutter war wesentlich jünger als der verstorbene Bruder und hatte einen anderen Vater. Der Vater des toten Bruders war als junger Mann mit ca. 30 Jahren im Krieg gestorben. Seine Mutter war das erste offizielle Kind der neuen Ehe.

Was sofort auffiel: In dieser Geschichte gab es eine Energie, denn Carsten wurde viel lebendiger, während er sprach. Dann erzählte er, dass sein bester Freund mit 31 Jahren gestorben ist. Auf meine Frage, woran er gestorben sei, erwiderte Carsten schnell und versucht emotionslos: „Er hat sich totgesoffen. Ist also selber schuld.“

Ich antwortete direkt: „Was für ein Quatsch. Niemand bringt sich ohne Grund einfach um. Glaubst du das wirklich? “
Carsten schüttelte berührt den Kopf.

Es hatte sich etwas verändert im Raum. Jetzt saß ein starker, klarer Carsten vor mir mit der Fähigkeit zu tiefsten Gefühlen und Freundschaft – sogar über den Tod hinaus.

Jetzt sortierte ich ihm seine Karten in die dazugehörigen Lebensfelder. Dadurch wurde nun auch für Carsten sichtbar, dass sein Lebensfeld des weiblichen Ahnenfelds leer war, während sein Lebensfeld der Seelenebene Wesen doppelt belegt war. Wir schauten auf eine Lücke. Es war die Lücke, in der sich viele der tiefen besprochenen Gefühle gut versteckt und angesammelt hatten. Ich ließ ihn eine Karte für das fehlende weibliche Ahnenfeld ziehen. Jetzt war es Zeit, seine Versorgungsfähigkeit in sein Feld sichtbar zu integrieren.

Diese Integration entsteht hier im Beispiel von Carsten durch das Ausfindigmachen der Lücke und ihren dazugehörigen Gefühlen und das anschließende sichtbare und fühlbare Hinzukommen des weiblichen Ahnenfelds in seine eigenen Lebensfelder. Allein die optische Wahrnehmung ist an dieser Stelle im Sinne einer Integration nicht zu unterschätzen, weil wir mitten in einem seiner tiefsten Gefühle steckten.

Seine Lebensfelder waren nun vollzählig und ganz. Er hatte **Loxosceles reclusa – die braune Einsiedlerspinne – als weibliches Ahnenfeld (innere Versorgungsfähigkeit)** gezogen. Das Hauptthema ist die Unverbundenheit und die schwanende, böse Vorahnung im unerlösten Zustand. Carsten zog die Karte jetzt im positiven Sinn, um sein Feld wieder mit Energie zu versorgen. Im erlösten Zustand kann die Spinne genau die unverbundenen Lücken wieder schließen – verbinden. Und die Vorahnung wandelt sich in die Gewissheit, dass alles irgendwann heilen kann.

Die 9 Lebensfelder der Karten repräsentieren, wie bereits vorab beschrieben, das gesamte innere Feld eines Menschen und beinhalten gleichzeitig einen Bezug zu verschiedenen Zeiten, Verhaltensmodalitäten und Bezüge zur Seelenebene. Dieser Aufbau ermöglicht es, sehr schnell eine Verbindung zu ältesten Wunden herzustellen und sanft zu berühren und wieder in einen lebendigen Rhythmus zu bringen.

Die Karten arbeiten mit Ähnlichkeit und Resonanz. Und ist es nicht genau das, was Carsten, um in seinem Beispiel zu bleiben, bereits täglich macht? Er sucht immer mehr ähnliche Zustände in seinem Leben und seiner Umwelt, um genau diese alte Wun-de zu berühren. Man könnte also behaupten, unser Gehirn geht automatisch „seelenhomöopathisch" mit Begegnungen in der Umwelt um. Die Karten greifen damit ein ganz natürliches, vertrautes Verhalten auf und berühren dadurch den Konflikt.

Wenn Zeit- und Seelenverknüpfungen für den Menschen verständlich werden, kann sich der Konflikt wieder lösen. Aber es ist eben nicht nur das Verstehen, es ist die Verbindung des sichtbaren Verstehens und die Berührung eines eingesperrten Gefühls. Ein Gefühl, das so tief und so wichtig ist, dass Carsten sein ganzes Leben lang vergeblich versuchte, es irgendwo in seiner Umgebung zu finden und zu berühren.

Das tiefe Gefühl der Verbundenheit und der Wunsch dazuzugehören sind eingekapselt durch einen Schock oder tiefen Schrecken. In Carstens Familiengeschichte haben sich drei dieser Schreck-Momente gefunden und sind zielsicher durch diese hindurchgewandert, bis hin zu dem tiefen Gefühl seiner Verbundenheit. Die Verbundenheit mit dem im Krieg gebliebenen ersten Mann seiner Oma, dem früh verstorbenen und verschwiegenen großen Bruder der Mutter und seinem besten Freund sind drei Verluste, die in Carstens System den Schock immerwährend aufrechterhalten.

Wie kommt jedoch der alte Schreck über den Tod des Soldaten in Carstens Gegenwart hinein? Er kannte ihn ja gar nicht. Ist es eine Seelenverbindung? Das könnte durchaus sein, aber die

Karten weisen ziemlich deutlich auf den Verlust im weiblichen Ahnenfeld hin. Es geht hier um die Verlustgefühle der Großmutter: Ihre Gefühle waren, wie weiter vorne im Buch beschrieben, auf zellbiologischer Ebene eine Mischung verschiedener Hormone und Neurotransmitter. Durch dieses große schlimme Ereignis, ihren Mann im Krieg verloren zu haben, werden dort sicher viele Stresshormone und vor allem auch Langzeitstresshormone aktiv gewesen sein. Als die Großmutter dann ihr erstes Kind bekam, starb es bereits nach drei Tagen. Der Verlust eines tief vertrauten männlichen Wesens, das eigentlich viel zu jung ist zum Sterben, wiederholt sich hier sehr stofflich und offensichtlich direkt wieder. (Waren der Tod von Vater und Sohn vielleicht sogar zeitgleich?) Irgendwann wurde dann Carstens Mutter in der neuen Ehe geboren. Während der Embryonalzeit teilten sich Mutter und Embryo einen Blutkreislauf und damit die Gefühle — das embryonale Gefühls-Starter-Paket, wie ich es gerne nenne. Das Kind kennt seine Mutter auf der Gefühlsebene also zutiefst von innen, es ist ein Teil von ihr. Ihre Gefühle sind auch seine Gefühle.

Das große unverarbeitete Verlustgefühl der Großmutter ist so ganz stofflich weiter zur Tochter, Carstens Mutter, gewandert. Dadurch wurde das Verlustgefühl ein weiteres Mal verstärkt. Carstens Mutter wurde geboren und lebte. Die Tatsache, dass sie ein Mädchen war, hat vielleicht auch eine Rolle gespielt.

Carsten erinnert sich an die Besuche des Kindergrabs, auch wenn nicht darüber geredet wurde. Hier existiert eine Ähnlichkeit der Gefühlsebene zwischen den erwähnten verstorbenen Personen und Carsten. In dem Gefühl des Verlusts verstehen ihre Seelen einander zutiefst. In diesem Gefühl sind sie einander verbunden. Ihnen fehlt die jugendliche Leichtigkeit entweder, weil sie gar keinen Körper mehr haben oder weil der geliebte Partner gestorben ist oder weil dieser Innenanteil sich einfach wie gestorben verhält.

Als Carsten im Bauch seiner Mutter heranwuchs, sind die Gefühle der Großmutter ganz zellulär auch in Carstens Leben weitergegangen. Sie sind immer noch nicht gelöst und verarbeitet und sind unendlich vertraut, weil es ein Gefühl seines embryonalen Zuhauses war.

Noch deutlicher wird die Verbindung durch dieses Bild sichtbar: Seine Mutter wuchs in der Schwerelosigkeit der Gebärmutter von Carstens Großmutter sanft heran. Zu den sich bildenden Körperzellen gehörte selbstverständlich auch die Anlage ihrer Eierstöcke mit ihren vielen kleinen Eizellen. Die Eizellen werden in dieser Zeit bereits vollständig angelegt. Eine dieser Eizellen, die im Bauch seiner Großmutter herangewachsen ist, wurde später einmal ein wesentlicher Lebensbaustein von Carsten. Die erste Zelle seines Körpers ist also bereits im Bauch seiner Großmutter gewachsen – in der Sphäre, wie sie sich gefühlt hat zu dieser Zeit.

Es ergibt sich somit ein Bild von drei Menschen gleichzeitig, die sich einen Gefühlsraum teilen.

Der Schreck hat sich gleich dreimal übertragen und schafft es, sich durch die Begegnung mit Heiko im Fahrstuhl im gegenwärtigen Leben von Carsten einen Weg zu bahnen. Um es mit Worten unserer heutigen digitalen Sprachwelt zu erklären, könnte man auch sagen: Der Beitrag des Schrecks wurde in allen drei Chroniken geteilt. Eigentlich wurde er sogar öffentlich geteilt, weil wir vielen Menschen ansehen können, wie sie sich grundsätzlich fühlen.

Wenn wir nun mit diesem Wissen die Karte der Ringeltaube noch ein weiteres Mal lesen, wird Carstens Geschichte darin viel sichtbarer. Es erklärt, wie sein Gefühlsleben sich dadurch berühren lassen konnte und warum er die Taube auch gar nicht haben wollte.

Ich möchte an dieser Stelle noch erwähnen, dass Carstens Anliegen an mich natürlich keineswegs das Erlebnis „Heiko im Fahrstuhl“ war. – Er hatte gerade eine Operation hinter sich, bei der ihm ein Teil seines Darms entfernt worden war aufgrund gutartiger Polypen. Sein Vater war vor einigen Jahren an Darmkrebs gestorben und Carsten hatte Angst, dass er auch bald an Darmkrebs sterben könnte. Wir starteten die Reise in seine 9 Lebensfelder mit den Begriffen: Angst und fehlender Abschied. Denn als sein Vater starb, war er nicht bei ihm, und das machte ihn völlig hilflos, weil er es nicht mehr ändern konnte.

Es fehlte ein Stück seines Darms und dementsprechend passenderweise auch die Karte seiner inneren Versorgungsfähigkeit aus der Lebensachse der Versorgung, welche wiederum mit dem Verdauungsschlauch in Verbindung steht.

Die Lebensfeldkarten können es schaffen, sich durch den seit Generationen weitergereichten Schock zu arbeiten und das Gefühl dahinter wieder zu berühren und zugänglich zu machen. Dadurch können anschließend Heilmethoden jeder Art wieder effektiver ihre Wirkung entfalten. Jede Art von Schreck, Schock und Betäubung lässt uns, wenn auch unsichtbar, aus der Gegenwart „verschwinden“.

Wenn Heiko mit einem einzigen Satz mehr Macht in Carstens Leben zu haben scheint als dieser selbst, dann schafft der Krebs das auch. Aber für Carsten gilt das Gleiche! Auch er kann Macht haben. Ein Weg kann einfach gegangen werden. Also ist es sinnvoll, sich auf die Suche nach der Handlungsfreiheit zu machen. Wir haben sie in der Vergangenheit gefunden und berührt. Wenn der Schreck sich lösen kann, ist es durchaus möglich, dann wieder das Steuer des Fahrzeugs des eigenen Lebens in die Hand zu nehmen.

Uns stehen mehr Räume zur Verfügung, als wir es ahnen. Viele dieser Räume sind unsichtbar und die Menschheit hat ihnen Jahrhunderte lang wenig Beachtung geschenkt. Dennoch handelt es sich um ein aktiv arbeitendes Feld, das zu jedem Menschen dazugehört. Körper und Emotionen stehen im permanenten Austausch mit diesem unsichtbaren Feld, das sich neben der persönlichen Ebene im Hier und Jetzt aus der vergangenen Zeit und der Seelenebene bildet. Einige Wege dieser Verschiebungen der Präsenz in der Zeit und der Seelenebene können wir durch die Lebensfeldkarten sichtbar werden lassen.

Als Carsten meine Praxis verließ, war er sehr gelöst. Er lachte und sagte: „Ich wusste ja nicht, was mich hier erwartet, aber es war gar nicht so schlimm!“

Ich antwortete: „Schlimmer ist, wenn wir uns gar nicht finden, bevor wir wieder gehen müssen.“

„Genauso ist das“, nickte er mir bestätigend zu.

Sarah und die versunkene Kindheit

Sarah erinnert sich noch genau, wie sie ins Wasser fiel. Sie war fünf Jahre alt und konnte nicht schwimmen. Eben noch hatte sie mit den Muscheln gespielt, und nun bekam sie keine Luft mehr. Wie geht denn Atmen unter Wasser? Und wie geht schwimmen? Sie hatte schon beobachtet, wie Menschen schwimmen. Sie versuchte, ihre Arme rhythmisch zu bewegen, aber hier unter Wasser war alles anders. Das Wasser war so unglaublich stark. Es war überall um sie herum und nun auch in ihr drin. Der Versuch zu schreien, ließ ihre Lunge nur noch schneller volllaufen, und sie schwebte langsam in Richtung Tiefe. Ihr wurde unglaublich warm ums Herz. Sie wurde umarmt von einer großen Gewissheit und Geborgenheit. Immer tiefer glitt sie hinab auf den Boden des Hafenbeckens. Sie übergab all ihre Sinne dem Wasser. Sie wusste, dass sie jetzt sterben würde, aber es war überhaupt nicht schlimm. Ihr tat nichts weh. Sie war bereit und öffnete ihr junges Herz für die tiefe Liebe des Meeres ...

Sarah ist heute Rentnerin. Sie liebt es, alleine in ihrem Garten zu arbeiten und mit den Unkräutern zu sprechen. An Tagen, die nicht richtig hell und nicht richtig dunkel werden. An denen es die ganze Zeit regnet und irgendwie auch nicht. Wenn der Tag sich in der Dämmerung befindet, hat sie einen Zugang zu diesem tiefen Gefühl der Verbundenheit und Liebe. Niemand von ihren Freunden, der sie besser kennt, würde es wagen sie anzurufen, mitten im Zwielicht des Tages, bei dieser Witterung.

Sarah hat ihre Hände tief in dem Wurzelballen eines Frauenmantels vergraben, als das Klingeln des Telefons sie erbarmungslos aus ihrer Tiefe reißt.

„Ja, hallo Sarah. Hier ist Mama." „Ja, hallo, hier bin ich — Sarah. Was gibt es denn?" „Es ist ja so eine Unterstellung, dass glaubst du nicht mein Kind, was die Nachbarn behaupten ... !" In Sarahs Ohr ergoss sich ein Redeschwall, der etwa eine Stunde dauerte. Danach war es bereits dunkel, und Sarah musste ihre Gartenarbeit vertagen.

Warum stelle ich das Telefon eigentlich nicht stumm? Warum gehe ich immer wieder dran? Diese Fragen beschäftigten Sarah schon seit Jahrzehnten. Sie wusste sofort, dass es ihre Mutter war. Sie hörte es förmlich am Klingeln. Völlig unbeteiligt hörte sie sie reden. „Ja Mama, ich wünsche dir auch ein schönes Wochenende. Das wird schon wieder mit den neuen Nachbarn. Tschüss!"

Sie hasste sich dafür, dass sie so freundlich und verständnisvoll war. Aber sie war jetzt 67 Jahre alt und immer wieder befand sie sich in dieser Situation. Ihr war klar, dass sich jetzt, in ihrem Alter, auch nichts mehr daran ändern würde.

Nachts wachte sie auf und hörte die Stimme ihrer Mutter: „Das darfst du niemals jemandem erzählen! Du warst so unartig!" Sie konnte es nicht verstehen. Sie konnte es beim allerbesten Willen nicht verstehen. Aber es bestimmte ihr ganzes Leben. Es war wichtiger als alles andere. „Ich warne dich, wenn du es wagst, auch nur ein Sterbenswörtchen zu erzählen. Du hast etwas wirklich Schlimmes gemacht."

Sarah lag auf einer Bank und sah ihre Mutter über sich gebeugt. Sie freute sich so sehr, sie zu sehen, aber die Worte, die sie sagte, die sie schrie, konnte sie nicht verstehen. Sie wollte ihre Mutter so gerne in den Arm nehmen. Sie wollte sich so sehnlichst in den Arm genommen fühlen. Sie war wieder zuhause. Sie war nicht tot. Sie war nicht ertrunken in dem mächtigen Wasser. Ihre Mutter gab ihr eine Ohrfeige, ließ sie allein und nass, in eine Decke eingehüllt, auf einer Bank liegen. Dieser Moment wuchs für Sarah zu einer gefühlten Ewigkeit.

Was sollte sie denn jetzt um alles in der Welt tun? Sollte sie vielleicht wieder einfach ins Meer gehen, das ihr so viel Geborgenheit versprochen hatte? Oder sollte sie ihrer Mutter hinterherrennen, die sie nicht verstehen konnte? Wieso musste ausgerechnet diese Frau ihre Mutter sein? Es wäre so schön, genau jetzt noch eine andere Mutter zu haben! Eine echte Mutter, die sich mit einem freute, dass man etwas Schlimmes gemeistert und überstanden hat. Sie hatte den Tod überstanden. Das war doch etwas. Sie hatte ihn gefühlt und ihm vertraut. Sie war fünf Jahre alt und hatte einen glasklaren Verstand. Sie durfte nicht erzählen, was sie wirklich bewegte. Ihr Vater war bemüht liebevoll, begriff aber gar nichts.

Später durfte sie nicht studieren. Sie war ja nur ein Mädchen. Sie beschloss zu schweigen, so wie ihre Mutter es befohlen hatte. Sie liebte das Zwielicht und die Jahreszeiten, bei denen alle anderen Menschen Depressionen bekamen. Sie konnte sich selbst an diesen Tagen nah sein. Sie hörte die Bedürfnisse ihrer Pflanzen im Garten und konnte mit ihnen sprechen. Sie war bereits Rentnerin, aber das Klingeln des Telefons katapultierte sie unmittelbar an den Rand des Hafenbeckens, an den Punkt, als sie mit fünf Jahren, in Decken eingehüllt, die Worte ihrer Mutter zu verstehen versuchte. Nur einen winzigen Augenblick lang überschnitten sich die Worte in der Gegenwart bei diesen Telefonaten, wie ihr persönliches Gezeitentelefonat, immer wieder.

Was für ein Schreck?
Was für ein doppelter und verdrehter Schreck?

Sarahs Erlebnis mit ihrer verzweifelten Mutter, die ihre vernachlässigte Aufsichtspflicht als Mutter ihrer Tochter in die Schuhe schiebt, verlagert sich vor ihre Wahrnehmung der Chorda dorsalis und auch noch vor die Wahrnehmung ihrer Todeserfahrung. Selbstverständlich besteht ein Bezug zur grundsätzlichen Orientierung und somit zur Chorda dorsalis. Ganz ohne diesen Bezug ist das Leben nicht möglich. Der Zugang kann jedoch durch eine Aufmerksamkeitsverschiebung deutlich abgelenkt und die Orientierung verringert, unsichtbar und schier unerreichbar werden. Das ist bei Sarah eindeutig der Fall. Die verschiedenen Spanungszustände ihrer Muskulatur spielen im Sinne der vielen kleinen Augen, die für die Orientierung zuständig sind, eine beträchtliche Rolle. Im Schnelldurchlauf erfährt sie eine Muskelanspannung durch Todesbedrohung – eine Muskelerschlaffung in der Annahme des Todes. Und gleich danach eine perverse Mischung aus der Freude am Leben zu sein und ihre Mutter zu sehen, die Sarah unbewusst zurück ins Meer schickt – nur ohne die Geborgenheit des Meeres.

Noch erstaunlicher ist es, dass Sarah im Alter von knapp vier Jahren schon einmal etwas Ähnliches passiert war: Sie spielte alleine im Garten und fiel dabei in ein großes Fass mit Regenwasser, aus dem sie sich nicht alleine befreien konnte. Sie war auch zu klein, um Boden unter den Füssen zu haben. Durch eine Elster, die auf der Regentonne herumturnte, wurde ein Onkel von Sarah auf das Fass aufmerksam. Sarah lag schon längst ohnmächtig auf dem Boden des Fasses, als er sie in letzter Sekunde herauszog und wiederbelebte.

Sarah schlug die Augen auf und hustete. Sie spuckte Wasser aus und ihr war so kalt. Alles war laut um sie herum. Was war denn nur geschehen? Sie sah ihren Onkel und zwei sich streitende Elstern umherfliegen, als sie sich wieder erinnerte, dass sie auf einer Leiter ausgerutscht war. Sie sah ihren Onkel ins Haus eilen und vernahm plötzlich die Stimme ihrer Mutter an ihrem Ohr. „Du warst so unartig! Niemals darfst du das jemandem erzählen." Die Ohrfeige schallte noch durch ihren kleinen erschöpften Kopf, während ein paar Federn der Elstern auf sie herabfielen.

Sarah liebt meine Karten. Sie hatte eine Großmutter, die aus einfachen Spielkarten lesen konnte. Als Kind fand sie das so gruselig, dass sie den Karten lieber aus dem Weg ging. Heute, als Rentnerin, bedauert sie es sehr, dass sie es sich nicht hat beibringen lassen. Als sie anfing mit dem Kartenset Makrokosmos zu arbeiten, erinnerte sie sich an ihre Großmutter und deren Kartentisch. Stand der vielleicht sogar noch auf dem Dachboden?

Sarah holte ihn herunter. Sie putzte ihn gut und räucherte ihn mit Wacholderbeeren. Sie erinnerte sich an den Geruch im Haus ihrer Großmutter, in dem es so viele Kräutergerüche gab. Den

Geruch des Wacholders mochte sie am liebsten, deswegen nannte sie ihre Großmutter auch die Wacholder-Oma.

Sarah begann, mit dem Kartenset Makrokosmos auf dem Kartentisch ihrer Oma zu arbeiten. Es machte ihr sehr viel Spaß, brachte viele Einsichten und schon bald begann sie, sich mit Freundinnen zum Kartenlegen zu verabreden und in deren aktuelle Alltagsprobleme mit dem Makrokosmos hineinzuschauen. Sarah erfuhr, dass es bald ein zweites Kartenset von mir geben würde, in dem Heilkräuter, Bäume und Pilze vorkommen sollten. Sie freute sich riesig darauf, weil es zu ihrer eigenen Kräuterwelt so gut passte.

Später erzählte sie mir auf einer Messe: „Die Mikrokosmos-Karten gehen nicht an mich, ich verstehe das nicht. Ich habe mich so darauf gefreut. Ich schaffe es nicht, mit ihnen zu arbeiten." Im Messetrubel zog sie dann eine Märchenkarte, überflog den Text und verschwand still in der Menschenmenge. Am Abend trafen wir uns, ich fragte nach der Karte. Sie funkelte mich aus ihren blauen Augen an: **„Schneewittchen.** Ich wusste, dass ich **Schneewittchen** ziehe ..." Wir kamen ins Gespräch und ich erfuhr nur durch Zufall, dass sie die Karten des Mikrokosmos zu Hause ausgepackt hatte, nachdem sie sie in der Stadt gekauft hatte, und sofort alle Karten gemischt und 9 Karten gezogen hatte, die bis heute auf ihrem Tisch lagen. Sie hatte sie nicht weiter angeschaut, und **Schneewittchen** war dabei.

Wiederholt erzählte sie mir: „Die Karten gehen nicht an mich, ich verstehe das nicht." Ich hatte sie vorher so verstanden, dass sie die Karten einfach gar nicht wirklich angeschaut hat. Aber dass sie mitten in einer Legung war, die nun schon seit Wochen mit ihr arbeitete, veränderte die Situation komplett. Sarahs Gefühl, dass die Karten nicht an sie gingen, war bereits das Gefühl, mit dem ihr Unterbewusstsein räsonierte.

Das Beispiel von Sarah ist sehr geeignet, weil es den unmittelbaren Weg demonstriert, den die Karten durch alle Konflikte hindurch gelegentlich nehmen können, indem sie direkt und unglaublich schnell ein wichtiges Kerngefühl berühren. Die Funktion des Torwächters ist in diesen Momenten aktiv. Seine Aufgabe ist es, ein Gefühl zu bewachen und die Vertrauenslage jeder einzelnen Zelle abzuchecken. Durch die Anwesenheit der Torwächter bekommt diese Funktion ihre Anerkennung, und beide Gefühlsräume können sichtbar werden — das Gefühl des Torwächters und das Gefühl der Verbundenheit zum inneren Kind in Sarahs Fall. Sarah hatte die Karten bereits gezogen, aber sie konnte sie nicht anschauen — die Torwächter checkten die Lage — könnte man sagen. Sie wägten ab, ob es in Ordnung war, den Schreck jetzt wirklich zu lösen. Sie hielten Kontakt und brachten Sarah auch in den Kontakt mit mir und unsere gemeinsame Arbeit.

Sarah kam einige Wochen später mit ihren gezogen Karten zu mir in die Praxis. Und ich durfte nun endlich in ihre 9 Lebensfelder hineinschauen. Ich hatte vor mir 4 **Pilze** — also Zeitkonflikte. 3 Pilze befanden sich in ihrer persönlichen Ebene und 1 Pilz lag im männlichen Ahnenfeld. Als Torwächter lächelte mich **Schneewittchen** an. Ich erblickte ebenso den **Wolf und die sieben jungen Geißlein** im weiblichen Ahnenfeld. In Sarahs Seelenebene befanden sich 3 **Eulen** — also Hirnnerven. Ein erstaunliches Bild.

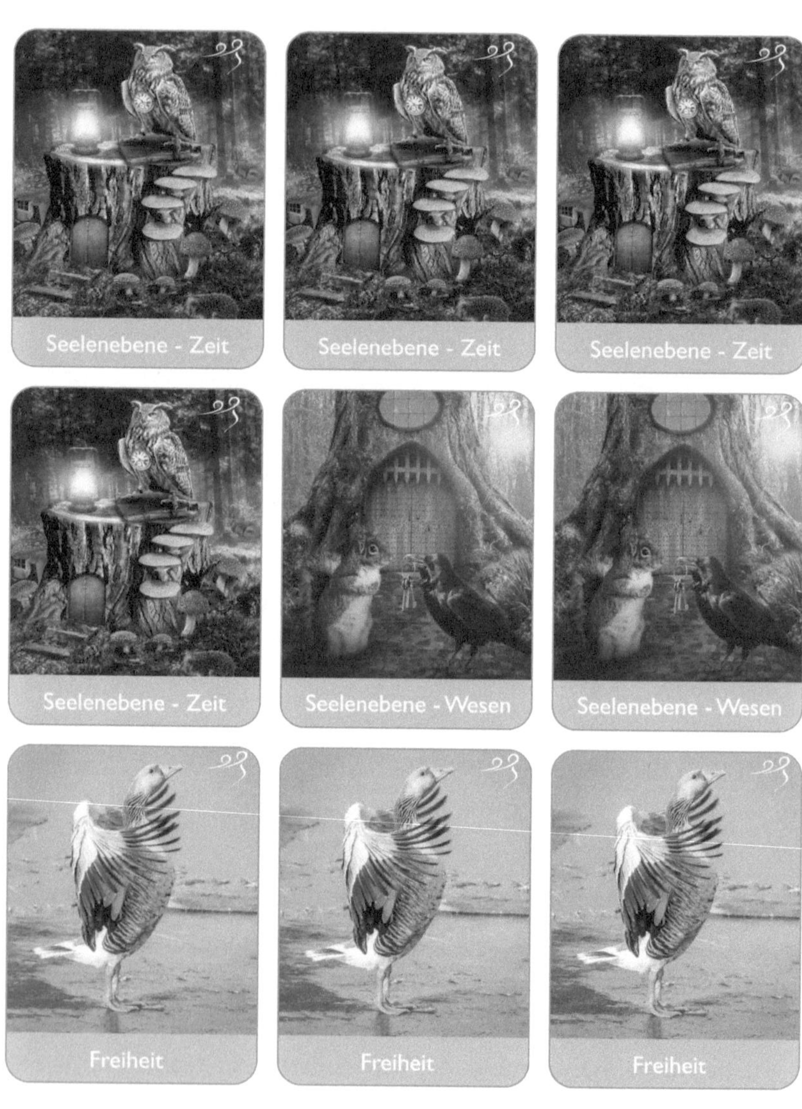

Ich kannte Sarahs Lebensgeschichte, die ich hier schon zum Teil erzählt habe, zu diesem Zeitpunkt noch nicht. Dann verbrachten wir drei spannende Stunden in ihren tiefsten Herzensangelegenheiten und dem Fass ohne Boden. Schon sehr oft hatte Sarah ihre Kindheitserfahrungen, dass sie zweimal beinahe ertrunken war, erzählt. Eine Lebenserfahrung zu erzählen, verarbeitet jedes Mal etwas von diesem Konflikt — man hört sich selber reden und erlangt dadurch eine gewisse Distanz dazu — in manchen Fällen wird er dadurch auch immer wieder neu aktiviert.

In den vergangenen Wochen und in unserer Sitzung geschah jedoch etwas ganz anderes als eine emotionale Erzählung.

Die Lebensfeldkarte des **Nervus Trochlearis** eröffnete uns das Zeit-Tor zu wichtigen Teilen ihrer Seelenverbundenheit. Sie las die Karte laut vor, bis sie beim Lösungsweg angelangt war. Dann geschah offensichtlich erst mal nichts.

Es wurde still und kalt im Raum, die Atmosphäre fühlte sich fast klamm an. Sarah begann zu husten. Ich gab ihr ein Glas Wasser, aber der Hustenreiz blieb hartnäckig anwesend. Sie hatte die Zeilen des Lösungsweges währenddessen still überflogen. Als sie wieder sprechen konnte, las sie nicht den Lösungsweg laut vor, sondern begann, zu erzählen ...

Als Kind hatte sie unglaubliche Angst vor Federn. Die Erwachsenen in ihrer Familie machten sich daraus regelmäßig einen Spaß, indem sie ihr eine Feder auf die Schwelle ihres Kinderzimmers legten und sie beobachteten. Sie verließ ihr Zimmer nie, ehe die Feder wieder weggeräumt worden war. Bei Familienfesten demonstrierten sie ihr Verhalten, indem sie ihr mitten im Wohnzimmer unvorbereitet eine Feder vor die Füße legten und alle mitanschauen konnten, wie Sarah erstarrte und wie angewurzelt stehenblieb, bis jemand die Feder wieder wegnahm. Immer noch necken sie Verwandte bei Familienfesten mit dieser Geschichte. Heute ist sie Rentnerin und mag Federn gerne. Das Geheimnis über ihre Erstarrung vor Federn als Kind war ihr jedoch bis zu diesem Augenblick ein Rätsel geblieben.

Lösungsweg

Wenn eine Feder auf deiner Schwelle liegt ...
zweifle nicht an der Fähigkeit ihrer Berührung.
Sie findet auch den äußersten Winkel deines Herzens.
Langsam ist es Zeit – dich aus deinem
Schock zu erheben.

Einen kleinen Augenblick lang sah sie nicht die Eule auf der Karte, sondern einfach nur einen Vogel von ihrer unklaren Unterwasserperspektive in dem Fass. An die Elstern auf dem Hof hatte sie sich zwar erinnern können, als sie wieder bei Bewusstsein war, aber nicht mehr daran, dass die Elstern an ihrem Unfall teilgenommen hatten. Sie konnte sich auch erinnern, dass sie bereits vorher auf der Leiter gesessen hatten, von der sie ausgerutscht war. Und sie hatte eben gerade, während sie die Eulenkarte und den Lösungsweg betrachtete, einen kleinen Augenblick lang die kleinen Federn gesehen, deren Bild in den Worten ihrer Mutter, der Ohrfeige und tief in ihrem Unterbewusstsein untergegangen waren. Jetzt erfuhr ich auch von ihren beiden todesnahen Erlebnissen als Kind. Ihre Erzählung in diesem Moment unterschied sich wesentlich von allen anderen Erzählungen der gleichen Geschichte im Laufe ihres Lebens. Die Karte hatte es geschafft, sie an einen wesentlichen Moment vor und während des Ereignisses zu erinnern. Sie konnte Kontakt aufnehmen zu ihrer lebendigen und neugierigen Freiheit vorher. Durch ihre Erzählungen verbanden sich diese beiden Zeiten durch den Schreck hindurch und sie erhielt mit jedem Wort mehr Lebensenergie. Wichtige Anteile ihrer selbst fanden jetzt Boden unter ihren Füßen. Es war ein Genuss, sie miterleben zu dürfen. Sarah wuchs zur Heldin ihrer kindlichen Abenteuer heran.

Wir arbeiteten uns weiter durch ihre Lebensfeldkarten hindurch und entschlüsselten ein Rätsel ihres Lebens nach dem anderen. Das Zeit-Tor war geöffnet, und wir durften hindurchreisen und viele Früchte einsammeln.

In Sarahs Beispiel ist der Orientierungsverlust innerhalb ihres Gewebes sehr offensichtlich und verständlich. Zwei Unfälle, bei denen sie beinahe ums Leben gekommen wäre, und beide Erlebnisse wurden durch die Reaktion der Mutter deutlich für sie verstärkt. In Sarahs Gewebeerinnerung sind diese Momente tief verankert. Sie wird niemals wirklich wütend, sie kann sich hinabsinken lassen in ihr Wasser und weiß, wie man „artig" ist. Sie ist nun Rentnerin, Mutter zweier Töchter und Oma vieler Enkel, doch wenn am Sonntagabend das Telefon klingelt und sie die Stimme ihrer Mutter hört, ist sie augenblicklich wieder in dieser bekannten alten Schrecksituation. Wie gerne würde sie es ihrer Mutter mal rechtmachen. Sie hört brav zu, was ihre Mutter in Monologen zu erzählen hat. Tief in ihrem Innern weiß sie, dass sie es ihr nicht rechtmachen kann, weil sie ja nun mal Sarah ist. Sie weiß, dass die Unfälle ihre Schuld waren, sie war unartig und das war nie wieder zu ändern. Man konnte sie einfach nicht lieben. Das ist Sarahs Leben. So fühlt es sich an.

An Sarahs Beispiel können wir sehr gut erkennen, wie Erinnerung an die Zeit vor dem Schreck funktioniert – bei Sarah ist es die Zeit, als sie unbeschwert und fröhlich auf der Treppe neben dem Fass spielte — und wie Gewebespannung bedeutender Lebenserfahrungen das gesamte Verhalten eines Menschen steuern kann.

Erinnern wir uns an die vielen kleinen Augen der Zellkerne in den Muskelzellen. In Sarahs Leben haben sich diese Augen in der ersten Todeserfahrung auf diesen Moment fokussiert. Ihre Aufmerksamkeit galt in erster Linie der Gewebespannung dieses Moments. Durch die Wiederholung des Erlebnisses wurde es nochmal verstärkt und verankerte sich noch viel tiefer in Sarahs Gewebebewusstsein. In jedem auch noch so kleinen Schreckmoment ihres Lebens konnte sich diese Erinnerung in ihrem Hier und Jetzt vor sie drängeln und ihre Handlungsfähigkeit und Reaktionen nicht nur beeinflussen, sondern darüber bestimmen. Es wird zur Gewohnheit. Es wird vertraut. Es ist ein Teil von ihr und macht sie zu der Sarah, die sie ist.

War die Erfahrung, fast ertrunken zu sein, wirklich der Beginn ihrer Geschichte? Warum passiert es ihr gleich zweimal? War es vielleicht auch vorher schon eine Wiederholung? Existiert Gewebeerinnerung vielleicht über Raum und Zeit hinweg? War es schon vorher vertraut und normal? War ihr Feld so stark, dass es sich einfach überhaupt nur so ereignen konnte? Hatte sie die Handlungsfreiheit, sich selbstständig entweder nicht in diese Situation zu begeben oder daraus zu befreien?

Es gibt viel mehr Zeiten und Räume, die in jeder Sekunde auf uns wirken, als uns bewusst ist. Was passiert denn in den Zellen durch einen Schreck? Die Aufmerksamkeit wird für diesen Augenblick von der eigentlichen Orientierungslinie abgelenkt. In einem lebensbedrohlichen Moment wird alle vorhandene Energie und Aufmerksamkeit dafür benötigt, sich auf dieses Ereignis zu konzentrieren und es möglichst gut zu bewältigen. Wenn es überstanden ist, kehrt die Aufmerksamkeit der vielen kleinen Augen zu ihrer Chorda dorsalis zurück und der Mensch hat sich wieder sortiert, orientiert und gesammelt in seinem Leben. Das Erlebnis ist dann integriert und durch diese Erfahrung kann in Zukunft eine ähnliche Situation schneller erkannt und eingeschätzt werden. Die Reaktionen darauf können dann zielsicherer und schneller funktionieren.

In einem Gefahrenmoment erweitern sich die Arterien der Skelettmuskulatur durch die Ausschüttung von Adrenalin, damit viel Blut in die Zellen gelangen kann. Gleichzeitig bewirkt die Ausschüttung von Noradrenalin die Verengung aller anderen Arterien, damit sich trotz der Erweiterung der Arterien in der Skelettmuskulatur der Blutdruck dennoch erhöht. Dadurch ist der Körper sehr gut in der Lage, auf die Gefahr durch Kampf oder Flucht adäquat zu reagieren. Wenn es ihm gelingt, wächst seine Fähigkeit, bei Gefahren gut und sicher zu reagieren. Er kann es in eine Stärke umwandeln und sich sogar richtig trainieren. Wenn es ihm nicht gelingt, wächst leider auch die Kraft des Misslingens auf ähnliche Weise und kann zu einer Gewohnheit werden, die sich irgendwann automatisch immer wieder wiederholt.

Im Schreck zieht sich die Muskulatur blitzschnell zusammen. Das passiert durch kleine Eiweißfäden, die wie zwei unterschiedliche Haarbüschel mit ihren Haarspitzen, die sich fast berühren, gegenüberliegen. In der Muskelanspannungsphase können sich viele kleine Hände, die nur in dem einen Eiweißhaarbüschel existieren, das wir Myosin nennen, an den vielen Eiweißfäden des anderen Büschels, Aktin genannt, festhalten und entlangziehen. Wie an einem Seil. Nach der Anspannungsphase lassen alle vielen kleinen

Myosin-Hände aller Eiweißfäden in allen Muskelfasern den Kontakt wieder los. Und der Muskel entspannt sich. Im Schreck lassen manchmal nicht alle kleinen Hände wieder los. Einige halten sich auf einer bestimmten Länge der Strecke weiterhin fest. Sie halten einen Kontakt aufrecht. In den Muskeln bleibt eine gewisse Grundspannung bestehen. Ein bestimmter Raum wird danach nicht mehr wirklich benutzt.

Weiter vorne hatte ich bereits geschrieben, dass das passiert, wenn der Schreck zu schnell oder zu stark ist. Auf einer bestimmten Ebene macht das aber keinen Sinn, wenn ein eigentlich erstklassiges Nothilfeprogramm nicht funktioniert. Natürlich kann man einen Kampf verlieren oder bei der Flucht schlichtweg zu langsam sein. Dann ist die Niederlage dennoch ein Lernschritt, den man bei der nächsten Gelegenheit ändern kann. Und natürlich kann man nach einem schwierigen Erlebnis auch muskulär in einer gewissen „Hab-Acht-Stellung" sein. Die Funktionen sollten dadurch jedoch nicht eingeschränkt werden. Unsere Körperfunktionen sind hochintelligent aufeinander abgestimmt und funktionieren genial – davon können wir ausgehen.

Wenn wir dennoch beobachten, dass ein Schrecken in uns stagniert, sich die Myosin-Hände also auf einer bestimmten Wegstrecke weiterhin festhalten und den Muskeln dadurch weniger Bewegungsspielraum zur Verfügung steht, bleibt die Frage, was hier passiert. Ist es wirklich einfach nur „zu schnell" oder „zu stark"?

Ich habe über 20 Jahre lang intensive Kampfkunsterfahrung und mich dadurch viel mit großen dynamischen Bewegungen und dem Kontaktverhalten von Körpern beschäftigt. Ich habe mich ebenso lange tagtäglich mit den vielen subtilen, kleinen Mikrobewegungen des cranio-sacralen Systems von Menschen auseinandergesetzt. Ich glaube zutiefst an die hohe Intelligenz der Zellkommunikation unserer Körper. Die kleinen und großen Bewegungen bedingen einander stets und ständig. Daher bin ich davon überzeugt, dass an dieser interessanten Stelle eines Schreckmoments noch etwas anderes sichtbar wird:

Was ist bei Sarah noch passiert?
Wieso geschieht ihr das Gleiche zweimal?
Was hat Sarah im Wasser gesucht?

Um an diese Antwort zu kommen, benötigen wir eine weitere Ebene. Eine Ebene, in der nicht das Verhalten der Mutter in den Vordergrund tritt. Natürlich kann man hier ihre unterlassene Aufsichtspflicht erwähnen oder die Kommunikationsverweigerung über den Schreck oder die Bestrafung mit der Ohrfeige, natürlich war das bedeutsam und hatte seine Auswirkungen. Doch wie kommt es überhaupt dazu? Natürlich könnte man jetzt psychologisch die emotionale Situation der Mutter betrachten. Sicherlich werden wir hier auch einige Gründe finden, die uns die Situation verständlicher machen. Aber was dann? Es wird unterschiedliche Positionen und Meinungen von unterschiedlichen Menschen dazu geben. Beide Seiten werden zweifellos ihre Verbündeten finden. Auf dieser Ebene geht es meist um Recht, Unrecht und Schuld. Das gebundene Energiepotenzial wird dadurch nicht berührt und gelöst, oft besteht es eventuell bereits seit Jahrzehnten oder Generationen. Diese Ebene ist verständlich, aber sie heilt nichts.

Worin liegt die Intelligenz der gesamten Konstellation dieser Situationen, die Sarah so tief geprägt zu haben scheint?

Die 9 Lebensfelder ihrer Kartenlegung können hier etwas sichtbar machen. Wenn wir die 9 Lebensfelder von Sarahs Mikrokosmos genauer betrachten, existieren in der gesamten „persönlichen Ebene“ und der ganzen „Ahnenfeldebene“ ausschließlich Karten aus der Seelenebene. Selbstvertrauen, Verbundenheit, innere Führungskraft, innere Versorgungsfähigkeit, die Torwächterenergie und die Seelenebene Raum fehlten ihr komplett.

Sie war in diesem Thema viel mehr in der Seelenebene anwesend als in ihrer physischen, persönlichen Gegenwart oder Gefühlswelt. „Geschickt gelöst“, könnte man dazu sagen. Sarah hat sich offensichtlich ganz weit in ihr feinstoffliches Feld zurückgezogen, so können die Lebensfeldkarten der Seelenebene in diesem Fall interpretiert werden. Nun ist Sarah ja aber nicht weg. Sie lebt. Sie ist sichtbar, und vieles in ihrem Leben ist sehr gut. Zurück zum Ausgangspunkt: Wie lautete denn eigentlich die Frage, die Sarah den Karten gestellt hat?

Sarah hat nämlich gar keine Frage gestellt. Um klare Antworten aus den Lebensfeldkarten zu bekommen, ist es gut und hilfreich, vorher eine Frage zu stellen. Nun hat Sarah die Karten aber einfach nur ausgepackt und gemischt und 9 Karten gezogen. Worum geht es nun in der Legung in diesem Fall? Wie können wir die Karten interpretieren?

Wenn keine Frage gestellt wurde und dennoch Karten ernsthaft gezogen werden, demonstrieren sie das Feld, das für die Person sehr wesentlich und an der Oberfläche aktiv ist. Einige Erlebnisse waren vielleicht mal sehr wichtig in einer bestimmten Zeit des Lebens, sind aber bereits verarbeitet und integriert und reagieren folglich nicht mehr in dem Feld der Konfliktresonanz.

Bei Sarah ist der Bezug zu ihrem Leben durch die Lebensfeldkarte Freiheit — Nervus trochlearis blitzschnell sehr deutlich geworden. Es war nicht die erste Karte, die sie vorgelesen hatte. Es hatte schon ein wenig Bewegung zwischen den Lebensfeldern stattgefunden, bis sie über „die Feder" stolperte. Außerdem sollten wir nicht vergessen, dass die Kartenlegung bereits seit mehreren Wochen auf dem Kartentisch der Wacholder-Oma herumlag. Sie lagen in ihrem Feld und arbeiteten mit Sarah. In dem sonst unsichtbaren Feld um sie herum ist demnach ganz aus Versehen etwas sichtbar geworden. Die Resonanz zu den Lebensfeldkarten wirkte also schon eine ganze Weile, bis sie hinter dem Bild der Feder einer wichtigen Lebensenergie von sich selbst begegnete.

Es eröffnete sich eine Geschichte aus ihrer Kindheit, durch die ihr Verhalten, ihre Neigung sich zurückzuziehen, verständlich wird. Doch wohin zieht sie sich zurück? Wie weit? Sie ist ja nicht verschwunden.

Viele Menschen reden davon „nicht ganz da zu sein". Aber weg sind sie offensichtlich auch nicht. Vielmehr findet eine Art Austausch statt. Ein Austausch zwischen dem feinstofflichen, unsichtbaren Feld und dem feststofflichen Bereich des Körpers. Der Begriff Austausch ist an dieser Stelle sehr wichtig. Nichts ist einfach weg oder nicht mehr da, nur weil etwas unsichtbar ist. Diese Tatsache stellt viele Menschen auch genau deshalb vor ein Problem, denn sie können nicht einfach etwas aus ihrer Lebenserfahrung herausschneiden wie aus einem Textdokument. Sie können lediglich geschickt kompensieren. Kompensation ist erst mal ein völlig normaler Vorgang.

Jede Kompensation hat aber ihren Preis in Form von bewusster Anwesenheit und Wahrnehmung, weil es immer ein Austausch von Energien ist, die hin- und hergeschoben werden können. Eine Kompensation ist immer nur ein zeitweiliges Hilfsmittel, doch sie ist nicht frei. In ihr wohnt immer noch ein unberührter Konflikt. Durch ihn ist sie überhaupt erst entstanden. Sie wird geschickt drumherum gebaut, aber ihr innewohnender Motor ist und bleibt der Konflikt. Das Aufrechterhalten einer Kompensation kann sich durchaus viele Generationen hinziehen, und er kostet jeden Moment Energie. Ein Teil der Aufmerksamkeit gilt dem Verstecken des Konflikts, bis sich diese Aufmerksamkeit zu ordentlichen Torwächtern entwickelt hat.

In Sarahs Lebensfeldkarten ist dieser Austausch sichtbar geworden. Die Karten der Seelenebene, die einen Teil des feinstofflichen Feldes darstellen, lagen in der persönlichen oder physischen Ebene ihres Körpers. Ihre persönlichen Lebensfeldkarten der Freiheit hatten sich ins feinstoffliche Feld der Seelenebene zurückgezogen. Ich fragte Sarah nach ihrem grundsätzlichen körperlichen Empfinden und ob sie irgendwo chronische Symptome habe. Im Prinzip sei sie gesund, sagte Sarah. Sie litt jedoch schon lange an Rückenschmerzen. Sie war bereits Ende 60 und arbeitete viel in ihrem Garten, die Rückenschmerzen begleiteten sie jedoch bereits seit ihrer ersten Schwangerschaft. Gelegentlich kam es zu Ischialgien – stark ausstrahlenden Schmerzen aus der Lende bis ins Bein hinab. Meistens war es aber eher ein dumpfer Schmerz, der immer anwesend war. Sarah hatte sich daran gewöhnt.

Nervenschmerz gehört ganz grundsätzlich zum Nervensystem. In den Karten wird es durch die Führungsachse repräsentiert. Es ist aber durchaus auch erwähnenswert, dass der grundsätzliche, dumpfe Nervenschmerz in der Muskulatur zu finden ist, dadurch drückt sich auf jeden Fall auch ein Aspekt der Lebensachse der Entfaltung aus. Man kann an dieser Stelle noch nicht viel wissen, aber im Nachhinein dadurch eine tiefe Verbundenheit zwischen Sarahs persönlicher Entfaltung und einem Mitglied ihres männlichen Ahnenfelds bestätigt finden.

Wir erinnern uns an das Verhalten der Muskeln in Schreck- und Schocksituationen. In Sarahs Körper finden wir in ihrer Rückenmuskulatur den Anker zu ihren weit ausgelagerten Gefühlen. Ein immer anwesender Schmerz bei jeder Bewegung, der manchmal akute Wutausbrüche hat in Form von Nervenschmerzen. Dieser Schmerz ist ein Zeichen für die Aufmerksamkeit der kleinen Augen in ihren Zellen. Sie sind permanent mit dieser Schrecksituation beschäftigt gewesen in Sarahs Leben. Jedes noch so kleine Fehlverhalten ihrer Mutter gegenüber hat den Bewegungsspielraum in ihren Muskeln verkürzt, während ihre Gefühlsebene sich immer weiter ins unsichtbare Feld zurückgezogen hat. Dafür reichte schon allein ihre Vorstellung aus, dass sie etwas tun könnte, was ihrer Mutter nicht recht wäre. Und sie brauchte dafür auch nicht mal mehr die Vorstellung ihrer Mutter, sondern es genügten Gespräche mit Nachbarn oder Freundinnen, die sie einen unbemerkten Bruchteil von Sekunden empörten oder enttäuschten, weil sie selbst schon längst wieder „im Wasser“ war.

Auf der Position des männlichen Ahnenfelds lag bei Sarah ebenfalls ein Zeitkonflikt. Der **Parasol** – ein leckerer Pilz – erklärt, dass ihre Aufmerksamkeit der Machtlosigkeit gefolgt ist. Er fordert sie auf, neugierig ihrer Eigenmacht zu begegnen und ihren unverletzten Kern ins Jetzt zu holen. Tja, das ist immer schön gesagt. Aber wie macht man das?

Allein die Tatsache, dass der **Parasol** aus der Position einer alten Zeit zu Sarah spricht, weil er auf der Position ihres männlichen Ahnenfelds und der eigenen inneren Führungskraft liegt, hat in dem Moment des Lesens eine Wirkung. Es beginnt eine subtile Sortierung zwischen Zeitebenen und Körperräumen gleichzeitig.

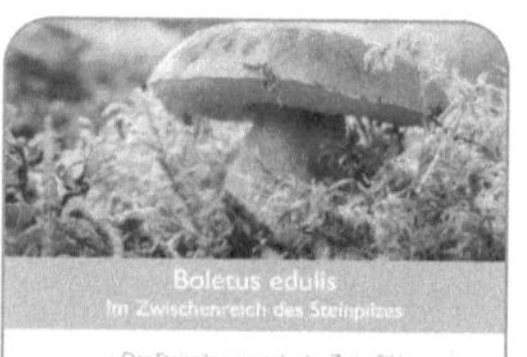

Boletus edulis
Im Zwischenreich des Steinpilzes

- Der Steinpilz nimmt dir das Zeitgefühl
- So wird der Weg deiner Aufmerksamkeit sichtbar
- Deine Aufmerksamkeit ist der Enttäuschung gefolgt
- Du fühlst dich verlassen, einsam und vernachlässigt
- Das führte dein Herz ins Land ohne Geborgenheit
- Die Gefühle waren überzeugend genug, um dich abzulenken
- Die Enttäuschung ist eine uralte Erinnerung an einen Verlust
- Dein Herz hängt dort fest - erinnere dich an vorher

Lösungsweg:
Begib dich hinein in deine Enttäuschung, wie ein junger, neugieriger Mensch. Rufe dort nach deiner Seele. Bring mit ihr endlich deinen unverletzten Kern ins JETZT. Dann ist die Zeit der vermeintlichen Trennung von Herz und Seele vorbei. Wage, zu fühlen.

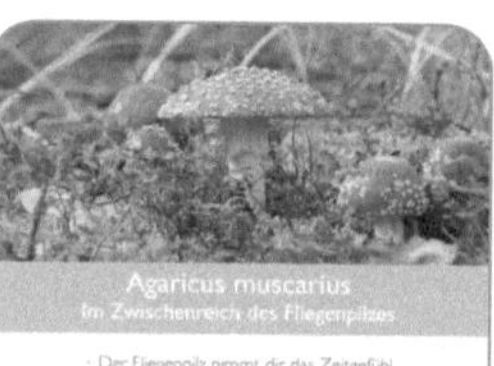

Agaricus muscarius
Im Zwischenreich des Fliegenpilzes

- Der Fliegenpilz nimmt dir das Zeitgefühl
- So wird der Weg deiner Aufmerksamkeit sichtbar
- Deine Aufmerksamkeit ist der Ohnmacht gefolgt
- Du fühlst dich unfähig und ausgenutzt
- Das führte dein Herz ins Land der unterdrückten Wut
- Es war überzeugend genug, um dich abzulenken
- Die Ohnmacht ist eine uralte Erinnerung an einen Verlust
- Dein Herz hängt dort fest - erinnere dich an vorher

Lösungsweg:
Begib dich hinein in deine Grenzen, wie ein junger, neugieriger Mensch. Rufe dort nach deiner Seele. Bring mit ihr endlich deinen unverletzten Kern ins JETZT. Dann ist die Zeit der vermeintlichen Trennung von Herz und Seele vorbei. Wage, zu sein.

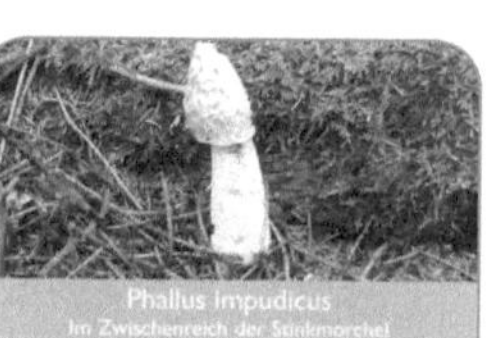

Phallus impudicus
Im Zwischenreich der Stinkmorchel

- Die Stinkmorchel nimmt dir das Zeitgefühl
- So wird der Weg deiner Aufmerksamkeit sichtbar
- Deine Aufmerksamkeit ist den Schmerzen gefolgt
- Schmerzhafte Bewegungen und Gedanken führten dein Herz ins Land der Einsamkeit
- Sie waren überzeugend genug, um dich abzulenken
- Die Schmerzen sind eine uralte Erinnerung an einen Verlust
- Dein Herz hängt dort fest - erinnere dich an vorher

Lösungsweg:
Begib dich hinein in deine Schmerzen, wie ein junger, neugieriger Mensch. Rufe dort nach deiner Seele. Bring mit ihr endlich deinen unverletzten Kern ins JETZT. Dann ist die Zeit der vermeintlichen Trennung von Herz und Seele vorbei. Wage, dich zu bewegen.

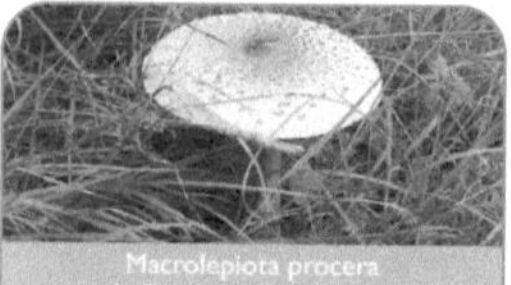

Macrolepiota procera
Im Zwischenreich des Parasols

- Der Parasol nimmt dir das Zeitgefühl
- So wird der Weg deiner Aufmerksamkeit sichtbar
- Deine Aufmerksamkeit ist der Machtlosigkeit gefolgt
- Mangelnde Anerkennung, Verrat und Verleugnung führten dein Herz ins Land der verstoßenen Seelen
- Sie waren überzeugend genug, um dich abzulenken
- Die Machtlosigkeit ist eine uralte Erinnerung an einen Verlust
- Dein Herz hängt dort fest - erinnere dich an vorher

Lösungsweg:
Begib dich hinein in deine Eigenmacht, wie ein junger, neugieriger Mensch. Rufe dort nach deiner Seele. Bring mit ihr endlich deinen unverletzten Kern ins JETZT. Dann ist die Zeit der vermeintlichen Trennung von Herz und Seele vorbei. Wage, zu handeln.

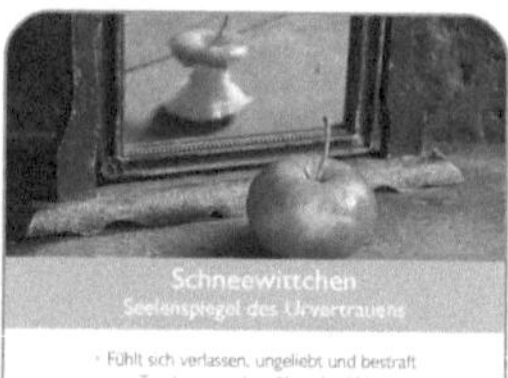

Schneewittchen
Seelenspiegel des Urvertrauens

- Fühlt sich verlassen, ungeliebt und bestraft
- Traut niemandem über den Weg
- Rückzug scheint der einzige Weg
- Hass auf die Wiederholung alter Strukturen
- Verlust des Seelenweges - heimatlos - unverbunden
- Kann sich nicht an das eigentliche Ziel erinnern
- Starke Ablehnung gegen die Gefühle des inneren Kindes
- Erschöpft von der Jagd nach Anerkennung

Lösungsweg:
Dein Weg liegt genau hinter dem vermeintlichen Hindernis. Das Gift kann dem wahren Kern der Seele nichts anhaben. Es ist nur eine Ablenkung. Die Intelligenz in der Blume deines Herzens wird die unpassende Nahrung auswerfen.

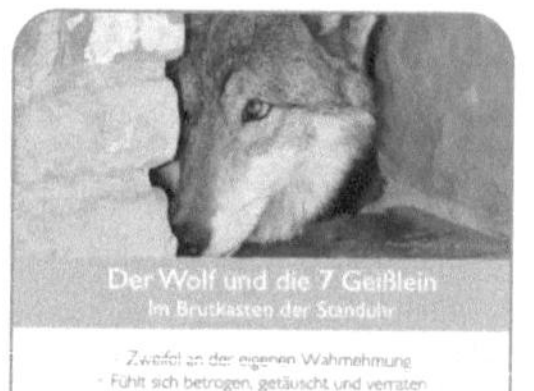

Der Wolf und die 7 Geißlein
Im Brutkasten der Standuhr

- Zweifel an der eigenen Wahrnehmung
- Fühlt sich betrogen, getäuscht und verraten
- Verhungert in unbelohnter Treue
- Zwischen Sicherheitsbedürfnis und Sehnsucht nach Freiheit
- Beharrliches Festhalten an alten Strukturen
- Blindes Einhalten von Regeln
- Alle haben immer mehr Recht/Macht - völlig abhängig
- Kann nicht aus der eigenen Haut heraus - wie eingesperrt

Lösungsweg:
Wenn deine Sehnsucht am See der 7 Herzen angelangt ist, füllt sich der See mit den Tränen deiner Ahnen. Trinke davon und uralte Gefühle können wahrhaft verdaut werden. Durch die tiefen Töne deiner inneren Stimme findest du heim.

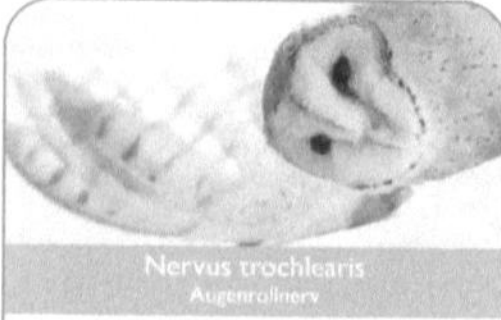

Nervus trochlearis
Augenrollnerv

- Führt scheinbar ein völlig normales und glückliches Leben
- Alles läuft in wohlgeordneten und geplanten Bahnen
- Unerwartete Sanftheit kann tiefen Schreck auslösen
- Das Herz scheint wie betäubt
- Könnte ständig nur schlafen oder essen
- Leugnet vehement ein wichtiges Gefühl des Herzens
- Übelkeit beim Gefühl, dass die Welt über Kopf stehen könnte
- Wie ein Schwur, „NEIN" gesagt zu haben

Lösungsweg:
Wenn eine Feder auf deiner Schwelle liegt, zweifle nicht an der Fähigkeit ihrer Berührung. Sie findet auch den äußersten Winkel deines Herzens. Langsam ist es Zeit - dich aus deinem Schock zu erheben.

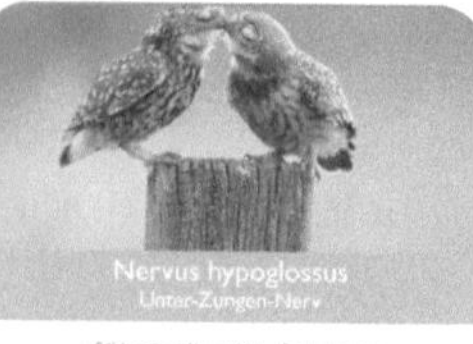

Nervus hypoglossus
Unter-Zungen-Nerv

- Fühlt sich nicht genährt - Seelenhunger
- Mangel an Geborgenheit und Mutterwärme
- Will unbedingt kuscheln - vergeblich - kontaktlos
- Angst vor dem Aussprechen der wahren Gefühle
- Essen scheint vermeintlich alles zu bessern
- Fühlt sich verstopft - ungewollt - abgeschoben
- Hat das Gefühl, alles falsch gemacht zu haben
- Vollkommen handlungsunfähig - pflegebedürftig

Lösungsweg:
Suche eine Verbindung zu deinem Herzenswunsch... Lass dein Herz in Liebe sprechen - ohne Schmoll und aber. Es mangelt nur an diesem wahren Ausdruck. Und doch genau dort... leckt sie täglich ihre Jungen.

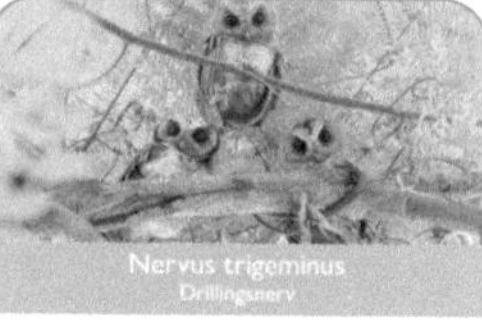

Nervus trigeminus
Drillingsnerv

- Der Zugang zum Dritten Auge scheint versperrt
- Tiefsitzender Schmerz - heimatlos
- Kann nicht ins Leben beissen - erfolglos
- Große Angst davor, keine Zeit zum Leben zu haben
- Hat das lästige Gefühl, ständig ermahnt zu werden
- Ablehnung der eigenen Familie und Vorgesetzten
- Widerwille gegen Regeln, Ordnung und Zwänge
- Hält verbissen an der eigenen Opferrolle + Einsamkeit fest

Lösungsweg:
Deine Wurzeln holen dir die Nahrung für deine Krone. Blicke nicht länger hinab, wenn du den Himmel sehen möchtest. Die Schwere deines Kopfes wird sich legen, wenn du dein Becken in Liebe auf Mutter Erde ablegen kannst.

Da in Sarahs persönlicher Ebene auf jeder Position ein Pilz und somit ein Zeitkonflikt lag, war das männliche Ahnenfeld ein Weg in die ältere Zeit, die sich ähnlich verhielt wie Sarah in dem Konflikt. Ich fragte mich durch ihre Familiengeschichte, doch erst mal fanden wir nichts. Wir fühlten uns etwas machtlos, aber um dieses Gefühl ging es ja auch: Ohnmacht. Es gibt eine Phase in jedem Schreckmoment, die irgendwie nicht greifbar ist und sich wie betäubt anfühlt. Das ist nicht verwunderlich, eigentlich ist es sogar ein gutes Zeichen.

Wir befanden uns bereits in ihrem unsichtbaren Feld durch die Auseinandersetzung mit ihren Lebensfeldkarten. Ihre vielen kleinen Zellen konnten jetzt entscheiden, ob ein Rücktausch für die verschiedenen Raumkörper angemessen war oder nicht.

Es kann durchaus sein, dass eine Weile nichts passiert, wenn man anfängt, mit den Karten zu arbeiten. So war es ja auch einige Wochen lang, nachdem Sarah die Karten gezogen hatte. Es hatte dennoch eine Bewegung begonnen, die zu unserer Begegnung auf der Messe führte. Sarah geht eigentlich nicht auf Messen. Es ist ihr dort zu hektisch, eine gute Freundin hatte sie gebeten, mitzukommen und ihr eine Freikarte geschenkt. Dass ich auch auf dieser Messe war, wusste Sarah gar nicht. Ich finde, das ist ein gutes Beispiel dafür, wie sich Wege in einem unsichtbaren Feld auftun können.

Ich überlegte ganz pauschal, wer im Prinzip im Wasser ertrinken könnte. Ich sagte: „Seemänner können im Meer ertrinken. Alle Menschen, die auf dem Meer arbeiten, sind ja der Gefahr zu ertrinken grundsätzlich näher als Menschen, die an Land arbeiten.“ Wenn es auf etwas Resonanz gibt, passiert das in so einem

Moment sehr deutlich. Wenn wir es schaffen, uns durch diesen Raum hindurchzubewegen, ist dahinter ganz offensichtlich mehr Lebendigkeit bei der betroffenen Person zu finden, die im ganzen Raum spürbar wird. Ich hatte von Schifffahrt nicht viel Ahnung, aber ich hatte einmal in einem Urlaub einen kleinen Segelkurs auf Elba mitgemacht. In diesem Kurs erzählten die Teilnehmer, die schon öfter in dieser Segelschule waren, von einem Unglück. Ein sehr beliebter Segeltrainer war ein Jahr zuvor in dieser Bucht ertrunken. Er war allein auf dem Wasser, unglücklicherweise schlug ihn der sogenannte Baum des Segelschiffs an den Kopf. Dadurch wurde er vom Schiff gestoßen und ohnmächtig.

Da mir diese Geschichte spontan einfiel, erzählte ich sie genau so. Ich fand auch, dass der Aufschlag des Baums sich wie eine extreme Ohrfeige angefühlt haben musste. Nur wäre die Reihenfolge hier andersherum als bei Sarah abgelaufen. Erst der Schlag, dann der Sturz ins Wasser. Während ich so erzählte, begann Sarah plötzlich etwas lebendiger zu werden. Sie erinnerte sich an ihre Wacholder-Oma, wie sie ihr Seemannslieder vorgesungen hatte. Eine Weile suchte sie nach Melodien und Textstrophen in ihrer Erinnerung. Ihr fiel ein, dass ihre Großmutter — übrigens die Mutter ihres Vaters, diese Lieder so gerne hatte, weil ihr eigener Großvater zur See gefahren ist. Sie hatte ihn sehr geliebt, er war durch die Seefahrerei jedoch wenig zuhause. Er hat viel gesungen und spielte gerne Poker, deswegen hatte Sarahs Oma angefangen, sich mit Karten zu befassen. Auch wenn ihre Art, mit den Karten umzugehen, ein wenig anders war als ein Pokerspiel, konnte sie ihrem Großvater dadurch etwas näher sein.

Mehr Informationen hatte Sarah nicht über diesen Großvater ihrer Großmutter. Ob er ein Schiffsunglück erlitten hatte, fällt hier in den Bereich der reinen Spekulation. Für uns war aber erst einmal wichtig, dass sich mehr Lebendigkeit und Wachheit im Raum befand. Wir hatten ganz offensichtlich eine Fährte gefunden, die etwas mit Sarahs Seelenverbundenheit zu tun hatte. Für eine Lösung des Konflikts benötigten wir nur ein Seelenbild, das ihrem Gefühlsleben so ähnlich ist. Hier funktioniert die Seelenhomöopathie wie die klassische Homöopathie. Die Distanz, in die sich Teile von Sarah zurückgezogen hatten, musste ihrer Entsprechung nach berührt werden, damit der Schreck sich lösen und ihre Lebensenergie durch alle Ebenen hindurch wieder fließen konnte.

Es ist leicht, sich vorzustellen, dass ein Seemann im Angesicht des Todes auf hoher See die letzten Minuten seines Lebens in sehnsüchtigen Gedanken an seine liebe Frau verbringt. Vielleicht hat er Kinder oder seine Frau ist gerade schwanger, und er wird seine Kinder niemals zu Gesicht bekommen. Embryos, die noch fast drüben sind. Ihnen ist die feinstoffliche Sphäre der Seelen noch viel vertrauter als körperliche Gefühle und die Schwerkraft. Sie können diese Gefühle teilen und verstehen. Sie können das fühlen, weil es eine embryonale Schnittstelle gibt, in der die Zeit sich überhaupt nicht linear verhält. Alle Zeiten sind gleichzeitig anwesend.

Sie verlieren gerade ihren Vater, und er verliert gerade seinen Körper und dadurch seine Familie. Durch diese embryologische Schnittstelle können sich alle ähnlichen Gefühle aller Zeiten in das Gefühlsleben eines Menschen hineinmischen. Es ist wohl eine Entscheidung der Resonanz. Wenn sich ein Schreck an dieser Schnittstelle übertragen kann, muss er auch an dieser Stelle für alle gelöst werden können. Wenn Zeit auch nur für einen Augenblick lang nicht linear ist, befinden wir uns in einem Tor, das aus verschiedenen Richtungen passierbar ist. Um an dieses Tor zu gelangen, versuchen wir den Konflikt aus allen Perspektiven zu betrachten und zu berühren. Dabei folgen wir der Fährte der Resonanz in der Ähnlichkeit des Konflikts.

Ein kleiner Hinweis: Wenn man nicht auf der richtigen Fährte ist, verändert sich das Grundgefühl im Raum nicht. Dann wäre in Sarahs Fall die Machtlosigkeit und Enttäuschung weiterhin bestehen geblieben. Und auch das wäre kein Problem, sondern nur ein wesentlicher Schritt durch den Raum dieses Gefühls hindurch. Bei manchen Themen kann es etwas dauern. Es ist nicht einfach, z. B. eine große, alte Ungerechtigkeit wieder in fließendes Lebenspotenzial zu wandeln. So eine Aufmerksamkeitsverlagerung auf ein starkes Kerngefühl hat sehr viel Kraft und bietet eine vertraute Stabilität. Meine Empfehlung ist hier: einfach weitermachen. Es ist eine intime Entscheidung aller Zellen und ihrer Verbindungen in alte Zeiten und die Seelenräume hinein. Erst wenn alle wieder eine Ausrichtung auf eine gemeinsame Mitte haben – auf ihre Chorda dorsalis – kann die Energie wieder frei fließen. Die Sortierung der Kräfte geschieht dann augenblicklich, wie von selbst.

Bei Sarah war es die eine Freiheitskarte auf der Position der Seelenebene, die es geschafft hat, die Aufmerksamkeit vieler ihrer Zellen, die in einem Schreck gebunden waren, auf sich zu ziehen. Sie war ihren Erlebnissen so ähnlich, dass sie sich verstanden und berührt fühlten. Dadurch konnten die vielen kleinen Augen ihrer Zellkerne ihren Blick wieder auf die Chorda dorsalis ausrichten. Es ereignete sich dadurch eine zelluläre Entspannung nach dem Schreck.

Die Weisheit der zwei Kosmen

Nach diesen wichtigen Veränderungen und Erkenntnissen habe ich Sarah gebeten, zwei Karten aus dem anderen Kosmos zu ziehen — aus dem Makrokosmos. Sie zog zwei Karten aus dem durchmischten Makrokosmos, mit verdeckten Augen.

Sie zog eine Freiheitskarte und eine Karte der Seelenebene Wesen. Diese Karten waren ihr ja schon länger vertraut gewesen, sodass ihr sofort „Ach, nee, die Silbermöwe" herausrutschte, als sie ihre Freiheitskarte umdrehte. „Die habe ich schon so oft gezogen, und die ging ja auch nicht an mich!"

Larus argentatus
Silbermöwe
· Sehnsucht nach einem fast unerreichbaren Ziel
· Leidet unter großem Seelenschmerz
· Was lässt deine Stimmung kippen?
· Zeichnet sich durch eine andere Lebensanschauung aus
· Kann der Herzens-Verantwortung nicht gerecht werden
· Hält Abstand zu Familien- und Gruppenstrukturen
· Fühlt sich sich innerhalb dieser Verbände „aussen vor"
· Hat Angst vor Ausschluss - Eigenkontrolle durch Abstand
Lösungsweg:
Du hast die Fähigkeit zu tiefster Freude nie verloren.
Große Kraft und geistige Klarheit stehen dir zur Verfügung.
Nutze sie, um die Kraft deiner
Ahnen zu begreifen.

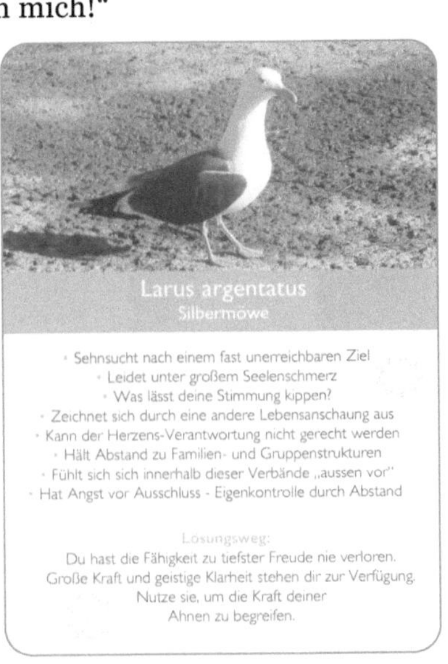

Jetzt las Sarah die Karte unter einer neuen Voraussetzung. Wir wollten die Verbindung zu der anderen Ebene verstehen, zu der Welt, in die sie ihre Schreckgefühle ausgelagert hatte. Den Pfad ihrer Seelenverbundenheit. Die Möwe war für uns beide gleich offensichtlich ein Hinweis für unsere Fährte, weil Möwen am Meer leben und die Freiheit des Lebens am Meer sehr gut symbolisieren. Wahrscheinlich waren auch Möwen in dem kleinen Hafen anwesend, als sie zum zweiten Mal fast ertrunken wäre, auch wenn sie sich daran nicht erinnerte. Es ist ein gutes Beispiel, weil Sarah wirklich das Gefühl hatte, als hätte sie den Text noch nie wirklich gelesen. Jetzt konnte sie ihn anders lesen, weil sie eine Verbindung zu sich spüren konnte. So wandelte sich ihr „Ach, nee!" mit jeder Zeile in ein „Ach, ja!".

Die zweite Karte war **Syreni – die Meerjungfrau.** Jetzt grinsten wir beide, obwohl wir uns zutiefst in schwierigen Gefühlen ihres Lebens bewegten. Es war auch ein bisschen wie Ostereier suchen, mit diesem schönen Gefühl, wenn man eines findet. Sarah hatte aus 108 Karten gleich zwei Karten gezogen, die zum Thema Meer und Seefahrt passten. Es war eine weitere Bestätigung unserer Fährte zu ihrer Seelenverbundenheit. Die Geschichten und Mythen der Meerjungfrau enthalten zudem gleich 3 große Themenbereiche verschiedener Gefühlswelten.

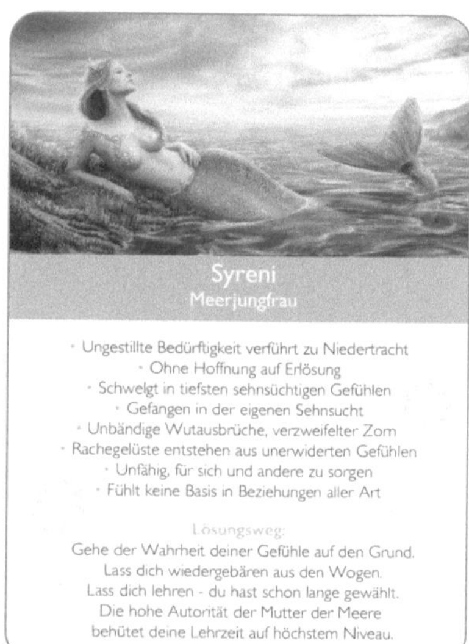

Ahnenmedizinische Interpretation:
Mythos Syreni – Meerjungfrau

Als Wasserwesen lebt die Syreni in ihren Gefühlen. Sie sehnt sich nach dem Leben als freier Mensch. In ihrem Jugendaspekt ist sie dabei darauf angewiesen, ihren Kern aufzuopfern und ihr Lebenselement aufzugeben. Jeder Schritt schmerzt, und sie ist stumm. Schicksalhaft verliert sie diesen Platz wieder und kehrt zurück in ihre Wasserwelt. Von jetzt an wird sie von Rachegefühlen angestachelt und zieht unschuldige Schiffsreisende in den Tod. Kaltblütig beobachtet sie dies. Und vielleicht will sie auch einfach beobachten, wie die Seefahrer mit dieser Not umgehen, ob sie vielleicht eine Lösung wissen? Sie verlor ihre tiefe Liebe und ihre Meeresheimat. Wer könnte das besser mitfühlen als Seefahrer? Sie hatten schließlich beide Welten, die die Meerjungfrau verloren hat: eine Liebe im Heimathafen und die tiefe Freiheit der Meere, die ihre Seele atmen ließ. Als erlöste Meeresmutter ist sie altersweise und kann mit Gefühlen klug umgehen.

Die hohe Autorität der Mutter der Meere ist der erlöste Zustand der Meerjungfrau. Sie weiß um die Gleichzeitigkeit der verschiedenen Gefühlswellen. Es gibt die vielen kleinen Verwirbelungen unserer Alltagsgefühle. Es gibt auch die großen Wellen, die bis ans Ufer der Strände strömen, und während eine ankommt, geht unter ihr schon längst wieder eine zurück, in den Bauch der Meeresmutter. Eingebettet sind alle einzelnen Wellenbewegungen in die tieferliegende Strömung der Tide. Alle Bewegungen finden gleichzeitig statt und der Blick auf das Meer ist genau deswegen so tief beruhigend, weil die Mutter des Meeres ihre vielen kleinen Augen, aller Tropfen Wasser, aus denen sie besteht, auf die Chorda dorsalis dieser Erde ausrichtet und die Verbindung niemals verloren hat.

Und ist es nicht die Sehnsucht nach dem Verstehen der Übergangstore der Welten, die die Sehnsucht aller Seelenseefahrer berührt, wenn ihre Augen auf hoher See am Horizont verweilen? Das Gefühl, tief eingebunden zu sein in den großen Zyklus der Gezeitenströmung, ist eines der höchsten Gefühle im menschlichen Leben – es ist die Heimat der Seelen auf ihrem Wellenweg. Wir nennen diesen Zustand der Bewusstheit auch Gesundheit.

Den Schreck lösen und weitergehen

Sarahs Konflikt hat alle 3 Ebenen durchdrungen. Er ist nicht nur weit vorher in der Zeit ihrer Ahnenwelt, sondern liegt auch in einem anderen Raum, dem Seelenraum. Sarahs Kindheitserlebnisse kann man sich psychologisch recht leicht erklären. Durch die beiden Erlebnisse hat sie Gefühle von sich abgespalten – dissoziiert. Diese Technik hat ihr inneres Kind beschützt. Alle kompensatorischen Verhaltensweisen hat sie bis ins Rentenalter beibehalten. So weit, so gut.

Was ist bei Sarah also noch passiert?
Wieso geschieht ihr das zweimal?
Was hat Sarah im Wasser gesucht?

Die Wiederholung der todesnahen Erlebnisse in ihrer frühen Kindheit ist ein Zeichen, dass ein sehr viel älteres, traumatisches Erlebnis versucht, sich Aufmerksamkeit zu verschaffen, um gelöst zu werden. Es kommt und geschieht nicht, um Sarah Leid zuzufügen oder sie zu töten, es kommt eigentlich nur, um verstanden zu werden und anschließend zu gehen! Es kommt an die Oberfläche, um gelöst zu werden. Hierbei sind diese Gefühle meines Erachtens oft schon weniger als bei dem eigentlichen Schreckerlebnis. Aber es ist immer noch im Schreck gebunden, auch wenn es Generationen zurückliegt.

Das Besondere bei Sarah ist die Tatsache, dass es sich um eine Todeserfahrung handelt, bei der es zwar um einen Schreck geht, aber nicht im Sinne von Angst wie in dem Beispiel von Carsten. Bei Sarah geht es um ein Erlebnis mit Ohnmacht, Sarah hat keine Angst. Sarah hat auch keine Angst vor dem Tod. Sie mag die Vorstellung, „dass sie irgendwann in die Erde gelegt wird, und die Würmer an ihr knabbern, bis sie wieder ganz zu Erde geworden ist“, wie sie fröhlich erzählt. Es existiert aber ein Raum, der nicht zu greifen scheint, der die Gefühle auf besondere Art und Weise überspringt. Sie ist an dieser Stelle stumm, wie die Meerjungfrau, die ihre Sprache und ihre Heimat eingetauscht hat gegen die Menschengestalt. Die Ohnmacht spiegelt sich auch wider in der Zeit, in der ihre mikrokosmischen Karten offen in ihrem Feld liegen und „nicht an sie gehen". Sie sind dennoch zielstrebig direkt in den Raum dieser Ohnmacht gewandert. Ihr Konflikt ist zudem in dem Übergang vom physischen Leben zur feinstofflichen Seelenwelt des Todes verankert. Genau das unterscheidet einen Schreck, der einfach nur während des Lebens einem Menschen begegnet, von Sarahs Erleben.

Denken wir an die Muskelfasern, die sich blitzschnell zusammenziehen. Und wir erinnern uns an die vielen kleinen Augen aller Zellkerne jeder einzelnen Körperzelle, die wachsam den Kontakt zur Chorda dorsalis halten, und daran, dass Muskelzellen bis zu 1.000 Zellkerne besitzen können.

Wenn die Aufmerksamkeit der kleinen, wachsamen Augen in der irdischen Ebene bleibt, dann kann ein Kind, das hingefallen ist, einfach wieder aufstehen und lernt dadurch das Gleichgewicht auf dieser Erde bei den nächsten Schritten seines Lebens besser zu halten.

Wenn die Aufmerksamkeit im Schreck durch Zeit- und Raum-Tore wandert und den Weg nicht mehr zurückfindet, fehlt dem Menschen danach Freiraum. Das hingefallene Kind wird dadurch vielleicht immer weniger Interesse an Bewegungen finden und sich eher in Innenwelten zurückziehen. Es sucht einen Raum ohne Schreck. Da diese in den Übergängen hängengebliebene Aufmerksamkeit sich durch die Wiederholungen im irdischen Leben kennzeichnet, wird der Lebensraum immer enger werden. Der Schreck kommt quasi wie hinterher.

Und genau an dieser Stelle ist es wichtig, zu verstehen, dass er gar nicht kommt, um zu erschrecken und zu bleiben, sondern um zu gehen – um hinauszugehen aus seinem Zeitgefängnis. Dafür benötigt er den Körper als Gefäß. Im Sinne eines Körpergefäßes, wie eine Arterie beispielsweise, die eingebettet ist in einen Kreislauf. Durch das typische Konfliktverhalten unserer heutigen Zeit passiert leider meistens genau das Gegenteil. Die 9 Lebensfelder und die 2 Kosmen helfen, das unsichtbare Wirken des Feldes von Raum, Zeit und Seelenverbundenheit sichtbar, verständlich und dadurch zugänglicher zu machen.

Wenn der Schreck sich löst, sind alle Ebenen und Achsen wieder freischwingend und jeder noch so kleine Schritt oder Sturz wird durch alle Instanzen hindurch begleitet und getragen. Die Lösung geschieht unmittelbar und leicht. Genau das ist ja eigentlich auch schon der Inbegriff des Wortes: Lösung. Wenn die durch alle Instanzen von Zeit und Raum hindurch zu dem unverletzten Kern durchgedrungen ist, ist das Allerwichtigste geschafft. Danach gibt es mit Sicherheit weitere Lebensaufgaben. Doch im Kern ist dann deutlich zu fühlen, dass sich die Richtung geändert hat. Wenn nach langer Stagnation wieder normale rhythmische Lebensbewegung fühlbar wird, ist vieles schon wieder ganz in fließender, natürlicher Ordnung.

Wütende Ungeduld existiert eher in dem Feld, bevor man den Kern erreicht hat und der Zug immer weiter in die andere Richtung fährt. Wenn der Zug auf dem richtigen Weg ist, ist man verbunden mit dem Ort, wo man herkommt, und mit dem Ziel, wohin der Lebenszug fährt. Man ist unterwegs, die Welten sind in Bewegung, im Fluss und man ist Teil dieses Ganzen geworden. Alle kleinen Augen der Zellkerne jeder einzelnen lebendigen Zelle halten dann ihren Fokus auf die Chorda dorsalis ausgerichtet. Das Zellbewusstsein für das Wesentliche ist wieder hergestellt. Es ist alles gut, denn die Welten sind verbunden. Man hatte es nur eine Zeit lang vergessen.

Feedback von Sarah ein paar Wochen später ...

Seit 47 Jahren ist Sarah mit ihrem Mann verheiratet, jedes Jahr fahren sie im Urlaub an einen großen Badesee. Ihr Mann ist dort noch nie ins Wasser gegangen. Er wanderte bisher lieber um den See herum oder ging angeln. In diesem Jahr ist er jeden Morgen mit Sarah schwimmen gegangen. Sie hatten nicht über unsere Sitzung geredet und auch nicht darüber, warum er plötzlich mit ihr schwimmen geht. Es war jetzt so. Und Sarah hat es einfach genossen. Es war für sie der schönste Urlaub an diesem See. Sarah war nun ganz physisch und im wahrsten Wortsinn nicht mehr alleine im Wasser.

Wenn sich im Feld eines Menschen etwas verändert, reagieren alle augenblicklich und selbstverständlich auf den neuen Zustand. Der Platz an Sarahs Seite, wenn sie ins Wasser ging, war ihr ganzes Leben lang besetzt gewesen durch die tiefe Seelenverbindung zu einem Seefahrer-Ahnen. Da war es doch schon sehr klug von ihrem Mann, unbewusst nicht die Verkörperung dieser Rolle zu übernehmen. Er blieb die ganze Zeit bei ihr an Land. Ihr Mann ist psychologisch betrachtet auch die Stellvertretung ihrer inneren Führungskraft.

In der Kartenlegung war die innere Führungskraft der Machtlosigkeit gefolgt. Ihr Mann konnte also gar nicht anders. Er war gegen diese starke Seelenverbindung machtlos. Vielleicht hat er auch intuitiv gefühlt, dass dort eine Gefahr lauern könnte, und ist weise und unbewusst den sicheren Weg gegangen, bis die Zeit gekommen und der Schrecken von einst gelöst war.

Sarahs Seelenverbindung besteht natürlich immer noch, aber jetzt ist sie nicht mehr im Schreck gebunden. Sie fließt frei durch Sarahs Gefühlswelten und die reichen wie bei jedem bis in alte Zeiten und kosmische Räume hinein. Jetzt gehen Sarah und ihr Mann gemeinsam schwimmen. Sarah hatte nicht geahnt, wie glücklich sie das machen könnte. Sie und ihr Mann hatten ihre unterschiedlichen Interessen immer akzeptiert. Aber es mischen sich viel mehr Zeiten und Räume in unser Leben hinein, als wir es ahnen und wissen können. Die Verbindungen sind immer hochintelligent. Die seelenhomöopathischen Karten können helfen, diese unsichtbaren Räume sichtbar und verständlich zu machen, weil sie diese Räume berühren.

Bei einem weiteren Termin betrachteten wir noch einmal alle Karten im Überblick und arbeiteten die Rolle ihrer inneren Versorgungsfähigkeit und des Torwächters und in Bezug zu ihrem Konflikt heraus.

Ahnenmedizinische Interpretation:
Der Wolf und die sieben Geißlein –
Sarahs weibliches Ahnenfeld

Auf der Lebensfeld-Position des weiblichen Ahnenfelds, welches auch für die innere Versorgungsfähigkeit steht, befand sich bei Sarah ebenfalls ein Märchen: Der Wolf und die sieben jungen Geißlein.

Jede Zeile der Karte beschrieb Sarahs Gefühlsleben zutiefst. Genauso fühlte sie sich. Ihre innere Versorgungsfähigkeit „verhungerte in unbelohnter Treue“. Das Verhältnis zu ihrer Mutter spiegelte sich darin wider. Beim alten Ahnenfeld – dem Torwächter – hatte Schneewittchen ihre Mutter durch den Tod verloren und eine böse Stiefmutter bekommen, die ihr Leben prägte. Bei den sieben Geißlein lebt die Mutter, und Sarahs Mutter lebt.

Im Märchen muss die Mutter hin und wieder das Haus verlassen und ähnlich wie bei Schneewittchen geht es darum, wem sie die Tür öffnen darf und wie sie ihre wahre Mutter erkennt. Der Wolf schafft es, alle wichtigen Merkmale der Mutter nachzuahmen. Er schafft es, die Geißlein zu täuschen und sechs von ihnen zu fressen. Nur das siebte, das jüngste, hat sich in der Uhr versteckt, in der Zeit! Und in diesem Zeitraum war es nicht zu finden für den Wolf.

Der Wolf und die 7 Geißlein
Im Brutkasten der Standuhr
· Zweifel an der eigenen Wahrnehmung
· Fühlt sich betrogen, getäuscht und verraten
· Verhungert in unbelohnter Treue
· Zwischen Sicherheitsbedürfnis und Sehnsucht nach Freiheit
· Beharrliches Festhalten an alten Strukturen
· Blindes Einhalten von Regeln
· Alle haben immer mehr Recht/Macht - völlig abhängig
· Kann nicht aus der eigenen Haut heraus - wie eingesperrt
Lösungsweg:
Wenn deine Sehnsucht am See der 7 Herzen angelangt ist, füllt sich der See mit den Tränen deiner Ahnen. Trinke davon und uralte Gefühle können wahrhaft verdaut werden. Durch die tiefen Töne deiner inneren Stimme findest du heim.

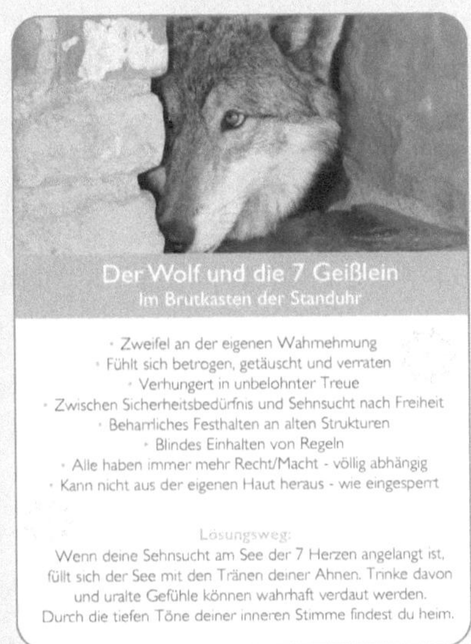

Die Zeit ist der Schlüssel für dieses Märchen. Weil diese Karte Sarahs Gefühlsleben wirklich mit jeder Zeile widerspiegelte, kann man es als eine starke Verbundenheit zu den Gefühlen aus dem Ahnenfeld einstufen. Auch wenn unsere Fährte zunächst in das männliche Ahnenfeld führte und die Machtlosigkeit und Ohnmacht in Sarahs Leben an der Oberfläche zu finden waren, besteht sie, wie jeder Mensch, auch aus allen Anteilen.

Nachdem sich durch das Bild der Feder ein wesentlicher Schreck gelöst hatte, konnte sie die anderen Lebensfelder nun viel besser aufnehmen und verstehen. Sie konnte ihre eigene Lebensgeschichte und ihr Verhalten besser verstehen lernen.

Bei dem zweiten Märchen geht es darum: Die Geißen-Mutter musste gelegentlich das Haus verlassen. In diesen Momenten blickte ein anderes Gesicht ins Haus der kleinen Geißlein. Im Moment der Todeserfahrung verließ Sarahs Mutter im übertragenen Sinn auch kurz ihr Kind und zeigte ein anderes Gesicht. Dieses Gesicht war Sarahs Wolf. Es war die Stimme am Telefon, die etwas Freundliches sagte, und trotzdem bei Sarah immer nur als Energie der Worte aus den Schrecksituationen ankam.

Welche Stimme war jetzt die der richtigen Mutter? Die alte Zeit drängte sich immer vor, bis in die Gegenwart. Es handelte sich hier um das weibliche Ahnenfeld. Das eigentliche Problem wird also durch die Zeit hindurch bereits über mehrere Generationen hinweg immer sein Gesicht verändert haben.

Da sich auf Sarahs persönlicher Ebene jede Karte um einen Verlust drehte, fand sich dieses Thema hier auch wieder. Passend zum männlichen Ahnenfeld und dem bereits kreierten Seelenbild, stellten wir uns nun die Gefühle der Frauen vor, die ihre Männer an das Meer verloren haben. Wir stellen uns zusätzlich die Gefühle der Mütter junger Matrosen vor, die ihre Jungen auf die gleiche Weise verloren haben. Sie waren machtlos — Frauen und Mütter. Sie legten sich ein anderes Gesicht zu, für den Rest ihres Lebens, weil es nun mal weitergehen musste. Über einen Teil des unverarbeiteten Verlustschmerzes berichten die Seemannslieder. Seemannslieder, die Sarahs Großmutter ihr immer vorsang. Auch Märchen wurden von Generation zu Generation weitererzählt. Und alle, die sie hörten und weitererzählten, mischten ihre Gefühle hinein. Ein weiteres Beispiel, wie Gefühle durch die Zeit reisen und nach und nach auch manchmal ihr Gesicht verändern.

Der Wolf hatte zwar fast alle Geißlein gefressen, aber er hat sie gar nicht umgebracht. Als die Mutter ihm den Bauch aufschnitt, hüpften alle sechs lebendig hervor. Er war nur eine Art Zeit-Gefängnis, welches das jüngste Geißlein, das sich in der Uhr versteckt hatte, beobachtete. Es sah, wie der Wolf die Geschwister fraß und wo er sich anschließend zum Schlafen niederlegte. Seine wahre Gestalt und die Wege wurden sichtbar. Gemeinsam mit seiner Mutter fand das kleine Geißlein den Wolf und auch die Geschwister, tief im Innern des Bauchs, wo sie alle noch lebendig waren. Vergleichbar mit einer zweiten Geburt.

Sarah hat, auch wenn es ihr schwerfiel, durch den Kontakt zu ihrer Mutter immer eine Möglichkeit offen gehalten, dass der Bauch des Wolfs – in ihrem Fall durch die Karten – geöffnet werden konnte. Die Kernproblematik lag viel weiter in der Zeit zurück, denn dafür steht das Symbol des Wolfs ebenso wie die vielen verschiedenen Altersgruppen der Geißlein. Die jüngste Generation oder jemand, der gerade lebendig ist, kann den Weg zum Wolf finden und gleich mehreren Altersgruppen der Geißlein (Generationen) Freiheit bringen. Das Symbol der Mutter ist hier auch ein Hinweis auf das tiefe Bewusstsein der Verbundenheit allen Seins.

Mit ihrer Mutter hat Sarah bis heute nicht über ihre Kindheitserlebnisse geredet, und sie hat es auch nicht vor. Es hat sich allerdings in ihr selbst etwas verändert, was Sarah wie folgt beschreibt: „Wenn meine Mutter anruft, ist es für mich äußerst spannend, mich während des Telefonats zu spüren. Früher war ich immer wie abgeschaltet, jetzt ist das anders. Ich bin sogar daran interessiert, was sie mir erzählt. Früher konnte ich das nicht ertragen, weil mich jedes ihrer Worte einsam gemacht hat. Es hat mich einsam gemacht, ohne dass ich es gemerkt habe. Es war einfach normal. Weißt du noch wie lange und ausführlich wir uns mit Schneewittchen beschäftigt hatten? Meine Mutter regt sich natürlich immer noch über die Nachbarn auf, aber ich höre es jetzt so, als würde sie mir ein Märchen erzählen – und zwar ihr Märchen aus ihrer Perspektive. Ich habe nicht mehr das Gefühl, meine Zeit zu vergeuden, wenn wir miteinander sprechen. Es ist nun nicht mehr so hoffnungslos."

Ahnenmedizinische Interpretation: Schneewittchen – Sarahs Torwächter

Schneewittchen war Sarahs Torwächter. Wenn wir uns vorstellen, wie Schneewittchen in dem Glassarg liegt und hinausschaut, kommt das einer „Unterwasserperspektive" recht nah. Sie ist auch nicht an dem Gift der bösen Stiefmutter gestorben, sondern der vergiftete Apfel hatte lediglich den Luftweg versperrt. Bei Sarah hatte das Wasser den Weg ihrer Atmung versperrt. Nachdem sie das Wasser ausgehustet hatte, konnte sie wieder atmen.

Die verstorbene Mutter von Schneewittchen finden wir in Sarahs Leben symbolisch wieder. Ein wesentlicher Teil der liebenden Mutter ist bei den beiden Unfällen für die kleine Sarah gestorben. Sie war so allein wie Schneewittchen, und ihr Vater nahm das gar nicht wahr. Auch der König kämpft nicht für seine Tochter. Im Märchen tritt er gar nicht in Erscheinung, nachdem er sich neu vermählt hat. Das Bild von Schneewittchens Stiefmutter passt perfekt zu Sarahs Empfindungen ihrer eigenen Mutter gegenüber. Durch ihr Verhalten und ihre für Sarah giftigen Worte schickt diese das einsame innere Kind durch den dunklen Wald, hinter die sieben Berge.

Der Jäger der Königin soll Schneewittchen töten, aber er hat ein Herz und lässt sie am Leben. Er soll der Königin das Herz und die Leber von Schneewittchen bringen und bringt ihr stattdessen die beiden Organe eines Frischlings, welche sie verspeist. Versucht die Königin also Herz und Leber (die kosmische Anbindung Schneewittchens und ihre irdische Umsetzung) in sich aufzunehmen? Oder wollte sie diese nur vernichten? Beides misslang jedenfalls.

Schneewittchen
Seelenspiegel des Urvertrauens
· Fühlt sich verlassen, ungeliebt und bestraft
· Traut niemandem über den Weg
· Rückzug scheint der einzige Weg
· Hass auf die Wiederholung alter Strukturen
· Verlust des Seelenweges - heimatlos - unverbunden
· Kann sich nicht an das eigentliche Ziel erinnern
· Starke Ablehnung gegen die Gefühle des inneren Kindes
· Erschöpft von der Jagd nach Anerkennung
Lösungsweg:
Dein Weg liegt genau hinter dem vermeintlichen Hindernis.
Das Gift kann dem wahren Kern der Seele nichts anhaben.
Es ist nur eine Ablenkung. Die Intelligenz in der Blume
deines Herzens wird die unpassende Nahrung auswerfen.

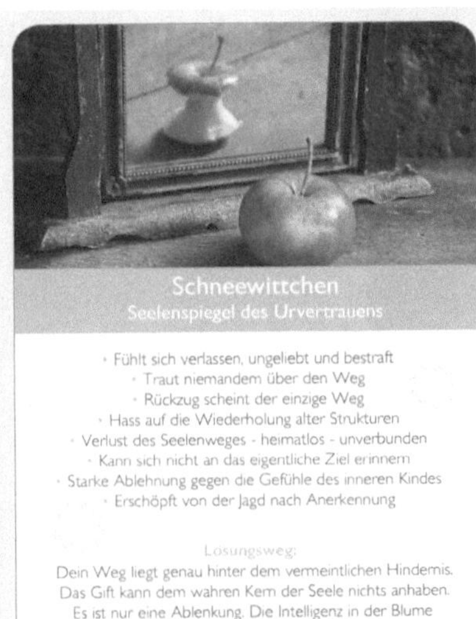

Sarahs unverletzter Kern blieb ebenso am Leben, auch trotz der Geschehnisse und verzweifelten Gefühle, die bis in das Hier und Jetzt hinter ihr herjagten. Sie und die Märchengestalt sinken wiederholt in den Tod und werden erst im Nachhinein von Helfershelfern gerettet. In ihrer Todessituation begegnet Schneewittchen ihrer inneren Führungskraft, dem Prinzen. Er sieht sie in ihrem toten, passiven Zustand und will sie zu sich auf sein Schloss bringen, sein Heim.

Unbeweglich und leblos liegt ihr unverletzter Kern in dem gläsernen Sarg, während die Zwerge sie Richtung Königsschloss tragen. Sie bringen sie zu ihrer eigenen inneren Führungskraft, ihrem Prinzen, einem Königssohn, der sie sieht und sich in die Reinheit ihrer Seele verliebt. Er weiß, dass er die Richtige gefunden hat, seine zu ihm gehörende innere Versorgungsfähigkeit. Sie schafft es, sein Herz zu berühren und mit Liebe zu nähren. Ähnlich wie bei Schneewittchens Vater ist die Frau, die er nun von ganzem Herzen liebt, verstorben. Doch im Gegensatz dazu wagt es der Prinz, zu handeln und mitten im Gefühl des Todes zu ihr zu stehen und genau darin ihre unglaubliche Schönheit zu erkennen. Auf seine Art hält der alte König auch das Band zu seiner verstorbenen Frau fest. Seine innere Führungskraft geht zum Teil mit ihr in den Tod. Dieser Teil ist in der Gegenwart offensichtlich nicht anwesend, weil er weder mitbekommt, was seine neue Frau seiner Tochter antut, noch dass diese verschwunden ist. Dieser fühlende und handelnde Anteil ist in Schneewittchens Gegenwart nicht anwesend. Man könnte hier auch sagen „Er ist seiner Machtlosigkeit gefolgt". So stand es auf der Karte von Sarahs innerer Führungskraft – dem Parasol.

Der alte König konnte den Verlust in seiner Generation nicht lösen. So verstärkte er durch die Wahl seiner neuen Königin und sein weiteres Nichthandeln die Situation eher noch. Der Schreck des Verlustes wurde deutlicher und verlagerte sich unmittelbar in die nächste Generation.

Seine Tochter Schneewittchen ist nun an der Reihe. Sie fühlt die Gefühle ihres Vaters und ihrer Mutter im Innern ihres Herzens zutiefst. Diese Gefühle sind die Basis für ihr Handeln. Das gilt natürlich ebenso für Sarah wie auch für jeden anderen Menschen. Schneewittchen ist auf einer Ebene die stofflich gewordene Essenz der inneren Kinder ihrer Eltern. In ihrer eigenen Lebensgeschichte symbolisiert sie sowohl die tote Mutter (weibliches Ahnenfeld = innere Versorgungsfähigkeit) als auch die Ohnmacht und Machtlosigkeit ihres Vaters (männliches Ahnenfeld = innere Führungskraft). Als inneres Kind trägt sie auch den unverletzten Kern in sich. Es ist die tiefe Verbundenheit der Seele. Sie hält das reine

Band der Liebe aufrecht in guten wie an schlechten Tagen, Jahren, Jahrhunderten ... Schneewittchens Mutter musste ihre liebe, kleine Tochter sehr früh physisch alleine lassen. Ihr Vater musste sie aufgrund seiner wie in den Bann gezogenen Gefühle emotional alleine lassen.

Auf 4 der von Sarah gezogenen Karten stand, dass ihre Aufmerksamkeit einem Verlust gefolgt ist. Wie soll man die Herausforderungen des Verlustgefühls meistern, ohne Verlust zu empfinden? Sarah hat einen wichtigen Teil ihrer Mutter verloren, die emotionale Unterstützung des Vaters, einen Teil ihrer unbeschwerten Kindheit und ihr Selbstvertrauen, ihre wahren Gefühle zu äußern. Wenn sie Liebe haben wollte, musste sie schweigen. Das war die Aufgabe. Es war ihr Abenteuer, das es zu lösen galt — genauso wie bei Schneewittchen.

Obwohl die Zwerge sie warnen, die Tür für Fremde nicht zu öffnen, öffnet Schneewittchen dreimal sofort ihr Herz für die armen Händlerinnen und damit auch die Tür. Wieso sollte sie auch jetzt allen Menschen misstrauen, nur weil sie mit der einen Frau schlechte Erfahrungen gemacht hat? Sie hat doch ein gutes Herz. Sie kann sich hineinversetzen in die Gefühle der Händlerinnen, sogar in die der Stiefmutter. Es existiert eine magische Verbindung zwischen ihr und Schneewittchen. Zunächst ist es die rasende Eifersucht auf Schneewittchens Schönheit. Diese Schönheit steht symbolisch natürlich für Schneewittchens reines, offenes Herz. Es hat den Bezug zur Seelenebene nie abgebrochen. Der Jäger sollte der bösen Königin das Herz von Schneewittchen bringen, damit sie es essen kann und somit diese Schönheit in ihr weiterlebt. Dann besitzt die böse Königin noch einen Spiegel als Werkzeug, der Schneewittchen selbst hinter den sieben Bergen bei den sieben

Zwergen aufspüren kann. Er kann Schönheit sehen und finden und steht im Dienste der Königin. Er ist ihr Werkzeug. Und wie so oft ist es das vermeintlich Böse, dem eine zentrale Funktion zukommt.

Betrachten wir Schneewittchens Perspektive: Sie versucht, die Gefühle ihrer Eltern zu verstehen und zu lösen. Diese Gefühle gehen mit dem Tod einher, und tapfer öffnet sie jedes Mal der Möglichkeit zu sterben die Tür. Sie hält ihr Herz währenddessen immer offen. Sie ist auf der Suche. Es ist ihr wichtiger als ihr Leben. Es ist ihre Lebensaufgabe. Sie folgt ihrer toten Mutter über die Schwelle und kehrt jedes Mal zurück, weil sie in ihrer Welt gleichzeitig den Kontakt zu den Zwergen in ihrem Herzen aufrecht hält, die sie jedes Mal retten, wenn sie nach Hause kommen.

Auf der dritten Ebene, auf der Ebene der Seelen angekommen, wo sich Schneewittchens Eltern und auch Sarahs Gefühle aufhalten, können die Zwerge nicht helfen. Sie können nur bei ihr bleiben und sie beobachten auf ihrem mutigen Weg ins Reich des Todes und der Seelen. Die Tiere des Waldes kommen, um Schneewittchen dabei zu helfen. Eine Taube, ein Rabe und eine Eule begleiten mit wachsamen Augen ihre Reise.

Im Kartenset geht es bei dem Raben zentral um die ICH-Findung. Dafür muss er den Widerspruch zwischen Körperlichkeit und Spiritualität in sich lösen. Die Taube wünscht sich hoffnungslos Frieden und weiß keinen besseren Rat, als sich zurückzuziehen – ebenso wie Sarah und Schneewittchen sucht sie das Reich der Seelen auf, um Frieden zwischen den Missverständnissen der verschiedenen Ebenen zu schaffen.

Die Eule wagt sich, ihre Themen der Nacht zu repräsentieren. Sie findet ihre Seelennahrung im Zwielicht und der Dunkelheit. Sie kann in der Dunkelheit sehen und ihren Blick 180° Grad drehen.

In diesem wachsamen Moment der Begleitung findet die innere Führungskraft in Gestalt des Prinzen den Weg zu Schneewittchen. Gleichsam macht ihr starkes Feld mit dieser besonderen Trauerfeier und den vielen Begleitern den Prinzen überhaupt erst auf sie aufmerksam. Auf dem Weg zu seinem Schloss stolpert einer der Zwerge, die den Sarg tragen. Durch diesen unerwarteten Kontakt gerät der Sarg ins Rutschen und das Stück des vergifteten Apfels fällt aus Schneewittchens Rachen heraus. Sie lebt und kann atmen. Das letzte Hindernis zwischen ihrem Kopf und ihrem Körper ist verschwunden. Sie kann ihre junge, schöne, innere Führungskraft glücklich erstrahlen sehen. Nun ist die Zeit der Trennung vorbei, in der

- Mütter ihre Töchter verlassen
- Männer ihre Frauen und Töchter verlieren
- Königinnen den Kontakt zu ihrem inneren Kind verlieren
- Kinder gleich beide Eltern verlieren

Und da die Seelen auch über Generationen nie gestorben sind, begegnen sie sich heute in ihr. Sie feiern ihre Hochzeit als Mann und Frau. Symbolisch haben in dieser Generation die innere Führungskraft und die innere Versorgungsfähigkeit wieder zueinander gefunden. Ihre Seele kann sich im Leben entfalten.

Auch die böse Königin wird nämlich zu dem Fest geladen. Und der junge König befiehlt ihr in glühenden Schuhen zu tanzen. Diese starke Symbolik enthält die weiblich tanzende Frau und das männliche glühende Metall. Die Wunden der älteren Generation zwischen weiblichen und männlichen Aspekten finden in diesem tödlichen Tanz ihren schmerzhaften Ausdruck.

Betrachten wir hierzu ganz kurz die Geschichte aus der Perspektive der bösen Königin. Der König, der sie zur Frau nahm, war vollkommen mit dem Verlust seiner ersten Frau beschäftigt. Selbst für seine Tochter war er nicht mehr da. Er hat sich nicht gekümmert. Ist es nicht die Aufgabe eines Mannes, der zudem auch noch König ist, seiner Frau zu vermitteln, dass sie als Königin an seiner Seite selbstverständlich die Schönste ist? Diesbezüglich versagt er komplett. Er ist abwesend und dadurch seiner ersten Frau im Tod näher als seiner zweiten Frau im Leben, welche sich des magischen Werkzeugs, des Spiegels bedient. Er soll diese Aufgabe anstatt des Königs übernehmen. Der männliche Aspekt fehlt der bösen Königin ebenso an ihrer Seite wie eine weise innere Führungskraft. Zwischen König und König steht ein unüberwindbares Hindernis. Sie symbolisieren eine Trennung von Aspekten, die eigentlich zusammengehören. In dieser Lücke der vermeintlichen Unverbundenheit kann das sogenannte Böse seine Macht entfalten.

Als zweite Frau übernimmt die böse Königin auch den zweiten Aspekt der Muttergestalt von Schneewittchen. Sie ist dadurch Teil von Schneewittchens Feld geworden und symbolisiert zusätzlich einen Aspekt ihrer inneren Versorgungsfähigkeit. Die Eifersucht der bösen Königin ist ahnenmedizinisch betrachtet somit ein Teil ihres eigenen Ichs, dem sie immer wieder begegnet und die Tür öffnet. Jedes Mal stirbt sie fast. Sie durchlebt dadurch die Gefühle des inneren Kindes der bösen Königin – ihrer Stiefmutter –, der Frau an der Seite ihres Vaters. Die Königin ist ihr Torwächter.

Im positiven Sinne kommt der Torwächter immer wieder hinter ihr her. Er findet sie sogar hinter den sieben Bergen und hat magische Werkzeuge. Jedes Mal ist es eine Prüfung für Schneewittchen. Sie hat immer die Wahl, ihr Herz zu verschließen, wie ihr Vater es tat. Sowohl ihre Mutter, als auch ihre Stiefmutter symbolisieren starke Gefühle aus dem weiblichen Ahnenfeld, die im Märchen mit dem Tod einhergehen. Egal wie man es interpretiert – ob man das innere Kind ablehnt oder ob der physische Körper sich zurückzieht –, es handelt sich um Gefühle, die bis ins ganz alte Ahnenfeld hinausreichen. Sie klopfen immer wieder an deine Tür, um dein Herz zu prüfen, ob es stark und bereit genug ist, um in den Kontakt zu gehen mit deiner Seelenebene.

Schneewittchen und Sarah haben gewählt. Das schwierige Gefühl aus der alten Zeit durfte nun „an sie gehen", sie ließen es anklopfen. Sie beide haben ihre Orientierung zur Chorda dorsalis – einer gemeinsamen Mitte – für alle Beteiligten aller Ebenen über alle Jahre gehalten. Sie haben es möglich gemacht, dass alte Wunden in ihrem Leben sichtbar werden durften, und sie haben sie zur Lösung gebracht. Sie haben wahrlich verstanden, dass wir nicht nur ein Körper in einer Zeitdimension sind.

Und mit dieser Gewissheit haben sie allen kleinen Augen aller Zellkerne über mehrere Generationen hinweg den Schrecken der Isolation genommen. Alle gehören dazu. Sie feiern Hochzeiten und schwimmen mit ihren Männern im Wasser, als wäre es das verständlichste Ende der Welt.

Katharina oder das innere Kind im Knochen

Die 36-jährige Patientin Katharina suchte meine Praxis auf, weil sie beim Bergklettern abgerutscht und mit ihrer Schulter heftig auf eine Felswand aufgeschlagen war. Die Brüche waren schon länger verheilt, doch ihre Schulter schmerzte stark und sie konnte sie nur schwer bewegen. Nachdem ich die Patientin manuell behandelt hatte, bat ich sie, eine Seelenhomöopathie-Karte mit geschlossenen Augen aus beiden durchmischten Sets des Makro- und Mikrokosmos zu ziehen, zu dem Kerngefühl dieses Unfalls.

Sie zog eine Karte aus dem Mikrokosmos: **Symphytum officinale (Beinwell)** aus der Rubrik des weiblichen Ahnenfelds. Es ging bei diesem Unfall folglich um eine Gefühlsenergie des weiblichen Ahnenfelds, das darin zum Ausdruck kam.

Jede Zeile ging mit ihrem Gefühlsleben in tiefste Resonanz. Der Aspekt, sich im „Schwierigen" verstanden zu fühlen, ist wesentlich, um überhaupt Bewegung in die Stagnation des Konflikts zu bekommen. Es geht hier Zelle für Zelle und Schicht um Schicht um Vertrauen, und das entwickelt sich erst dann, wenn es geht, und nicht vorher.

Symphytum officinale
Beinwell
· Verlust körperlicher Freiheit und des „Vaters"
· Gefangen im Schock des Versagens
· Fühlt sich verlassen und einsam - unsägliche Trauer
· Eine unverarbeitete Niederlage belastet fast alle Kontakte
· Kann nie wieder geliebt werden · Besetzter Platz
· Versucht vergeblich Struktur zu bestimmen - ohne Träume
· Kann die Verbindung nicht halten - Ausrutscher
· Lebt ohne Lust · Fehlende Resorption des Lebens
Lösungsweg:
Nimm Kontakt auf zu deiner Sinnlichkeit und den weiblichen Anteilen in dir... sie sind tief verbunden mit erschütternden Wunden deiner Ahnen. Geleite Beinwell mit allen Sinnen an diese Wunden. Für Wurzelheilung ist es nie zu spät.

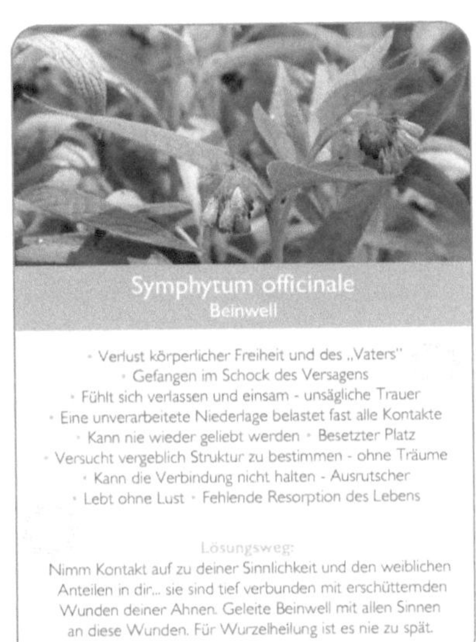

Nach einer intensiven Zeit der Stille fragte ich sie nach ihrem sehnlichsten Wunsch, den sie rasch mit dem sehnsüchtigen Gefühl nach einem Partner beantwortete. Da sie nicht viel von ihrem weiblichen Ahnenfeld wusste, das sie bis dahin nicht wirklich interessiert hatte, bekam sie die Hausaufgabe, sich bei ihrer Mutter zu informieren. Drei Wochen später wendeten wir uns ihrem weiblichen Ahnenfeld zu: Es stellte sich heraus, dass ihre Mutter sich vom Vater getrennt hatte, als meine Patientin 15 Jahre alt war. Deren tiefste und größte Angst war es immer gewesen, dass ihr Mann sie mit einer anderen Frau betrügen könnte. In Wirklichkeit hatte er sie sogar bereits kurz nach der Hochzeit, während der Schwangerschaft mit meiner Patientin, bis zum Zeitpunkt der Trennung durchgängig betrogen, und zwar mit ihrer allerbesten Freundin.

Die Großmutter mütterlicherseits hatte ihren Mann zutiefst geliebt. Dieser musste damals in den Krieg ziehen und geriet in Kriegsgefangenschaft. Er überlebte und kehrte zurück zu seiner Frau in seine Heimatstadt. Doch kurz bevor er bei ihr ankam, wurde er von einer Straßenbahn überfahren und verstarb noch am Unfallort. Die Großmutter heiratete später ein zweites Mal. Aus dieser Ehe entstammt die Mutter meiner Patientin. Ihr Herz hat ihre Großmutter jedoch für diese Ehe nicht mehr geöffnet. Dieser tief sitzende Schock des plötzlichen Verlusts ihres weiblichen Felds hat sich als Gefühlsgehalt in ihrem Unfall entbunden. Die Kraft der Position dieses Ahnenfelds zu verstehen, ist dabei unglaublich wichtig. Es handelt sich um eine Energie, die sie ihr ganzes Leben lang beeinflusst. In Moment des Unfalls kam ein alter Konflikt an die Oberfläche.

Katharina erzählte in dieser Sitzung sehr anschaulich, wie der Unfall beim Bergsteigen ablief. Sie näherte sich, am Seil hängend, rasant einer Felswand und im letzten Moment zog sie ihre Hand weg, sodass der Aufprall mit der Schulter geschah. Als sie in meine Praxis kam, konnte sie ihre Schulter im Alltag bereits wieder fast schmerzfrei bewegen.

Die Entbindung alter Schreck- und Schockenergie ist ein wesentlicher Schritt im Heilungsverlauf diverser Symptome. Auch die heilende Fähigkeit des Beinwells sei hier natürlich erwähnt. So hat Beinwell ein sehr starkes Gefühl für den Ätherleib. Ein kleines abgebrochenes oder zerschnittenes Stückchen Beinwellwurzel vermag es, sich an den großen, prächtigen Ätherleib seines ganzen Pflanzenkörpers zu erinnern und ihn in Windeseile in seiner vollkommenen Struktur nachzubauen, wenn man es in die Erde pflanzt. Die kognitive Resonanz mit Beinwell, das Angesprochensein, das etwas darin Wiedererkennen, hat hier den Schock der Verletzung einer Beziehungsstruktur berührt. Ein Gedanke ist eben blitzschnell und vermag dadurch, einen ganzen Körper mit der Idee der Wundheilung zu inspirieren.

Beim dritten Termin bat ich Katharina, zum gleichen Thema noch zwei Karten zu ziehen, und zwar eine aus der persönlichen Ebene und eine aus der Seelenebene, damit sich die gebundene Aufmerksamkeit aus dem weiblichen Ahnenfeld noch weiter lösen kann.

Sie durfte aufgrund der Resonanz der Rückseitenbilder jeweils 6 Kartenstapel frei wählen. Sie entschied sich für zwei Stapel aus dem Mikrokosmos aus der Achse der Entfaltung. Auf der persönlichen Ebene zog sie aus der Kategorie „Verbundenheit“ die Zone der **Nebennierenrinde,** die für die Ausschüttung der Glucocorticoide zuständig ist. Der Hauptvertreter der Glucocorticoide ist Cortison. Die Verbundenheit wird im Mikrokosmos durch Hormondrüsen repräsentiert, damit waren wir konkret beim Thema der persönlichen Gefühle angelangt. Seit ihrem fünften Lebensjahr litt die Patientin an Asthma und nahm regelmäßig Cortison ein. Eine starke stoffliche Resonanz. Dennoch bezog sich die Karte natürlich nur auf den aktuellen Konflikt des Kletterunfalls. Auf der Cortison-Karte empfand sie darüber hinaus die Aussagen „Eine wichtige Position ist durch alte Bindung besetzt“ und „Verletzte Gefühle verbrauchen das Leben“ als sehr treffend für die Gefühlslage aus ihrem weiblichen Ahnenfeld.

Cortex glandulae suprarenalis
Nebennierenrinde - Mittlere Schicht
· Doppeltes Leben - fühlt sich nicht eigen - ungeehrt
· Verletzte Gefühle verbrauchen das Leben
· Chronische unterschwellige Not macht einsam
· Perfekt verborgene Angst in träger Gelassenheit
· Eine wichtige Position ist durch eine alte Bindung besetzt
· Unerträglicher Seelenhunger versteckt in vermeintlicher Fülle
· Wie die Vertuschung einer verbotenen Liebe
· Müde durch lange vergebliche Suche nach einem Ausweg
Lösungsweg:
Trenne dich von alten Verträgen und leblosen Konzepten.
Treue bist du nur deiner Seele schuldig... wage den Kontakt.
Kreire ein Seelenbild für deinen Verlust und übergebe es
dem großen Zyklus. Dein Körper ist kein Gefängnis.

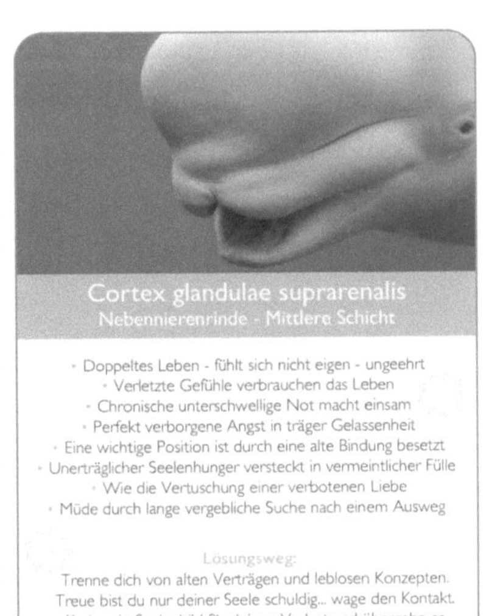

Bei den Worten „Chronische, unterschwellige Not macht einsam“ strahlte sie fast und sagte: „Genauso fühle ich mich.“ Es mag fast banal klingen, aber dies war der authentische Weg durch ihre Gefühle hindurch, von der verletzten Schulter, durch den Schock, durch ihr weibliches Ahnenfeld, bis hin zu ihrem eigenen Gefühl. So haben wir einen wichtigen Teil von ihr gefunden — ein wichtiges Kerngefühl hat sich durch die Karten berühren lassen.

Anschließend widmeten wir uns ihrer Seelenebene. Sie zog aus der Seelenebene Wesen das Rumpelstilzchen mit der Überschrift: „Das geheime Band des inneren Kindes“. Wir bewegten uns hier also in der Gefühlswelt der Märchen: Märchen stellen die handelnde Person immer vor konkrete Aufgaben. Man hat im Märchen immer eine Wahl zu treffen. Die Auseinandersetzung mit diesen Karten ermöglicht es ganz konkret, sich aus alten Konflikten zu lösen. Meine Patientin war einerseits etwas empört, weil sie das Märchen „Rumpelstilzchen“ als Kind eher gruselig gefunden hatte und nicht mochte. Anderseits war sie sehr berührt von der Überschrift und dem dazugehörigen Bild.

Rumpelstilzchen
Das geheime Band des inneren Kindes
· Verlust der Kindheit - zerrissene Seele
· Fühlt sich überfordert - ausgeliefert - betrogen
· Will nicht erkannt werden - lieber nie ich
· Sehnsucht nach Lebendigkeit und Geborgenheit
· Hass auf den Vater - Hass auf sich selbst - schuldig
· Weniger als ohne Mutter - auf ewig verlassen
· Geheimnisse scheinen die einzige Sicherheit zu sein
· Erkannt werden ist wie sterben... nur schlimmer
Lösungsweg:
Lang ist das Band deines Seelenweges...
Lang ist der Weg deines Erwachens in deinem Wert.
Das Gold deiner Seele hat dich in der tiefsten Not beschützt...
lasse dich nach und nach wieder berühren - sei königlich.

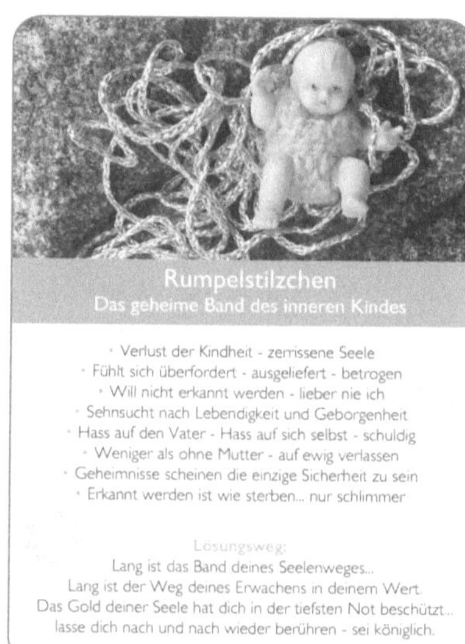

Wir verbrachten eine intensive Zeit damit, jede Kleinigkeit der Karte ihrem Leben zuzuordnen, und beschäftigen uns mit der Bedeutung des Märchens für ihren Konflikt. Die unterschiedlichen Aspekte des fehlenden Vaters und der fehlenden Mutter beschäftigten sie für einige Wochen. Das war wichtig, denn sie begegnete dadurch ihrer eigenen inneren Führungskraft und trifft heute starke Entscheidungen, ohne vom Kummer oder den Sorgen ihrer Ahnen gesteuert zu werden. Sie lernte kurz darauf Männer beim Surfen und Drachenfliegen kennen und ist für eine feste Partnerschaft bereit. Der Schulter geht es seitdem wieder gut.

Bei mir verabschiedete sie sich mit den lachenden Worten: „Das war wirklich der beste Unfall, den ich je hatte, und ich hatte vorher schon viele, aber diese Felswand ist zu mir gekommen, um etwas gehen zu lassen."

Ahnenmedizinischer Exkurs –
Aus dem Seelenleben Rumpelstilzchens

Rumpelstilzchen hat feine Wahrnehmungen. Es fühlt die Not der Müllerstochter. Der Vater der Müllerstochter kommt in Schwierigkeiten und entscheidet sich für eine Lüge auf Kosten seiner Tochter. Der Vater begeht damit einen Vertrauensbruch seiner führenden und versorgenden Rolle. Er hat sich entschieden, aber dieser Teil lebt auch als Erfahrung der eigenen inneren Führungskraft in seiner Tochter weiter. Sie wird entscheiden müssen, was sie aus diesem Erbe macht, eingesperrt in der Kammer des Königs. Diese Kammer symbolisiert den Raum des inneren Kinds: hilflos, betrogen, der Willkür einer Lüge ausgesetzt, aber mit ihrer Liebe zum eigenen Leben.

Hier begegnet ihr Rumpelstilzchen – der zweite Aspekt des inneren Kindes. Von nun an teilen sie sich die Aufgabe: Es hilft ihr mit seinen magischen Kräften, und sie bezahlt es dafür.

Der Betrug des Vaters und die Habgier des Königs durchlaufen gleichermaßen alle 3 Ebenen. So kommt es dazu, dass die Müllerstochter Rumpelstilzchen in ihrer Not einen Preis aus der Zukunft zusagt, den sie zu diesem Zeitpunkt noch gar nicht fühlen kann. Sie spaltet den Gedanken daran ab. Rumpelstilzchen hilft erneut, sie darf leben, den Prinzen heiraten und ihr Glück genießen.

In dem Moment, der sie selbst zur Mutter werden lässt, wird an ihrer eigenen inneren Führungskraft gerüttelt. Sie wird an ihr großes Versprechen erinnert: Sie verkaufte ihr Kind in ihrer Not, wie ihr Vater es zuvor getan hat. Ihre Ehrlichkeit und Wahrhaftigkeit stehen nun auf dem Prüfstand. Wenn sie Rumpelstilzchen erkennt, also beim echten Namen nennt, kann das Kind bei ihr bleiben, ansonsten wird es ihm übergeben.

Sie schafft es, findet den Namen und in Rumpelstilzchen als abgespaltener Teil ihres inneren Kinds werden die ganze Wut, Ohnmacht und Zerstörung sichtbar und fühlbar, die sie damals selbst abspaltete, als ihr Vater sie dem König als dessen Frau übergab. Rumpelstilzchen zerreißt sich selbst vor Wut. Die junge Frau kann ihre eigene Wut und Verzweiflung nun erkennen und benennen. Den Namen ihres inneren Kindes zu finden, welches alle Scham und Zerstörung in sich aufgenommen und getragen hat, lässt ihr eigenes Kind leben, bei einer wahrhaften Mutter mit ehrlicher Führungskraft. Rumpelstilzchens Leistung wird dadurch geehrt. So kann seine Seele hinüber zu ihrem Kind ins Leben gehen.

Hendrik oder der Junge, der nur spielen wollte

Hendrik – ein Mann im Alter von etwa 60 Jahren – saß in meiner Praxis direkt vor mir, als ich fragte, was denn mein Auftrag sei. Seine Antwort lautete: „Meine Frau hat mich geschickt." „Fein. Das freut mich", erwiderte ich. Ich kannte seine Frau, eine tatkräftige, selbstständige Physiotherapeutin, die bereits Fortbildungen bei mir besucht hatte. Sie lebten einige Autostunden entfernt von meiner Praxis. Ich bohrte bei ihm nach, ob es denn ein Anliegen gebe, weswegen ihn seine Frau geschickt habe, da man so eine weite Strecke gewiss nicht ohne Grund fahre. Er berichtete mir von Rückenschmerzen, die allerdings sowohl von seiner Frau und einem Osteopathen in seiner Gegend behandelt worden und nun weg seien.

„Tja", sagte ich laut denkend: „Dann habe ich gar nichts zu tun? Was machen wir denn dann jetzt? Gibt es nicht irgendein Anliegen, was sich an mich richtet?" Zunächst wiederholte er beide Sachverhalte ... seine Frau habe ihn geschickt usw. Ich hielt die Spannung meiner gestellten Frage währenddessen innerlich aufrecht.

Völlig unvermittelt begann er von seiner Arbeitssituation zu berichten. Mit leuchtenden Kinderaugen erzählte er mir von seinem

Job. Er war bei der Stadt angestellt und für die Jugendarbeit tätig und hatte in den letzten 30 Jahren zahlreiche kreative Jugendprojekte entwickelt und geleitet zu den Schwerpunkten Sport und Bildung. In diesem Job gab es festgelegte Beträge, die für die jeweiligen Projekte bereitgestellt wurden sowie Beträge, die von den Jugendlichen für die Projektteilnahme zu zahlen waren. Und es gab vorgeschriebene Wege, diese zu beantragen. Viele trockene Formalitäten, ein Spielraum für Freiheit und Kreativität sah das System nicht vor.

Immer wenn Hendrik eine neue, kreative Projektidee hatte, fragte er die älteren Kollegen, wie man denn an mehr Geld kommen oder ein Projekt, z. B. durch prominente Beteiligung, aufwerten könne. Die Antworten waren stets entmutigend: „Da gibt es keinen anderen Weg. Du musst ganz genau die vorgegebenen Schritte befolgen. So war das schon immer. Finde dich damit ab, und mach einfach deinen Job.“ Umso erstaunlicher war es, dass er seine individuelle, unvoreingenommene Herangehensweise behielt. Hendrik dachte immer, völlig frei von Regeln, über alternative Möglichkeiten nach und schaffte es auf diese Weise in den meisten Fällen, seine Projekte kurzerhand aufzuwerten und weitere Unterstützung zu akquirieren.

So verbrachte mein Patient glücklich und zufrieden viele unbezahlte Überstunden auf seiner Arbeitsstelle, weil er seine Arbeit mit den Jugendlichen liebte und er durch seine unkonventionelle Art viele Freiheiten hatte, um seine Kreativität auszuleben. Durch seine Erzählung erhielt ich einen guten Eindruck von seinem Wesen.

Das Anliegen: Vor ein paar Jahren bekam Hendrik einen neuen Chef, mit dessen Einstellung all seine Freude an der Arbeit verloren ging. Diesen Mann kannte er seit seiner Jugend, sie hatten eine durchaus freundschaftliche Beziehung zueinander.

Jetzt war alles ordentlich. So wie es sein sollte auf einer Behörde. Die Kollegen betrachteten es mit Genugtuung, auch wenn sie ihren Neid vorher niemals offen kundgetan hatten, kam er im Nachhinein sehr deutlich zum Vorschein. Die Situation war so unangenehm für Hendrik geworden, dass er seinen Vorruhestand beantragt hatte und zu dem Zeitpunkt unseres Treffens nur noch einige Monate zu arbeiten hatte, um seine Mindestrente zu sichern. Er wollte lieber mit weniger Geld auskommen, als unter den neuen Umständen weiterzuarbeiten.

Ich hatte unterdessen einige Gefühle notiert, die sein Anliegen darstellten: Verlust von Freude und Leichtigkeit – Abhängigkeit – Neid – verlorene Ehre. Mit diesen Begriffen und der gefühlsgeladenen Stimmung im Raum begannen wir die Reise in seine 9 Lebensfelder. Ich ließ ihn anhand der Rückseiten frei ausgewählte Karten auf seine 9 Lebensfelder verteilen. Sofort auffällig war für mich die doppelte „Freiheit", von der sich eine auf seinem Lebensfeld des Selbstvertrauens befand, während die andere im Lebensfeld der Seelenebene Wesen lag. Um zwei verschiedene Arten der Freiheit handelte es sich ja auch bei seinem Thema: eine kreative, an allen Regeln der Kunst vorbei agierende sowie eine eingesperrte, unterdrückte Freiheit.

Die Freiheitskarte auf seinem Lebensfeld: Die Karte Seelenebene Wesen las er zuerst und entschied sich schnell für die wichtigste Zeile, die ich für ihn notierte. Es war die Karte des **Nervus oculomotorius – der Augenbewegungsnerv** und er wählte die erste Zeile aus: „Verbiegt sich für alle anderen auf Kosten der eigenen

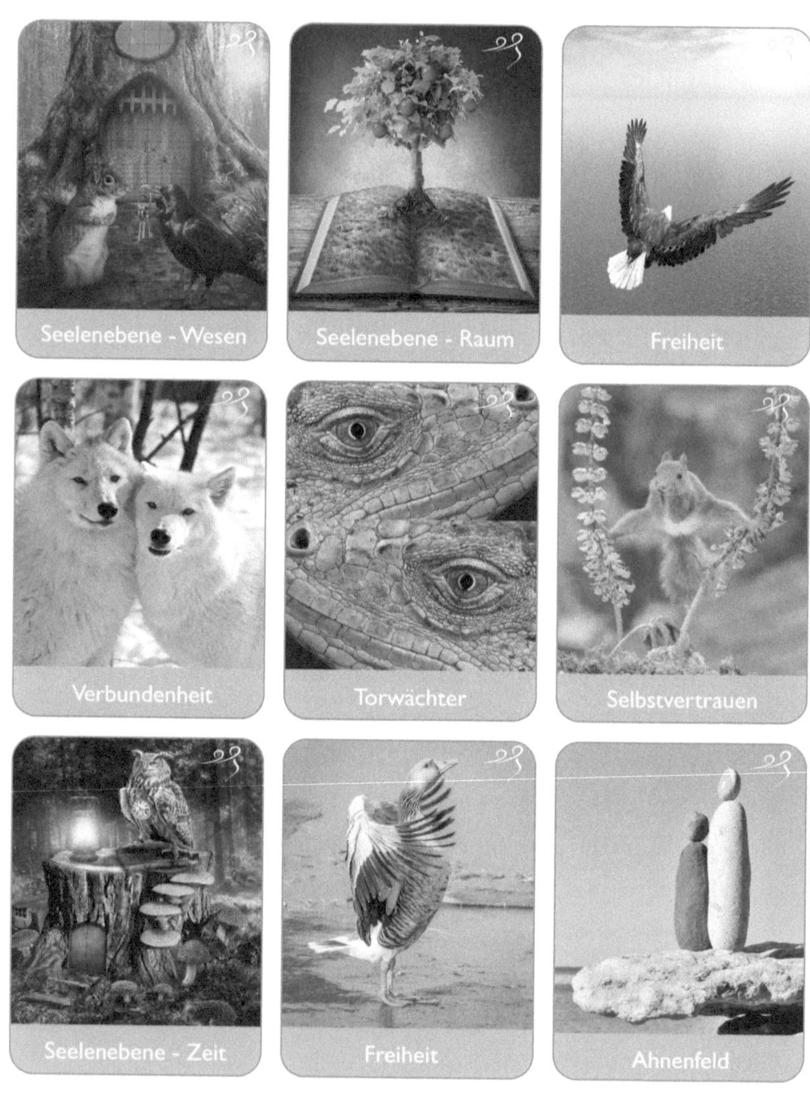

Freiheit.“ Er ging sofort weiter zu seinem Lebensfeld des Torwächters und hier, in der Mitte seiner Lebensfelder, lag – auch richtig platziert – ein Torwächter aus dem Makrokosmos – die **Boa constrictor – die Abgottschlange.** „Kontrollverlust“ wählte er aus und „ist angetrieben durch Ungeduld und Zorn“. Genauso flink arbeitete er sich durch alle anderen Karten weiter. Es war eine der schnellsten Runden, die ich je erlebt habe.

Auf seinem eigentlichen Lebensfeld der Freiheit begegnete er dem Froschkönig. Er war fasziniert, dass im Prinzip jede Zeile zu ihm passte. Besonders lachen musste er allerdings über die Eigenschaft „will nur spielen“. Er erklärte mir, dass er diesen Satz immer wieder von seinen Kollegen hörte. Sie scherzten oft untereinander oder mit dem alten Chef: „Ach, der Hendrik, der will doch nur spielen.“ Sein Lachen sollte weitergehen: Auf seinem Lebensfeld des Selbstvertrauens war nun seine zweite Freiheit zu finden. Die Karte stammte aus dem Makrokosmos und es handelte sich um den **Ara macao – den Papagei.** Es war gerade die Kombination aus Papagei und Froschkönig, die echtes Erstaunen in ihm wachriefen. Da stand „bunter Vogel“ und Hendrik konnte es nicht fassen. Das war quasi sein Spitzname auf der Arbeit. Noch einige Male wiederholte er die Kombination: „Der bunte Vogel – der will ja nur spielen“ und an mich gerichtet: „Das kann doch jetzt echt

Froschkönig
Die goldene Kugel des Verstandes
· Fühlt sich beschämt und ungerecht behandelt
· Geschwächte Führungskraft · Will doch nur spielen
· Die ganze Welt erscheint als Lüge
· Hat große Angst vor den wahren Gefühlen
· Im Widerstreit mit allen Abhängigkeiten
· Innere tobende Wut verschließt das Herz
· Die Aufrechterhaltung einer perfekten Fassade kostet alles
· Hat große Angst, sich Fehler einzugestehen
Lösungsweg:
Lass dein inneres Kind ruhig mal in den Brunnen fallen.
Wenn du den Grund nicht mehr sehen kannst...
bitte die Wahrheit herein. Dein Verstand sehnt sich nach
der Sanftheit deines Herzens. Lass es die Kutsche ziehen.

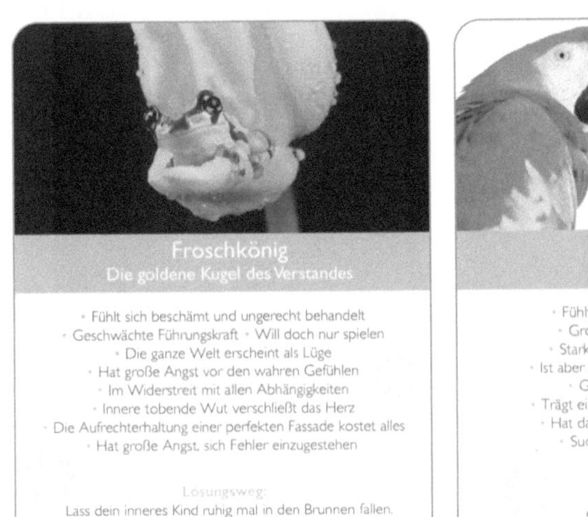

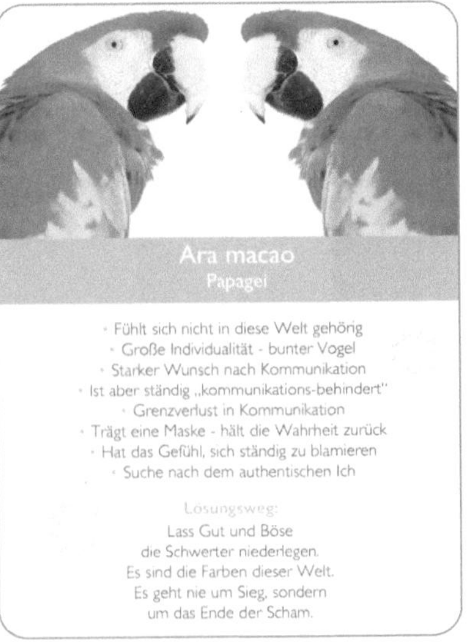

nicht wahr sein, was sind das denn für Karten?“ Neben dem bunten Vogel wählte er noch die Zeile aus dem Lösungsweg: „Das Ende der Scham“ aus. Wie gesagt — wir waren ruck-zuck fertig mit dieser Runde und ihren Botschaften.

Als nächsten Schritt sortierten wir seine Lebensfeldkarten in die richtigen Lebensfelder. Die Freiheit gab es doppelt, dafür fehlte die innere Führungskraft — das männliche Ahnenfeld. Ich lies ihn eine der doppelten Freiheitskarten aus seinem Feld auswählen und herausnehmen und in ein dafür vorbereitetes Extrafeld legen.

Er wählte den **Nervus oculomotorius** aus und holte ihn aus seinem Feld. Ich bat ihn, sich zu dieser Extrakarte zu setzen. Ich wollte wissen, wie es sich anfühlt in diesem Feld. Hier stoppte jetzt zum ersten Mal die Geschwindigkeit. Er konnte nichts sagen. Unsere Aufgabe war es jetzt, herauszufinden, was passiert war. Dafür durfte er zunächst mal die fehlende Führungskraft ziehen, um sein eigenes Feld zu vervollständigen.

Er zog **Aurum metallicum — Gold.** Diese Karte stand für den König, und es ging um die Sehnsucht nach Anerkennung in einer hoch angesehenen Stellung. Hendrik lenkte seine Aufmerksamkeit wieder auf das aussortierte Extrafeld, während ich mich in das Lebensfeld seiner Freiheit begab, um mitzufühlen, was hier passiert war.

Im Vergleich zu dem vorherigen Arbeitsschritt verbrachten wir wohl eine gefühlte Ewigkeit in diesem ersten Schritt des Rätsels. Aber im Gegensatz zu allen bisherigen Sitzungen, die ich bis zu diesem Zeitpunkt begleitet hatte, war es dennoch mit Abstand die schnellste überhaupt. Die Geschwindigkeit des Prozesses war wie eine weitere teilnehmende Persönlichkeit.

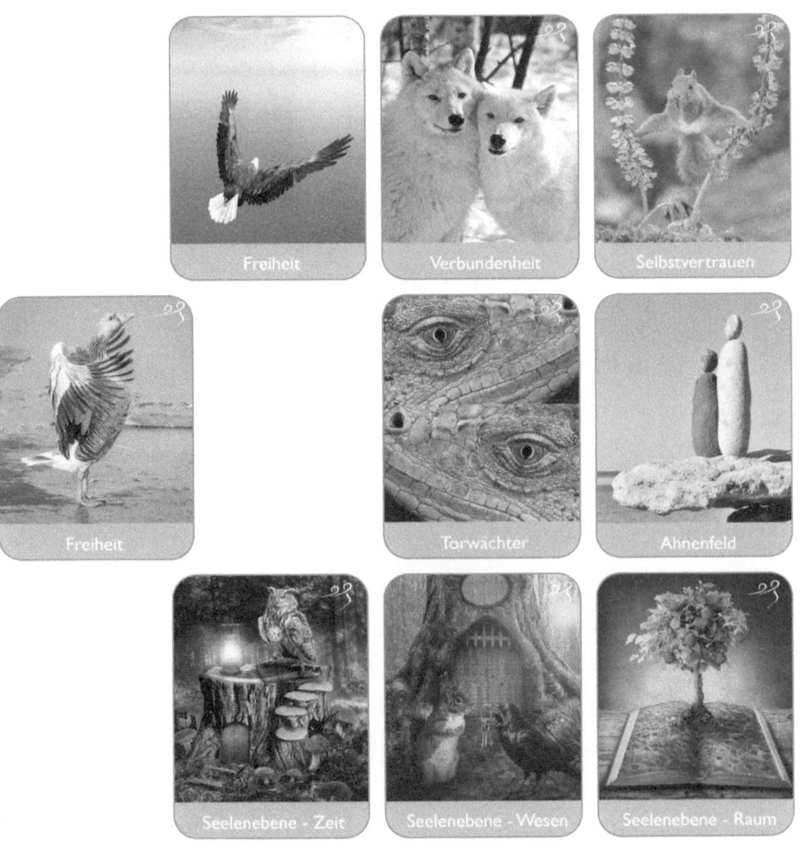

Die Rolle des Königs war Hendrik wichtig. Da er auch den Froschkönig gezogen hatte, dessen Geschichte sich ebenfalls in einem Königsschloss abspielt, führte uns der Weg von Hendriks Resonanz auf diese Fährte. Wir betrachteten nochmals die Karte des Froschkönigs und seine ausgewählten Sätze: „geschwächte innere Führungskraft — fühlt sich beschämt und ungerecht behandelt — will nur spielen". Die Karte des Froschkönigs lag im Konflikt gezogen auf dem Feld seiner Freiheit und genau in seiner Freiheit fühlte sich Hendrik ja eingeschränkt. Da der Froschkönig eine Karte der Seelenebene ist, hat sich offensichtlich ein Seelenthema in seine persönliche Ebene des Hier und Jetzt geschoben. Bei Seelenthemen müssen wir auf die Suche nach einem Seelenbild gehen. Es machte hier keinen Sinn, nach Erlebnissen der Eltern oder Großeltern zu suchen, sondern wir mussten sein Gefühl so gut es geht durch ein Seelenbild berühren. Wir hatten an dieser Stelle keinen weiteren logischen, wissenschaftlichen Zugang, „nur" Hendriks Gefühle, an deren Resonanz wir uns jetzt entlanghangeln.

Mir ist an dieser Stelle wichtig, zu erwähnen: Bei einem Seelenbild geht es nicht darum, dass jemand etwas selbst in einer vorherigen Inkarnation erlebt oder ein Verwandter auf jeden Fall eine ganz bestimmte Situation so erlebt hat. Das kann ich auf wissenschaftlicher Ebene weder wissen noch möchte ich es behaupten. Das ist aber auch gar nicht so wichtig, weil mein Interesse einzig und allein darin besteht, die stagnierenden Gefühle — in diesem Fall von Hendrik — möglichst gut zu berühren, damit sich die Stagnation in seinem heutigen Konflikt lösen kann und er wieder zu mehr Handlungsfähigkeit gelangt. Um das zu erreichen, benötige ich auf der Seelenebene ein Seelenbild, das seinem Gefühl so ähnlich wie möglich ist. Es ist der gleiche Kontakt wie in Geschichten aus Büchern oder in Filmen, die Menschen tief berühren können und das Herz öffnen. Wir bewegten uns also gedanklich in eine Zeit der bewohnten Königschlösser hinein. Ich holte dafür ein Erinnerungssymbol und legte es zu Hendrik in sein ausgelagertes Feld. Was war passiert in dieser Zeit?

Ich fragte Hendrik, ob er ein Gefühl dazu hat, ob er selbst ein König war oder ob er am Hofe gearbeitet habe. Mit gefühlter Phantasie konnte Hendrik durch seine stetige Arbeit mit Kindern und Jugendlichen kinderleicht damit umgehen und sich in die Zeit versetzen. Seine Antwort kam sehr schnell: „Ja, ich habe hier gearbeitet, aber irgendetwas ist nicht richtig. Es fühlt sich nicht frei an. Ich fühle mich total schuldig. Ich habe wohl etwas Schlimmes getan dafür.“ Wir mussten für sein Seelenbild nicht lange auf die Suche gehen. Er hatte seine Kinder verkauft, um an die gehobene Stellung bei Hofe zu gelangen. Es war für ihn glasklar – so fühlte es sich an. Ich holte zwei Kinderpuppen und setzte sie in einen kleinen Handwagen in die entgegengesetzte Richtung zum Symbol des Königsschlosses.

Jetzt wurde es stiller. Auch das Gefühl der Zeit schien plötzlich wieder langsamer zu gehen. Worum ging es hier noch? Ich überflog die Karten und mein Blick viel auf die **Vanille** – die Karte seines Lebensfelds Verbundenheit, welche zu Beginn auf dem Platz seiner Führungskraft gelegen hatte. Auch wenn Hendrik für sich einen anderen Satz ausgewählt hatte, geht es bei der **Vanille** dennoch um eine Art Widerstreit mit dem Tod. Deswegen fragte ich jetzt an dieser Stelle, ob es vielleicht verstorbene Kinder in seiner Familie gebe?

Wir wurden tatsächlich fündig. Sein Vater hätte einen kleinen Bruder haben sollen, der aber während der Geburt gestorben war. Niemand sprach in der Familie über dieses Kind. Hendrik hatte es durch Zufall von seinem Vater erfahren, als er 19 Jahre alt war und sie gemeinsam auf dem Friedhof waren. Sein Vater hatte einen zweiten Strauß Blumen gekauft, den er an einem kleinen, etwas abgelegenen Baum ablegte. Es war kein Grab, und das war es auch, was sein Vater damals in sich hinein murmelte: „Nicht mal ein Grab gab es für ihn.“ Auf Hendriks damalige leise Frage an seinen Vater, was denn mit seinem kleinen Bruder passiert sei, antwortete der Vater nur dieses eine Mal ganz kurz: „Irgendeine seltene Krankheit, war interessant für die Forschung, aber darüber will ich nie wieder reden, mein Junge.“

Hendrik hatte es total vergessen, aber während er erzählte, sah er die Not seines Vaters, die ihm damals eher etwas peinlich war, in einem anderen Licht. Ich holte eine Jungen-Baby-Puppe und legte sie mit in Hendriks Feld. Wir legten symbolisch ein Stethoskop, Gummihandschuhe und eine Spritze hinzu. Als ich der Probe halber noch ein paar Geldscheine mit ins Feld legte, wurde Hendrik für diesen Moment richtig wach. „Ja, das ist es", sagte er sehr bestimmt. Er hatte schauerartige Hitze- und Kälteempfindungen, aber er war aufmerksam bei der Sache.

Wir waren einen Schritt weiter. Wir hatten das Seelenbild der verkauften Kinder, und wir hatten einen wohl an die Forschung verkauften kleinen, noch ungeborenen Jungen in seinem männlichen Ahnenfeld, das ihm ja in seinem Konflikt fehlte, gefunden. Die Sitzung hätte jetzt auch fertig sein können, aber die Wachheit hielt nur für einen Augenblick. Da war es wieder, das Gefühl der sich unendlich ausdehnenden Zeit. Es war sehr auffällig, weil Hendrik, wie ich schon erwähnt hatte, in allen Schritten grundsätzlich sehr zügig war. Hier war noch etwas, was wir bis jetzt noch nicht gefunden hatten. Das Gefühl war schwer zu benennen — am ehesten kam es noch einer Betäubung nahe, aber nicht wirklich. Um es klarer benennen zu können, mussten wir noch etwas Wesentliches verstehen ...

Dieser Moment ist nicht schlimm, sondern sehr wichtig. Es ist völlig logisch, dass wir irgendwann an ein Gefühl stoßen, was nicht einzuordnen ist. Genau danach suchen wir ja. Wenn man es gefunden hat, beginnt die Kontaktaufnahme zu der innewohnenden Intelligenz, der Eigenschaft des Gefühls. Bei Hendrik war allerdings besonders, dass wir in dieser schnellen Zeitfolge noch einen dritten wesentlichen Punkt finden durften.

Hendriks ganze Aufmerksamkeit galt, und dabei wirkte er völlig in Gefühle versunken, seinem Extrafeld. Wir klärten miteinander, dass hier noch etwas war, was ihn in seiner Freiheit einschränkte. Das bestätigte er nachdrücklich. Mit dieser Wahrnehmung gingen wir weiter in die Tiefe von Hendriks Konflikt: Ich bat Hendrik, noch eine weitere Karte zu ziehen. Hätten wir mit einem einzelnen Kosmos gearbeitet, hätte er jetzt aus dem anderen ziehen sollen. Da er aus beiden Sets Lebensfelder ausgewählt hatte, bekam er eine neue Dose, in der beide Kosmen komplett durchmischt waren. Er zog einen Torwächter aus dem Makrokosmos. Es war ein zweites Mal die **Boa constrictor – die Abgottschlange.** Er legte die Karte als Verbindungshinweis zwischen das große Feld seiner Lebensfelder und das Extrafeld. So hatte er zweimal den gleichen Torwächter gezogen. Aber wie sollte uns diese Information jetzt weiterbringen?

Boa constrictor
Abgottschlange
· Panik vor Kontrollverlust kontrolliert das Leben
· Unverzeihlichkeit regiert das Herz
· Fühlt sich ausgelaugt vom Lebenskampf
· Will mit aller Macht den eigenen Willen durchsetzen
· Ist angetrieben durch Ungeduld und Zorn
· Hoffnungslosigkeit und Verzweiflung bei Einsamkeit
· Verdauung wird angegriffen
· Das Leben kann nicht hingenommen/resorbiert werden
Lösungsweg:
Meister/in des Drucks -
Druck muss sich nicht gegen etwas richten,
sondern ist ein Teil einer zyklischen Bewegung
von Verdichtung und Ausdehnung.
Suche danach und lasse die Verdauung zu.

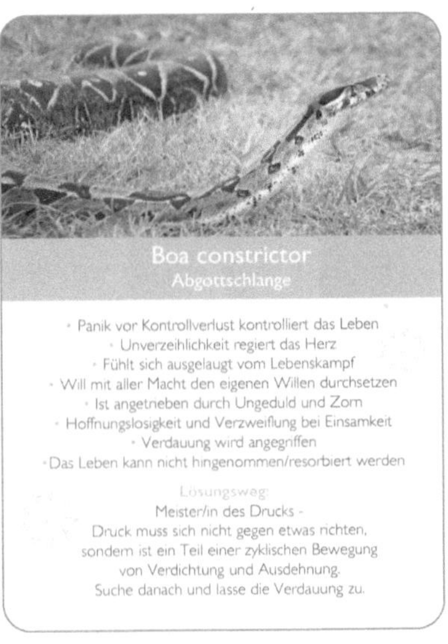

Die **Boa constrictor** ist die größte Würgeschlange. Sie erwürgt ihre Beute, indem sie sich um ihren Bauch wickelt und sich dann zusammenzieht. Sogar Zebras, Löwen oder kleinere Elefanten kann sie auf diese Weise für sich als Beute überwältigen. Sie ist die Meisterin des Drucks. Was hielt Hendrik in seinem Konflikt so dermaßen stark fest? Was hatte er in seinem Leben noch nicht verdaut? Und wie hing es mit dem Seelenbild und dem kleinen Bruder seines Vaters zusammen?

Hendrik las die Karte der **Boa constrictor** noch einmal laut vor und ebenso die Karte seiner aussortierten Freiheit. Genau da wollten wir ja einen Bezug finden. Vorhin hatte er die Karten leise für sich gelesen. Ich hatte nicht eingegriffen, weil jede Sitzung einfach eine wichtige, eigene Dynamik hat. Jetzt las er also den **Nervus oculomotorius** laut vor. Vorhin hatte er sich schnell für die erste Zeile entschieden, jetzt sickerten die anderen Zeilen in dieses halb offene, fühlend suchende Feld hinein.

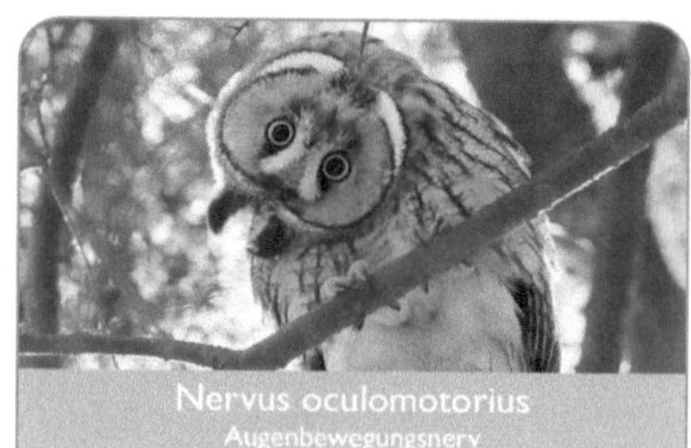

- Verbiegt sich für alle Anderen auf Kosten der eigenen Freiheit
- Stagnation und Durchhalten als Lebenskonzept
- Verbietet sich zu träumen - unmöglich
- Es muß einfach immer nach vom geblickt werden
- Folgt blind den Anweisungen des vermeintlichen Glücks
- Pflichterfüllung scheint der einzige Halt zu sein
- Verlust der Verspieltheit der Jugend - nie Kind sein
- Abfindung ist die verhängnisvolle vertraute Blickrichtung

Lösungsweg:

Deinen Blick zu wenden wird dich nicht vom Baum des Lebens fallen lassen. Vertraue dem Ast, auf dem du sitzt. Im Schatten deiner Nacht ruht die Nahrung deiner Seele. Öffne dich für die Beweglichkeit deiner Träume.

Und Hendrik begann zu erzählen: Er war zehn Jahre alt und ging mit seinem besten Freund spazieren. Während sie einen Weg entlangliefen, spielte sein Freund mit einem langen, dünnen Stock. Er ließ ihn vor sich auf dem Boden entlangschaben, sodass der Stock lustig vor ihm her hüpfte. Sie waren zwei sorglose Jungen, die nach einem wunderbaren Tag auf dem Fußballfeld auf dem Weg nach Hause waren.

Da löste sich unvermittelt ein größerer Splitter aus dem Stock seines Freunds und schoss blitzschnell und mit Wucht direkt in Hendriks Auge. Ab diesem Moment wurde es auf dem Auge schwarz. Das Auge blutete stark, der Splitter steckte noch darin. Als sie zuhause bei dem Freund ankamen, brachte ihn dessen Vater sofort in ein Krankenhaus. Seine eigenen Eltern wurden benachrichtigt, waren aber verreist.

Hendrik wurde noch an diesem Tag bis in die Nacht hinein operiert. Für diese Operation konnte er keine Narkose bekommen. Der Arzt machte ihm unmissverständlich klar, dass er auf gar keinen Fall erschrecken oder zusammenzucken dürfe während der Operation, weil sein Auge dann vielleicht verloren wäre. „Sei jetzt einfach stark mein Junge, dann schaffen wir es vielleicht, dein Auge zu retten, aber es sieht nicht gut aus.“ Was sollte Hendrik denn jetzt tun? Er wollte zu seinen Eltern. Er wollte weinen. Er wollte einfach nur wieder spielen gehen am nächsten Tag, in seinen Sommerferien ...

Da kam sie die **Boa constrictor,** im übertragenen Sinne, und legte sich um seinen kleinen drahtigen Körper: Panik, Kontrollverlust. Unverzeihlichkeit, Ohnmacht, Einsamkeit — diese Gefühle breiteten sich in ihm aus. Alles wand sich wie eine Schlange um seinen Körper, seine Gefühle und seinen Geist und drückte einfach zu. In diesem Moment „verkaufte“ er seine Kindheit für sein Augenlicht und die Haltung eines völlig coolen, starken Jungen, für den es gar keine Probleme gab. Er regelte das auf seine Weise — für sich. Wie auch sonst?

Sein Auge blieb bis heute etwas schief. Er konnte sehen, aber das Auge war deutlich verdreht. Auch ich hatte es natürlich auf den ersten Blick gesehen, hatte ihn aber nicht darauf angesprochen.

Das war jetzt wohl der richtige Moment. Außer seiner Frau hatte Hendrik niemandem diese Geschichte erzählt. Er hatte jedem, der fragte, etwas anderes erzählt — heroische Geschichten und Heldentaten. Hendrik erzählte noch von einer völlig blutigen Mandeloperation bei vollem Bewusstsein mit lokaler Narkose, die er ein Jahr später erleben musste. Und mit 14 hatte er noch eine

Blinddarmoperation mit Vollnarkose. Die Zeit während des Aufenthalts seiner Blinddarmoperation im Krankenhaus nutzten seine Eltern, um umzuziehen. Als er aus dem Krankenhaus kam, gab es für ihn weder sein altes Zimmer noch seinen Heimatort, in dem er seine Freunde hatte. Sie wohnten jetzt in einer anderen Stadt. Ein paar Tage später musste er zur Schule, ohne jemanden zu kennen. Er kam vom Dorf — er war der Neue, er war cool — er war ein bunter Vogel und er wollte nur spielen.

Die inneren Kinder in seinem Feld

Die inneren Kinder von Hendrik waren sein ganzes Berufsleben lang in seinem Feld sichtbar. Als er sich wegen des neuen Chefs, der sich als falscher Freund entpuppte, nicht mehr auf seine Weise um die Kinder in seinem Feld kümmern konnte, kamen die Gefühle seiner inneren Kinder dadurch an die Oberfläche. Der Preis der verlorenen Freiheit war ihm jetzt zu hoch.

An diesem Beispiel können wir sehen, wie intelligent die intensiven Gefühle des Schreckens sich bei dem Unfall in die Instanz des inneren Kindes verlagert haben und dennoch in einem gewissen Abstand immer im Feld anwesend blieben. Wir können die Distanz der Gefühle über drei Instanzen beobachten:

- Die verkauften Kinder am Königsschloss (gefühltes Seelenbild)
- Der fehlende Abschied des kleinen Bruders des Vaters in seinem männlichen Ahnenfeld, dessen Körper medizinischen Zwecken bereitgestellt worden war. (Dieser Punkt wurde in Hendriks späterer Recherche real bestätigt.)
- Der Freiheits- und Bewegungsverlust der physischen Struktur seiner Augenbewegungsmuskeln, die durch den **Nervus oculomotorius** innerviert werden.

Die Symbole der Jungenpuppe, das Stethoskop, Handschuhe, die Spritzen auf einem grünen Laken waren die dritte Instanz in unserer Arbeit. Jetzt stimmte alles. Auch das Gefühl für Zeit schien plötzlich wieder normal zu verlaufen. Hendrik war klar, wach und dynamisch. Er versank nicht mehr in seinen Gefühlen im Extrafeld. Hendrik konnte das Feld seiner verletzten inneren Kinder verlassen und in sein Feld gehen.

Wir klärten noch, dass er unglaubliche viele Male in seinem Leben einen Abstand zu seinen wirklichen Gefühlen eingenommen hatte und sich sein inneres Kind auf dieses ausgelagerte Extrafeld gesetzt hatte, während seine Torwächter, die Boas, in zweifacher Ausführung die Leitung seines Lebens übernommen hatten.

Hendrik war begeistert. Etwas völlig Wesentliches war nun anders. Er empfand an einer bestimmten Stelle seines Herzens keinen Druck mehr.

Nach zwei Stunden verabschiedeten wir uns, wir hatten beide das Gefühl, einige Tage miteinander gearbeitet zu haben. Und auch wenn jede der drei Dimensionen seines inneren Kindes jeweils eine Sitzung gewesen wäre, wäre es im Verhältnis der betroffenen Jahrzehnte seines Lebens auch schon schnell gewesen. Aber es war einfach alles an der Oberfläche und die unüberwindbare, unsägliche Unendlichkeit seiner Gefühle als Kind hat in Hendriks Extrafeld seinen Kanal gefunden. Die Zeit hat seine inneren Kinder sehr weise begleitet.

Serafina oder wie Kunst Seelenräume berührt

Eigentlich ist es ein ganz normaler Tag. Ein Alltag, wie ihn wohl viele Menschen erleben. Kinder in die Schule bringen, weiter zum Büro, anschließend einkaufen, dann kochen und so weiter. Serafina hat einen lieben Mann und tolle Kinder. Es gibt doch also offensichtlich nichts zu beklagen. Aber was ist es dann für ein Gefühl, das sie tagtäglich begleitet? Ein Gefühl, das ihr vertrauter ist als ihre eigene Familie?

Jeden kleinen Augenblick, an dem sie sich nicht wegbeschäftigt, nutzt sie, um es zu fühlen. Immer wieder findet sie sich plötzlich in den Tiefen eines Sees, in einem unglaublich starken, verzehrenden Kummer wieder. Macht sie das absichtlich? Schon oft hat sie sich das gefragt. Die Antwort steht noch aus, lange schon. Wenn sie endlich mal ehrlich zu sich wäre, denkt sie in leicht aufkommendem Zorn, dann ... Ja, was wäre dann eigentlich? Niemand kennt oder erahnt ihren See des Kummers. Sie ist die perfekte, liebevolle Mutter und Ehefrau. Sie ist intelligent und lustig. Jede ihrer Freundinnen würde das bestätigen.

Was wäre, wenn die Menschen wüssten, wer sie eigentlich ist? Und wer ist sie eigentlich? Ein in Kummer versunkener Mensch ist sie doch auch nicht. Nein – das ist es! Es ist nicht einmal Kummer. Kummer wäre doch ein echtes Gefühl. Ja, Kummer könnte man teilen, und es gäbe ja auch sicherlich einen Grund für diesen Kummer. Weniger als Kummer – das ist sie also oder nicht? Wie eine Leiche, die keiner kennt und nun in einem See dahintreibt. Jemand hat sie hineingeworfen. Es war nicht mal Absicht. Sicherlich nicht. Ja, genau – weniger als Kummer und weniger als Absicht. Eigentlich fühlt sie sich auch nicht wie eine Leiche. Eine Leiche wäre doch tot, und der Tod ist doch sicherlich still und ruhig und kräftig. Oder nicht? Woher soll man wissen, wie sich der Tod anfühlt, wenn man nicht einmal versteht, wie sich das Leben anfühlt?

Im Grunde ist ihr alles zu viel. Jeder Kontakt und jedes Gespräch mit anderen raubt ihre Zeit. Sie würde sich so gerne selbst besser verstehen. Sie will alleine sein und „Zeit für sich haben", wie es so schön heißt. Das ist gar nichts Ungewöhnliches. Also ist sie doch normal. Genau – sie ist normal, liebevoll und lustig. Und wenn sie mal ehrlich ist, dann hat sie doch ein schönes Leben – oder nicht?

Niemand antwortet ihr. Es kommt weniger als eine Antwort. Das ist ihr so gnadenlos vertraut, dass es sich wieder und wieder wiederholt. Jeden Tag schleicht es um sie herum. Jede Nacht, wenn alle längst schlafen, hat sie Zeit für ihren See. Keiner ahnt, wie wenig sie schläft. Sie ist perfekt und liebevoll und lustig. Und wer ist sie wirklich?

Eines Tags besucht sie ein Konzert. Sie besucht häufig Konzerte. Sie spielt selbst Oboe seit ihrer Kindheit, heute in einem Orchester. Konzerte sind etwas Normales für sie. Da erreicht völlig unerwartet eine Stimme den Grund ihres Sees. Sie kennt sie nicht, aber die Stimme scheint sie zu kennen — sie, wie sie wirklich ist — ihren innersten Kern, ihre Seele.

Kann das sein? Diese Stimme ist das Intensivste, was ihr je im Leben begegnet ist. Etwas, worauf sie gewartet zu haben scheint. Sie fühlt sich so satt, so zufrieden, so gesehen und verstanden während der Klänge. Umso schwieriger werden ab diesem Zeitpunkt ihre Nächte. Sie bleibt wach, surft im Internet. Sie bucht weitere Konzerte, recherchiert über die Sängerin alles, was sie finden kann. Sie stellt unglaublich viele Parallelitäten fest zu sich selbst und ist verwirrt. Ist sie verliebt? Nein, sie ist nicht verliebt. Dieser Kontakt ist völlig anders — wie aus dem Jenseits. Aus einer anderen Welt. Sie stößt auf den Begriff der Dualseelen. Das kommt ihrem Empfinden am nächsten. Eine Lösung bringt es jedoch nicht.

Sie lebt ihr Leben weiter als liebevolle, lustige Ehefrau und Mutter und geht immer wieder auf Konzerte, die sie völlig berauschen und gleichzeitig anschließend verzweifeln lassen. Jetzt lebt sie noch einen dritten isolierten Anteil in ihrem Leben. Was soll das alles? Ihr ganzes Leben besteht aus diesem „Entweder-oder“ mit abrupten Wechseln.

Einen Zusammenhang zwischen den Anteilen, den Gefühlen, den Welten kann sie nicht wahrnehmen. Außer sich selbst. Sie ist das Bindeglied, ihr passiert das alles.

Inspiriert durch einen meiner Zeitungsartikel findet Serafina schließlich den Weg in meine Praxis, und wir beginnen gemeinsam, die Zwischenräume ihrer vermeintlich „getrennten“ Leben zu erforschen. Sie hat inzwischen beschlossen, persönlich Kontakt zu der Sängerin aufzunehmen, deren Konzert dieses Erleben angekurbelt hat, um so etwas über sich selbst herauszufinden. Jegliche Kontaktversuche scheitern jedoch kläglich. Selbst in den Konzerten sitzen ab diesem Zeitpunkt so riesige Menschen vor ihr, dass Serafina die Sängerin nicht einmal mehr dort richtig sehen kann. Ein großer Bremsklotz scheint aktiv zu sein. Diesen „Bremsklotz“ schauen wir uns nun an ...

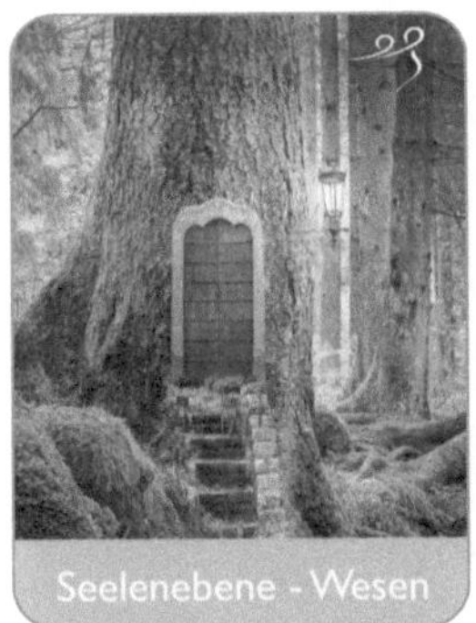

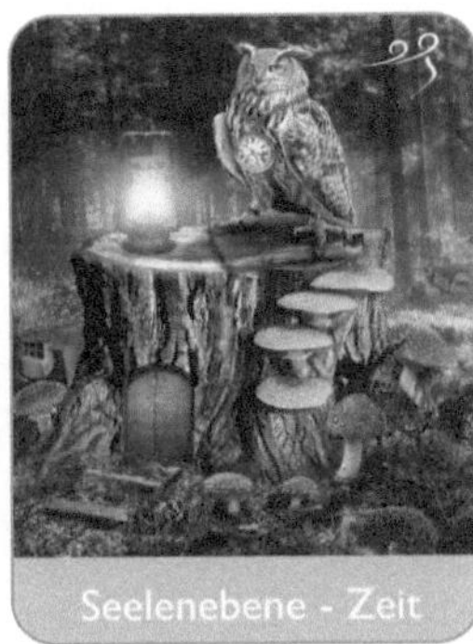

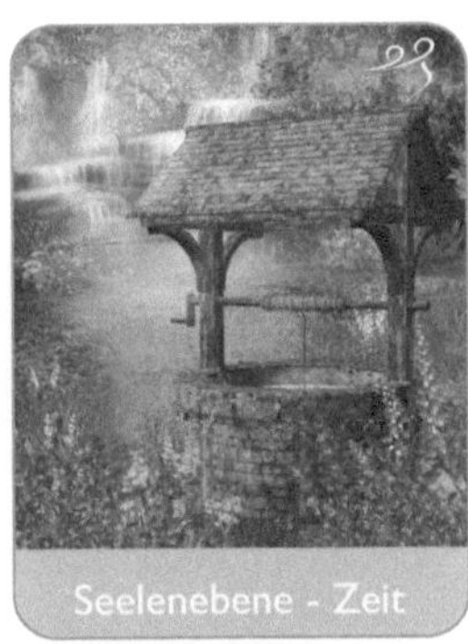

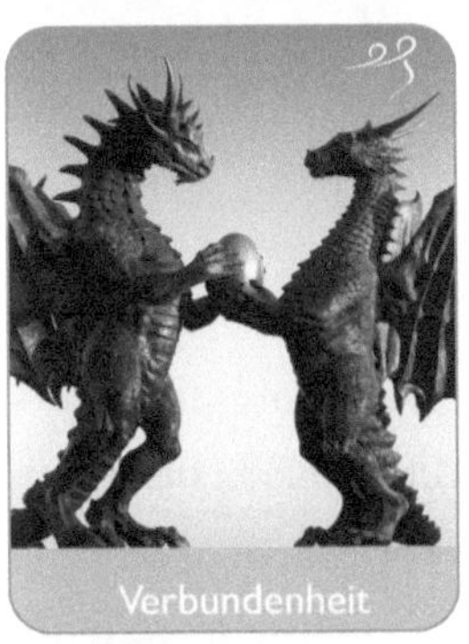

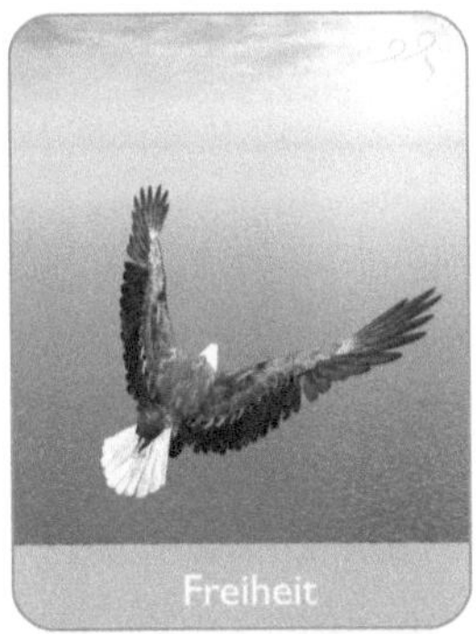

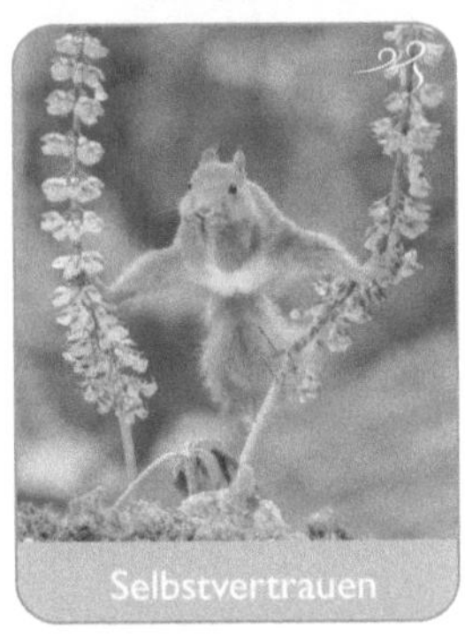

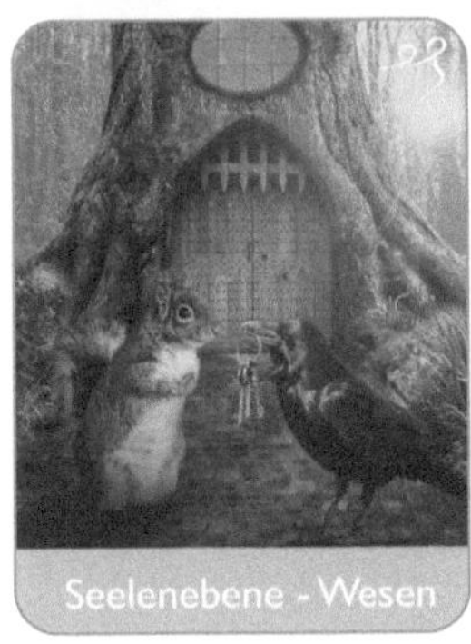

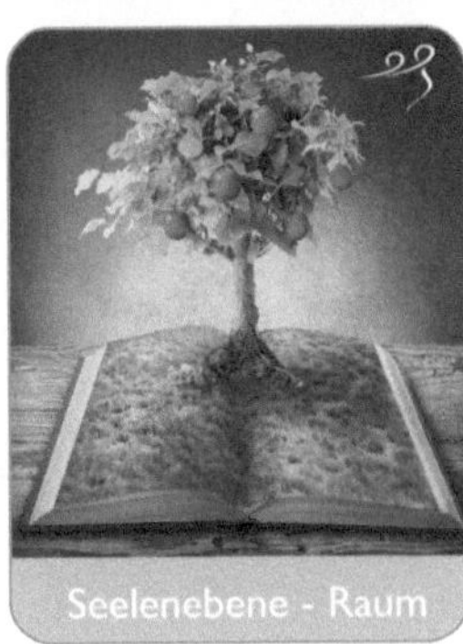

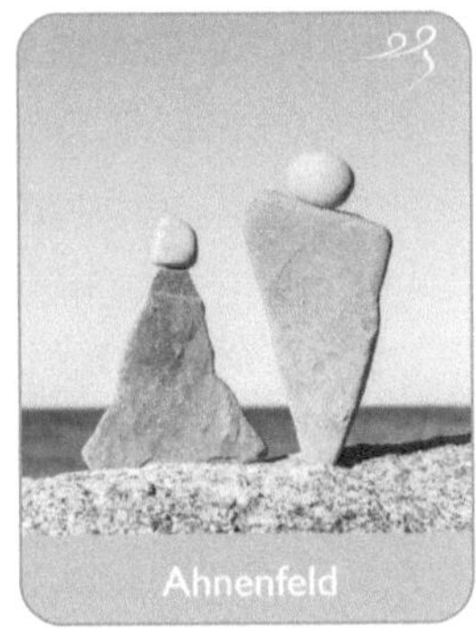

In ihrer persönlichen Ebene liegen nur Seelenkarten – zwei Zeitkonflikte und ein Wesenskonflikt. Es ist also unmöglich, auch nur irgendeinen ihrer Wünsche tatsächlich in physische Aktivität umzusetzen, weil die Seelenebene in dem Moment ihres Entschlusses sich vor ihre Handlungsfähigkeit schiebt.

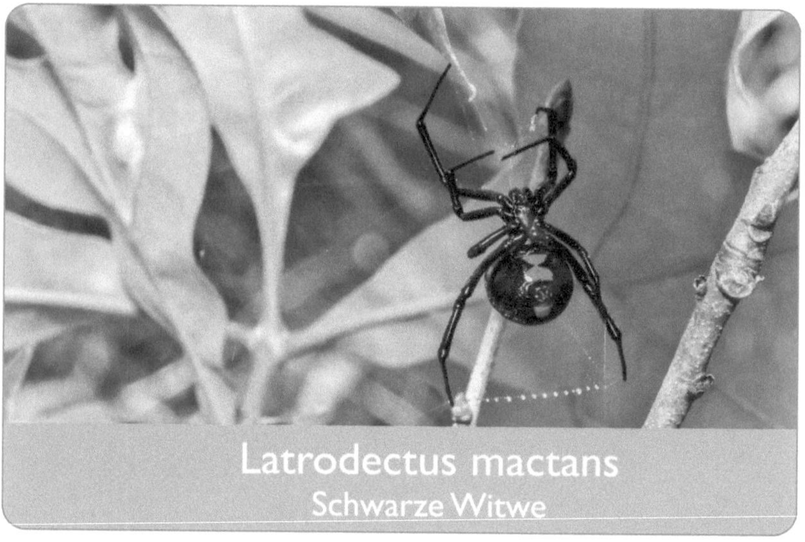

Ihre persönlichen Anteile: Freiheit, Selbstvertrauen und Verbundenheit sind zwar alle anwesend, liegen allerdings in den alten Zeiten der Ahnenfelder und können dadurch auch nicht aktiv werden. Dieses Bild bestätigt ihr gesamtes Gefühlsleben sehr treffend. Es gibt insgesamt nur eine einzige Karte aus ihren Ahnenfeldern: **die schwarze Witwe** aus dem weiblichen Ahnenfeld. Das männliche Ahnenfeld und das alte Ahnenfeld/der Torwächter fehlen komplett. Ihre Gefühle hatten sich also bis in die Seelenebene zurückgezogen. Das ist eine gute Erklärung für ihre Gefühlslosigkeit in ihrem eigentlich doch guten Leben. Lediglich die Stimme der Sängerin berührt und weckt ihre wahren Gefühle und holt sie an die Oberfläche ihres Bewusstseins.

Wir folgen ihrem Bewusstsein aus der persönlichen Ebene hinaus über die Ahnenfeldebene in die Seelenebene, wo ihre Versorgungsfähigkeit bei der **schwarzen Witwe** liegt.

Die **schwarze Witwe** in der Seelenebene gibt uns den Hinweis auf die verschlossenen Gefühle einer Witwe. Hierüber sollte der Weg zu ihrem Seelenbild zu finden sein. Normalerweise arbeite ich viel über die Texte der Karten, aber gerade weil in ihrer persönlichen Ebene ausschließlich Seelenkarten liegen, öffne ich mich für jeglichen Ausdruck und ihre Symbolhaftigkeit im Feld. So tritt die „Witwe" sehr in den Fokus und erweist sich als treffsicherer Hinweis, um ihren Gefühlen auf den Grund zu gehen.

Greif und **Bovist** hat sie als doppelt vorhandene Karten-Kategorie in ein separates Feld gelegt. Sie symbolisieren die Gefühle einer verstorbenen Person, die jedoch eine Verbindung zu ihrem Gefühlsleben hat. Jetzt kann sie die Gefühle außerhalb ihres Felds wahrnehmen, gleichzeitig werden dadurch die Lücken in ihrem eigenen Feld sichtbar.

Es fehlt der Torwächter. Es kann also gar keine Wurzelkraft zu ihr fließen. Und es fehlt das männliche Ahnenfeld — ihre innere Führungskraft, deswegen kann sie sich auch nicht selbst helfen. Sie zieht **Staphisagria — den Rittersporn** als Torwächter und **Platin** als innere Führungskraft. So ist ihr Feld immerhin schon mal vollständig, und es dauert nicht mehr lange, bis sich uns ein Seelenbild erschließt. Die Symbolhaftigkeit der Witwe aus dem weiblichen Ahnenfeld und des Ritters aus dem Rittersporn als Torwächter eröffnen uns die Verbindung der vielen unterschiedlichen Gefühle der einzelnen Kartentexte.

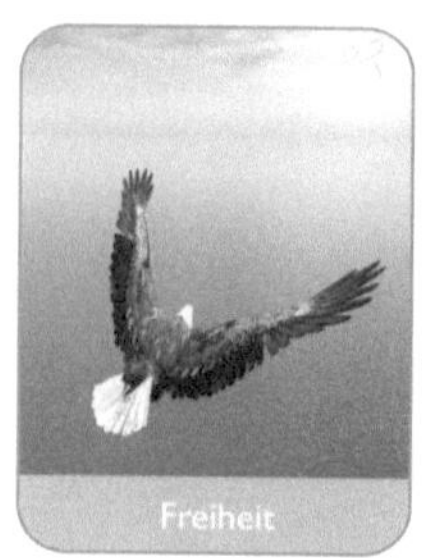

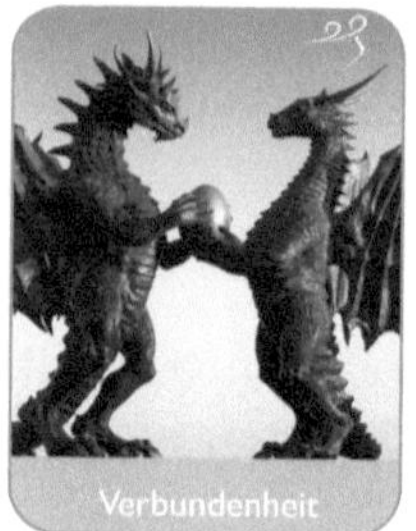

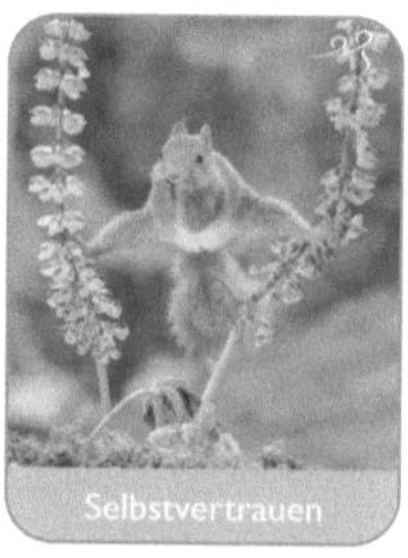

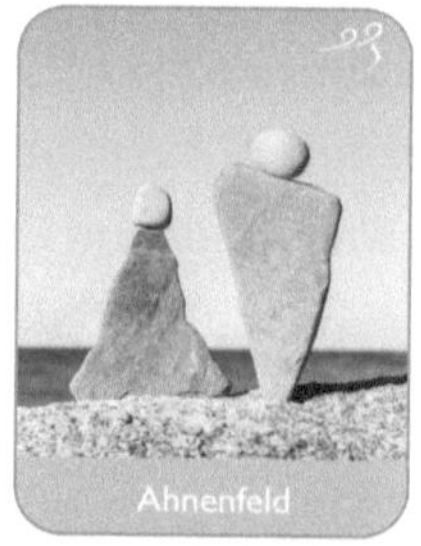

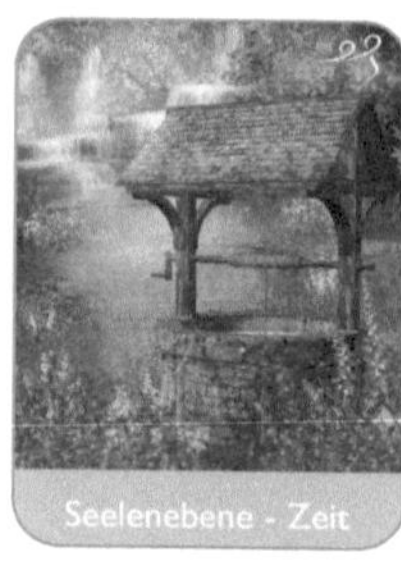

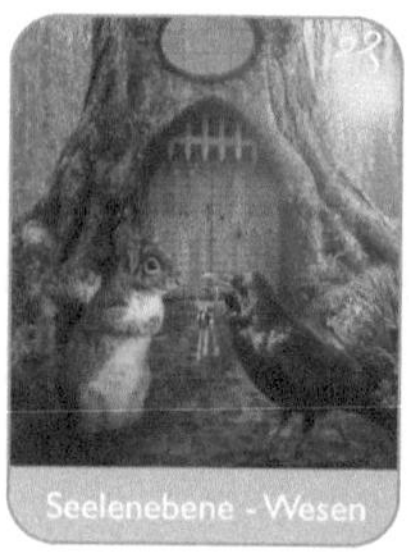

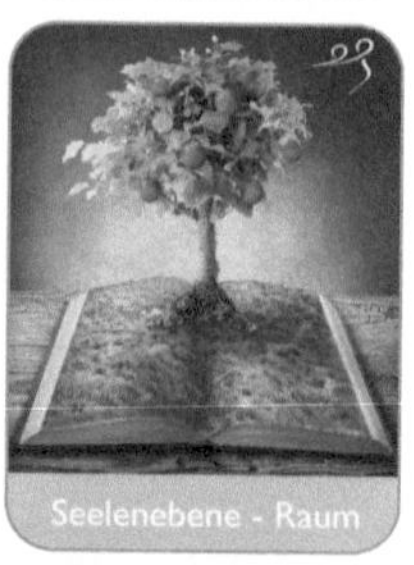

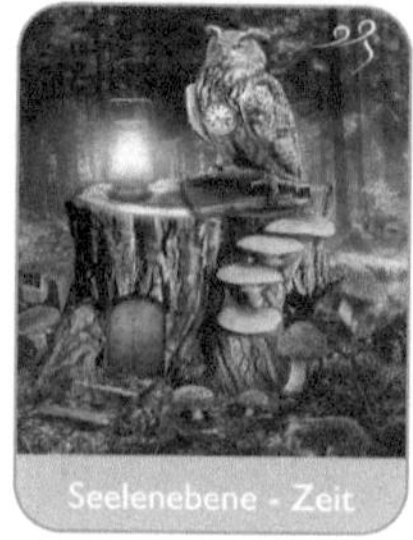

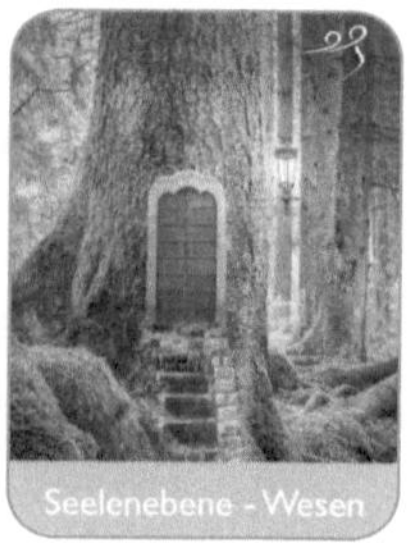

Ein Hinweis: Bei der Seelenhomöopathie versuche ich, Resonanz durch ein Seelenbild herzustellen, um wieder Beweglichkeit in den Konflikt zu bringen. Dafür benötige ich ein Bild, das dem Empfinden der Person ähnlich ist, sie berührt und an die freie

Energie – das ursprüngliche innewohnende Potenzial erinnert. Serafina hat sich in ihr Extrafeld „gelegt" und versucht, zu fühlen. Sie ist regungslos. Was ist hier geschehen? Über die Witwe und den Ritter, die mir sehr deutlich ins Auge springen, taste ich mich vor in den Resonanzraum ihrer Gefühle und prüfe einige Ideen eines möglichen Ereignisses.

Dann geht es erstaunlich schnell und die erste Instanz von Serafinas Seelenbild liegt vor uns. Sie beschreibt eine junge Frau, die mit einem Ritter verheiratet und in tiefer Liebe verbunden war. Der Mutter der jungen Frau war der Ritter allerdings nicht „standesgemäß" genug für ihre Tochter. Sie vergiftete den Mann ihrer Tochter. Diese verwitwete jung und heiratete den von der Mutter auserwählten Gemahl, das rettete ihr die Zugehörigkeit in der Gesellschaft. Sie hatte keine andere Wahl. Ihr Herz öffnete sie in dieser Ehe jedoch nicht. Jeden möglichen Augenblick verbrachte sie in den Erinnerungen an ihren wahren Liebsten. Sie erschuf eine Parallelwelt in ihrem Bewusstsein.

Das Erschaffen der parallelen Gefühlswelt kennt Serafina. Es sind allerdings nicht in erster Linie die Gefühle der jungen, verwitweten Frau, mit der sie sich verbunden fühlt, als vielmehr die letzten Gefühle des sterbenden Ritters. Als Ritter hätte er von einem anderen Mann zum Zweikampf um seine Frau herausgefordert werden können, und er hätte gewonnen, weil er mit dem Schwert umzugehen wusste wie kein anderer, und er liebte seine Frau zutiefst. Es war der Schock des ausweglosen Hinterhalts, den er noch mit vollem Bewusstsein und völliger Handlungsunfähigkeit miterleben musste, der in den Zwischenräumen der Welten hängengeblieben ist.

Die Identifikation mit dem Ritter verblüfft Serafina sehr. Als ich ihr jedoch ein Schwert aus Holz in die Hand gebe, kann sie die eigentliche Stärke des Ritters deutlich fühlen.

Mittlerweile sitzt Serafina energiegeladen auf ihrem Extrafeld. Sie ist nicht mehr versunken, sondern hält das Schwert erstarkt in der Hand. Sie kann sich erinnern an die Kraft der Liebenden und die ehrliche Stärke des Ritters.

Ob es sich hier jetzt um eine reale Geschichte ihrer Ahnenreihe aus „Ritterszeiten" handelt, ist natürlich unmöglich festzustellen. Es ist für den Heilungsverlauf ihres Konflikts jedoch auch nicht bedeutsam. In Serafinas Fall war dieser Weg versteckt. Die Tatsache, dass zwei Emotionskarten (Torwächter und innere Führungskraft) fehlen und die dritte sich in der Seelenebene Raum aufhält, erschwerte den Weg zunächst. Es gab für mich keinen Anlass, in ihrer Familiengeschichte nachzuforschen und oft ist das ja auch gar nicht möglich. Manchmal ergeben sich dennoch im Nachhinein erstaunliche Verbindungen ...

Nachdem Serafinas Gefühle in der Tiefe berührt waren, beginnt sie unvermittelt von ihrer Mutter zu erzählen: Die Beziehung war eskaliert. Serafina hat schon lang jeglichen Kontakt zu ihrer Mutter abgebrochen. Ein Streit um das Familienerbe war der Auslöser. Es ging um ein wunderschönes, großes Grundstück – ein Familienerbe, an dem viele Erinnerungen hingen. Serafina wollte dieses Grundstück übernehmen und mit ihrer Familie und ihren zahlreichen Tieren dort leben. Das Grundstück war perfekt, und sie liebte es ebenso wie die Großeltern, die es erbaut hatten. Ihre Mutter wollte ihren Anteil lieber ausgezahlt haben. Diese Auszahlung wäre für Serafina und ihren Mann möglich gewesen, sie hatten bereits alles mit der Bank arrangiert, als sie plötzlich erfuhr, dass ihre Mutter das Haus bereits verkauft habe an eine andere Familie, die ihr € 2000,– mehr zahlten. Diese Summe hätte die Tochter auch bezahlt. Ausschlaggebend ist dabei, dass sie ihre Tochter vorher nicht einmal informiert hat oder gefragt hat, ob sie das Haus auch zu diesem Preis übernehmen würde. Das Haus war nun einfach weg, und der Kontakt zur Mutter zerstört. Serafinas Gefühlsanteil der schwarzen Witwe hat sich ihr Leben lang an ihrer leiblichen Mutter ausgetobt. Durch die Musik und den Gesang bekam sie Zugang zu den Gefühlen des Ritters, einem Teil ihrer Seelenwunde und einem Teil ihrer Führungskraft. Diese Gefühlswelt ergoss sich intelligent in ihr heutiges Leben.

Interessant ist auch noch der Hinweis der Karten, dass das weibliche Ahnenfeld (ihre innere Versorgungskraft) in der „Seelenebene Raum“ zu finden war. In dem Erbstreit ging es ja um einen Raum. Das Haus mit dem Grundstück, an dem ihre Seele wegen alter und schöner Erinnerungen hing. Und es war ein Raum, der für sie, ihren Mann, ihre Kinder und ihre Tiere optimal gewesen wäre. Er war ihr zudem sicher, weil es sich ja um ein Zuhause, das Haus der eigenen Familie handelte. Jedoch fehlte ihre innere Führungskraft, sie war in diesem Fall völlig handlungsunfähig.

War das jetzt Serafinas eigene Geschichte? Nein, natürlich nicht ihre persönliche, aber das Seelenbild dieses Verrats aus der Liebes- und Leidensgeschichte der Ritterzeit entspricht ihrem Gefühlsleben auf ganz intime Weise. Ihr Konflikt ließ sich genau dadurch berühren, diese Ausweglosigkeit und Handlungsunfähigkeit in ihrem Leben sichtbar zu machen, war ihr wichtiger als ihre persönliche Freiheit. Sie wollte dies in der Tiefe ihres Herzens verändern, um jeden Preis.

In der alten Zeit kann es nicht mehr verändert werden. Dort ist tatsächlich ein Schaden, eine Wunde entstanden. Wenn sich jedoch der Schock dieser Wunde löst, kann das in ihr liegende Potenzial im großen Zyklus auch durch die Zeiträume hindurch wieder frei fließen und als reine Kraft genutzt werden.

Serafina geht auch heute noch auf die Konzerte der Sängerin, deren Musik sie so berührt hat und Bewegung in ihr Seelenleben gebracht hat, aber es hat sich in ihr etwas Wesentliches verändert.

Es gibt keine Not mehr. Früher fühlte sie sich anschließend unsäglich allein, verraten und verlassen. Heute wird sie satt auf den Konzerten und fühlt sich wahrlich ritterlich – vor allem, wenn sie nachts nach Hause kommt sich ins Bett legt und einfach tief und fest einschläft.

KLEINER LEHRPFAD *der Hinweise*

Fragen, Hinweise, Antworten

Wieso gibt es keine positiven Karten in den Sets?

Es handelt sich um Konfliktkarten, durch die man im schwierigen Moment berührt und dadurch wieder handlungsfähiger werden kann. Wichtig ist, dass du die Karten aufrichtig ziehst, dann können sie dich wirklich berühren und dadurch Schreckmomente lösen … Dahinter eröffnet sich anschließend der Raum für positive Dinge. Die Karten sind daher Verbündete in deinem Konflikt.

Wenn du dich über eine Karte ärgerst …

Dann arbeitet die Karte bereits mit dir. Etwas in dir ist dann mit den Textzeilen in Resonanz gegangen. Wenn du an dieser Stelle die Karten nicht einfach erbost weglegst und die Karte nach einiger Zeit noch einmal zur Hand nimmst, kannst du zunächst einmal schauen, auf welchem Lebensfeld die Wut, die Empörung fühlbar wurden. Häufig ist es ein Gefühl aus längst vergangener Zeit. Es zeigt sich heute in deinem Feld. Lass das Gefühl durchwandern. Irgendwann ist auch die Resonanz zu der Empörung abgearbeitet. Dann kannst du den Zugang zu der erlösten Qualität fühlen.

Das Gefühl ist schon lange in dir drin und dir wahrscheinlich sehr vertraut. Wenn es durch die Karten in deinem Innern berührt wird, ist dadurch ein wichtiger Anteil von dir gefunden worden, und das Gefühl bekommt dann die Möglichkeit, sich durch die Berührung endlich zu lösen und zu gehen. Dadurch entsteht für dich mehr Freiheit.

Wenn du keine Frage gestellt hast …

Dann wird vielleicht ein Thema von dir durch die Karten sichtbar, das dir im Innern sehr wichtig ist. Es wird nicht lange dauern, bis du fühlst, worum es gerade in diesem Moment geht, weil du automatisch nach etwas von dir in den Karten suchen wirst.

Wenn ein Konflikt wichtiger ist als das eigene Leben …

In jedem noch so banal scheinenden Konflikt wohnt eine sehr elementare, hohe Intelligenz. Er will uns etwas zeigen, uns weiterbringen. Das Kerngefühl dieses Konflikts im eigenen Leben ist dir aus irgendeinem triftigen Grund wichtiger als deine persönliche Freiheit, manchmal auf eine Art sogar wichtiger als das eigene Leben. An diese hohe Intelligenz kommst du nur, wenn du aufrichtig und authentisch nach ihr suchst. Kein Gefühl will dabei unter den Tisch gekehrt werden. Alles ist wichtig, denn alles bist du. Hab keine Angst davor, dich kennenzulernen.

Wenn du nicht weiterkommst …

Lass die Karten eine Weile oder ein paar Tage liegen. Oder hole dir Karten aus dem anderen Kosmos zu Hilfe. Lass anschließend alle gezogenen Karten zusammen liegen und wirken. Durch die Verbindungen können neue Wege deutlich werden.

Wenn dich eine Karte nicht berührt ...

Wenn du mit einer Karte überhaupt nichts anfangen kannst, lass es einfach so. Manchmal sind genau das sehr wichtige Karten zu deinem Thema, die treffsicher ein Gefühl des „Nicht-Fühlens" oder des „Nicht-gemeint-Seins" berühren, und das fühlt sich dann auch genauso nichtssagend an. Vielleicht kannst du diese Karten einige Zeit später plötzlich verstehen, oder du begegnest den Gedanken davon in einem anderen Zusammenhang wieder. Ein anderer Blickwinkel kann vieles verändern.

Können die Karten auch bei dir funktionieren?

Du bist ein Menschenkind aus Fleisch und Blut und steckst voller Gefühle. Deine Gefühle sind bereits ein Teil deines Feldes, durch die sich auch Anteile deiner Ahnenfelder und deiner Seele repräsentieren. Dein Feld ist immer anwesend. In ihm liegen alle Schlüssel, die du benötigst, um die Stagnation zu lösen. Bleibe aufmerksam und sanft beharrlich, um die „Übersetzungen", die sich aus den Karten ergeben, zu verstehen. Lass sie das Sprachrohr deines Feldes sein, in feiner Abstimmung mit deinen Resonanzgefühlen. Dadurch entstehen nach und nach eine verständliche Kommunikationsstruktur und Vertrauen.

Wie wirken die Karten?

Du entscheidest, in Kontakt zu gehen mit deinem Konflikt. Die Karten bieten dir Gefühle an, mit denen du in Resonanz gehen kannst. Sowohl ihr persönliches Wesen als auch ihre Zuordnung in der Zeit und der Bezug zu den gewachsenen Köperstrukturen positionieren die Möglichkeit der berührenden Resonanz in deinem Konflikt. Jede noch so banal wirkende Resonanz bewirkt mehr Bewegungsfreiheit in der Stagnation. Die Karten wirken durch ihre Positionierung in den Lebensfeldern und durch den realen seelenhomöopathischen Bezug zu den Wesenheiten.

Wenn mich eine Karte berührt, wie gelange ich an das dahinterliegende Thema?

Betrachte in diesem Falle nicht nur die Karte, die dich berührt, sondern den Weg durch die Karten bis zu dieser Berührung und gehe auch weiter zu den nächsten Karten. Das Thema offenbart sich in der Bewegungsgeschichte der verschiedenen Felder. Wenn sich keine Geschichte offenbart, ist das auch völlig o. k., denn das Wichtigste ist, dass sich der Kern der Stagnation löst und wieder in seinem Rhythmus kommt. Viele Konflikte liegen in einem komplett nonverbalen Bereich – z. B. embryonale Themen oder Phasen von Konflikten, die in einem Betäubungszustand ihren Anker haben.

Wenn ich die 9 Felder freigelegt habe und manche Felder sind mehrfach besetzt (bspw. habe ich 4 Karten zum weiblichen Ahnenfeld gezogen), andere fehlen dafür ganz, wie gehe ich dann vor? Und was bedeutet das?

Eine Karte des entsprechenden Lebensfeldes lässt du in deinem Feld liegen und alle doppelten Karten legst du in ein separiertes Extrafeld. Dadurch entstehen Lücken – unbelegte Lebensfelder. Die Felder wollen mit ihren grundsätzlichen Bestimmungen wieder neu belebt werden. Du ziehst also neue Karten: z. B. männliches Ahnenfeld für das männliche Ahnenfeld und Verbundenheit für die Verbundenheit etc. Diese Karten ziehst du als positive Unterstützung. Du kannst also nur die Lösungswege lesen, wenn du magst. (Meistens will man alles wissen, was auf den Karten steht, aber siehe es ruhig als Potenzial an, genau die schwierigen Dinge perfekt bewältigen zu können, die dort erwähnt werden.)

Was bedeuten die doppelten Karten?

Du hast ihnen einen Platz in deinem Lebensfeld eingeräumt, weil dir dieser Kontakt wichtiger ist als das Ausmaß deines Konflikts. Wie auch immer handelt es sich hier um eine tiefe liebevolle Verbundenheit, deren Preis du vielleicht schon eine geraume Zeit lang zu zahlen gewillt warst. Jetzt machst du es sichtbar – den Konflikt – durch eure Verbundenheit. Jetzt kann es sich lösen, weil du es gefunden hast und deine erlösten Qualitäten können in dir Platz nehmen. Es ist sehr schön, ihnen einen liebevollen Abschied zu gestalten z. B. durch eine Kerze an einem wichtigen Ort, einen Stein, den du in einen Fluss wirfst ,oder Sektkorken, die du knallen lässt – wähle angemessen.

Basis-Glossar Ahnenmedizin

Ahnenfeld

Das Ahnenfeld wird durch alle Vorfahren gebildet. Man unterscheidet das weibliche und das männliche Ahnenfeld. Das weibliche Ahnenfeld bezieht sich auf die Vorfahren ab der Mutter in der Zeit rückwärts und bezieht auch Frauen der väterlichen Linie ein. In den Kartensets kann es auch gelegentlich nur ein Hinweis auf eine Frau aus irgendeinem der beiden Ahnenfelder sein. Das männliche Ahnenfeld bezieht sich auf die Vorfahren vom Vater ausgehend, auch hier sind Männer der mütterlichen Linie einbezogen.

Altes Ahnenfeld

Das alte Ahnenfeld bezieht sich nicht mehr konkret auf bekannte Frauen- oder Männerlinien der Ahnen, sondern seine Wurzeln reichen in der Zeit viel weiter zurück. Dadurch berührt man Konflikte, die ganze Gruppen, Völker oder die Menschheit als gesamte Gemeinschaft angehen. In den Kartensets wird das alte Ahnenfeld durch die **Torwächter-Karten** repräsentiert.

Chorda dorsalis

Die Chorda dorsalis ist die embryologische Ursprungslinie, um die sich alle Zellen des menschlichen Körpers organisieren und an der sie sich orientieren. Durch ihre Entstehung in der Embryonalzeit steht fest, wo oben und unten, vorne und hinten im zukünftigen Körper des Menschen sein wird. Chorda heißt Saite. Dorsum heißt Rücken. Einfach übersetzt: „Rückensaite", also „die schwingende Saite, die sich im Rücken befindet."

Feld

Das Feld besteht sowohl aus allen persönlichen Anteilen im Hier und Jetzt wie auch aus weiblichen und männlichen Ahnen sowie dem ganz alten, weit zurückliegenden Ahnenfeld. Ebenso gehört die Seelenebene in Bezug auf Raum, Zeit und Wesen zum Feld eines Menschen. Einige Anteile dieses Feldes sind für alle Menschen bewusst sichtbar und wahrnehmbar, während andere unsichtbar sind, dennoch bringen sie ihre Erfahrungen in der Gegenwart zum Ausdruck.

Feldarbeit

Sich mit den sichtbaren sowie unsichtbaren Anteilen seines Felds bewusst auseinanderzusetzen, nennt die Ahnenmedizin: Feldarbeit.

Integration

Vollständige Integration ist das Bewusstsein der Verbundenheit aller beteiligten Anteile in einer Gruppe. Dies kann sich auch auf den Körper als Verbund, als Ganzes beziehen. Da dort die Verbundenheit die Grundvoraussetzung des Lebens ist, muss eigentlich nichts aktiv integriert werden. Bei Konflikten geschieht ein vermeintlicher Ausschluss, der sehr drastisch vollzogen werden kann.

Das ändert jedoch nichts an der grundsätzlichen Verbundenheit, z. B. der Zellen. In der Sprache der Ahnenmedizin sind alle Lebensfelder völlig gleichberechtigte und integrierte Anteile.

Keimblatt/Keimscheibe

Die erste Differenzierung der embryologischen Zellen nennt man die Entwicklung der zwei Keimblätter. Sie heißen Ektoderm und Entoderm. Durch eine Verdichtung beider Keimblätter (die Zellen der beiden Keimblätter rücken an einer bestimmten Stelle näher aneinander) entsteht eine weitere differenzierte Zell-Art oder auch das dritte Keimblatt: das Mesoderm.

Keimzelle

Eine Keimzelle ist eine zur Fortpflanzung dienende Geschlechtszelle. Die Eizellen sind die weiblichen Keimzellen. Die Spermien sind die männlichen Keimzellen. Die Vereinigung zweier Keimzellen unterschiedlichen Geschlechts ermöglicht die Bildung eines neuen Menschen.

Lebensebenen

Die Ebenen beschreiben jeweils einen Zeit-Raum:

- Hier und Jetzt = körperlicher Bereich
- Ahnenwelt = emotionaler Bereich

  In der Ahnenebene existiert neben dem männlichen und dem weiblichen Ahnenfeld auch der Torwächter: er steht für das ganz alte Ahnenfeld, welches alle Lebewesen als Gemeinschaft betrifft.
- Seelenebene = seelisch-geistiger Bereich

Lebensfeld

Ein Lebensfeld besteht in dem hier dargelegten Sinn grundsätzlich aus 12 Lebensfeldkarten. Jedes Lebensfeld hat innerhalb der 9 Lebensfelder seine Positionierung in Raum und Zeit und erhält dadurch eine mehrschichtige Bedeutung.

Lebensachse

Eine Lebensachse besteht aus jeweils 3 Lebensfeldern. Hierbei gehört ein Lebensfeld zur persönlichen Gegenwart, das zweite zur Ahnenzeit und das dritte zur Seelenebene. In den Kartensets Makro- und Mikrokosmos existieren jeweils 3 dieser Lebensachsen: Führung, Versorgung, Entfaltung. Jede Lebensachse hat bestimmte Bezüge zu körperlichen Strukturen des Menschen.

Seelenbild

Ein Seelenbild ist eine Geschichte, ein Ereignis, welches sich aus der Betrachtung und Bearbeitung der Lebensfeldkarten ergibt und in der Lage ist, den Kern des Konflikts des Fragenden zu berühren und die innewohnende Stagnation sanft zu lösen. Ein Seelenbild hat zunächst nichts mit einer historischen Geschichte der Ahnenwelt zu tun. Der historische Bezug muss auch nicht zwingend ausgeschlossen werden. Der Fokus eines Seelenbilds liegt in seiner Berührungsfähigkeit, um mehr Lebendigkeit und Handlungsfähigkeit zu erzeugen.

Torwächter

Das Lebensfeld Torwächter stellt einerseits das alte Ahnenfeld dar (siehe oben) und anderseits steht es für die älteste, vertrauteste und bewährteste Kompensationstechnik in der jeweils gestellten Frage.

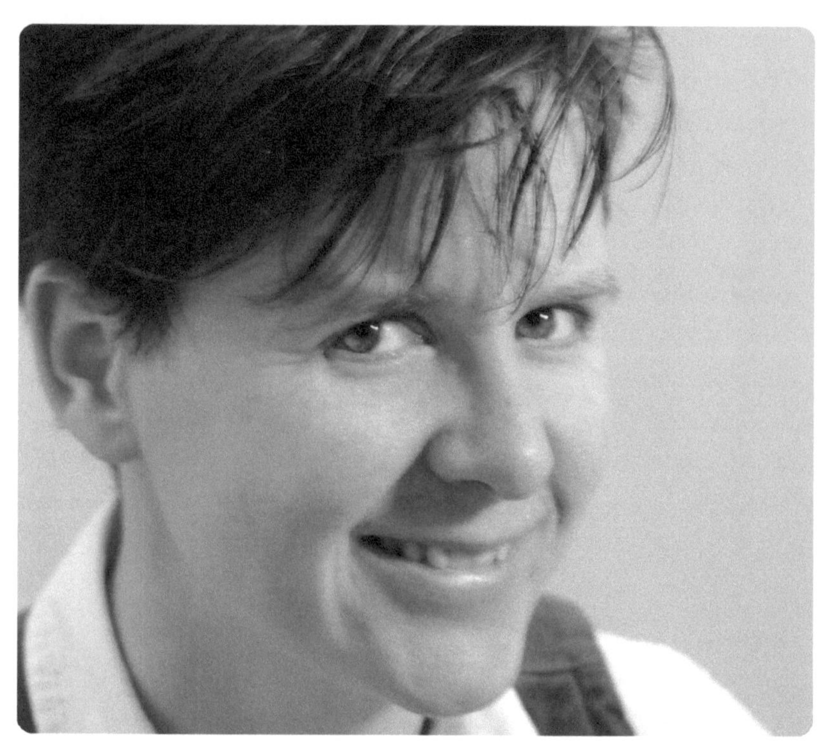

Kim Fohlenstein

hat Pädagokik und Philosophie studiert, ist ausgebildete Cranio-Sacral-Therapeutin, sowie System-Coach. Sie lebt seit 2019 in der Bretagne und arbeitet dort als Autorin, Coach und Seminarleiterin. Es sind bereits zahlreiche Bücher und zwei Kartensets zu den Themen Ahnenmedizin und Seelenhomöopathie von ihr erschienen.

www.heilundkunst.de

YouTube: heil und kunst alias: kim@fohlenstein

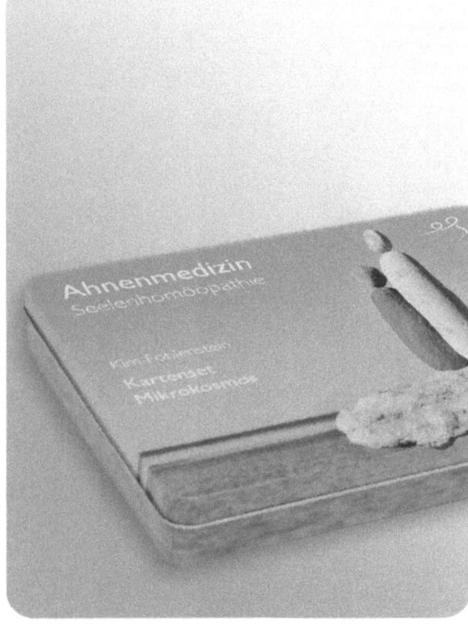

Kim Fohlenstein

Ahnenmedizin & Seelenhomöopathie

Kartenset Mikrokosmos (mit Begleitheft)

ISBN 978-3-94681-202-9

€ 59.95

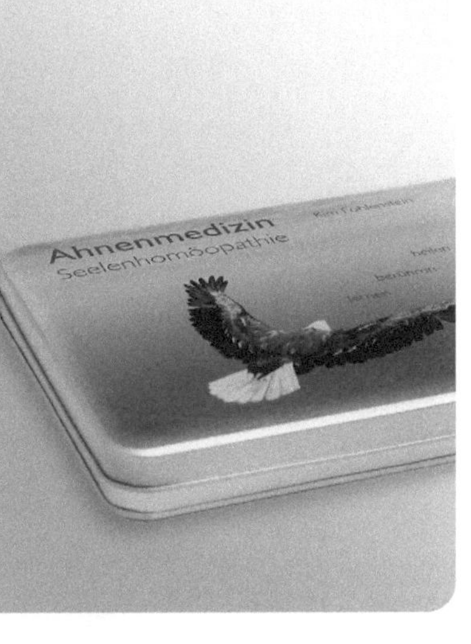

Kim Fohlenstein

Ahnenmedizin & Seelenhomöopathie

Kartenset Makrokosmos (mit Begleitheft)

ISBN 978-3-94681-200-5

€ 59.95

Was die Ahnenmedizin so spannend macht? Sie geht davon aus, dass unser ganzes Leben mitbestimmt wird von unseren Ahnenfeldern und dass wir mehr sind als nur ein Körper in der jetzigen Zeitdimension.

Die Karten bringen diese Zusammenhänge „spielend" an die Oberfläche und helfen, den tieferen Sinn eines Themas mit Bezug auf seine Verknüpfung in der Zeit zu verstehen. Ein völlig neuer Ansatz, der uns unser Handeln und Fühlen besser verstehen lässt.

Jeweils 108 Karten aufgeteilt in 9 Themen zu je 12 Karten. Die Kartensets eignen sich für die Praxisarbeit, zum Lernen und Arbeiten oder für dich privat. Ahnenmedizin verändert die Welt. Ein Handwerk, das sich zu lernen lohnt.

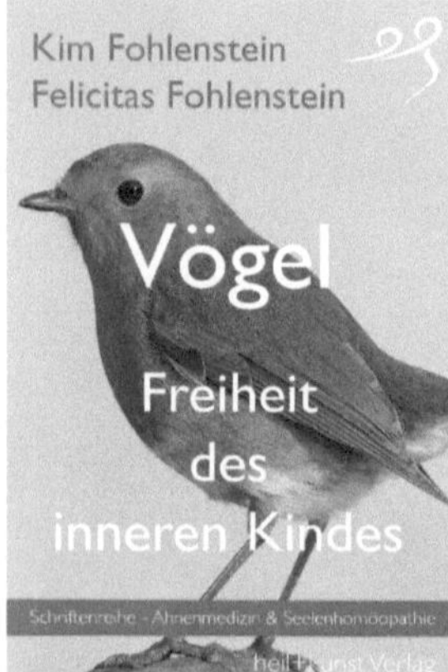
Kim Fohlenstein
Felicitas Fohlenstein
Vögel
Freiheit
des
inneren Kindes
Schriftenreihe - Ahnenmedizin & Seelenhomöopathie
heil+kunst Verlag

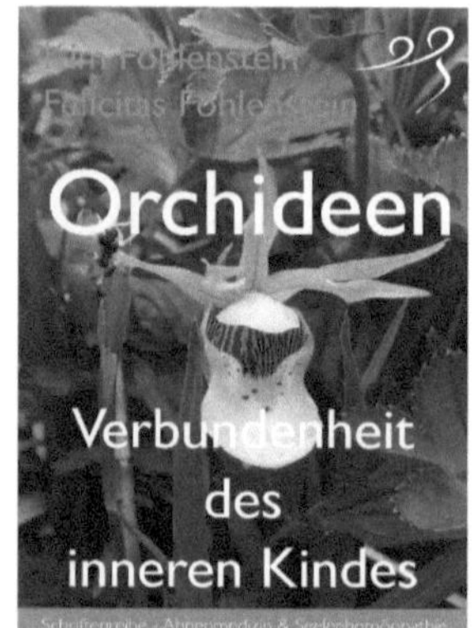
Kim Fohlenstein
Felicitas Fohlenstein
Orchideen
Verbundenheit
des
inneren Kindes
Schriftenreihe - Ahnenmedizin & Seelenhomöopathie
heil+kunst Verlag

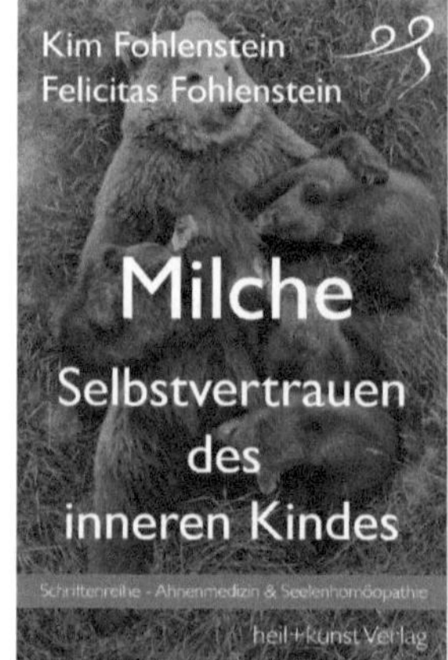
Kim Fohlenstein
Felicitas Fohlenstein
Milche
Selbstvertrauen
des
inneren Kindes
Schriftenreihe - Ahnenmedizin & Seelenhomöopathie
heil+kunst Verlag

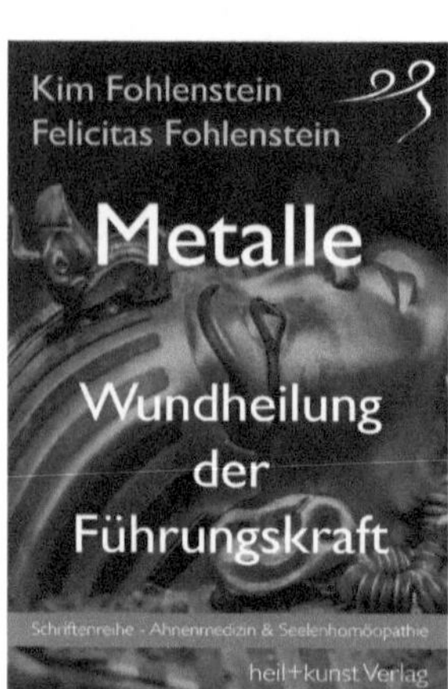
Kim Fohlenstein
Felicitas Fohlenstein
Metalle
Wundheilung
der
Führungskraft
Schriftenreihe - Ahnenmedizin & Seelenhomöopathie
heil+kunst Verlag

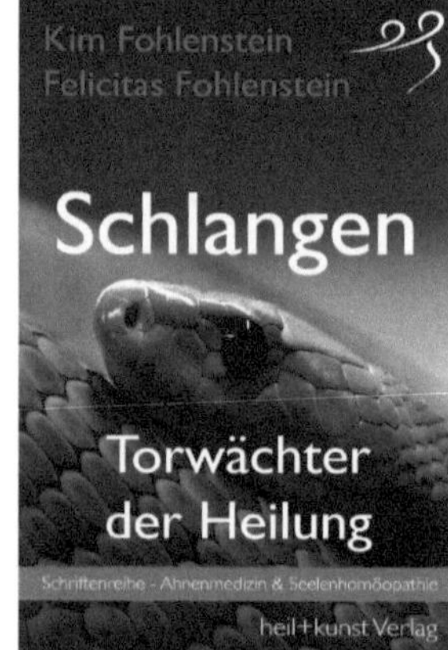
Kim Fohlenstein
Felicitas Fohlenstein
Schlangen
Torwächter
der Heilung
Schriftenreihe - Ahnenmedizin & Seelenhomöopathie
heil+kunst Verlag

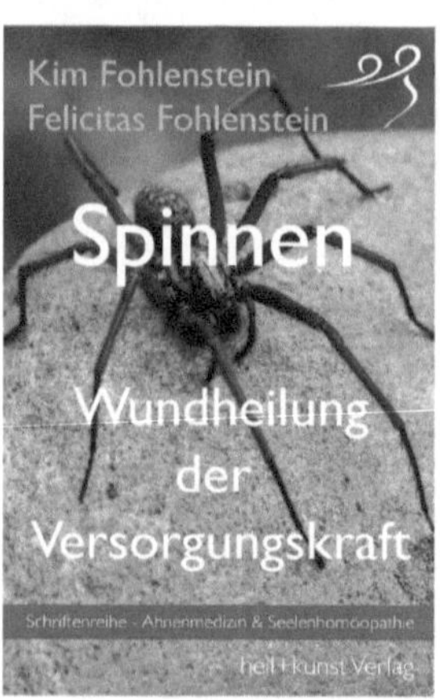
Kim Fohlenstein
Felicitas Fohlenstein
Spinnen
Wundheilung
der
Versorgungskraft
Schriftenreihe - Ahnenmedizin & Seelenhomöopathie
heil+kunst Verlag

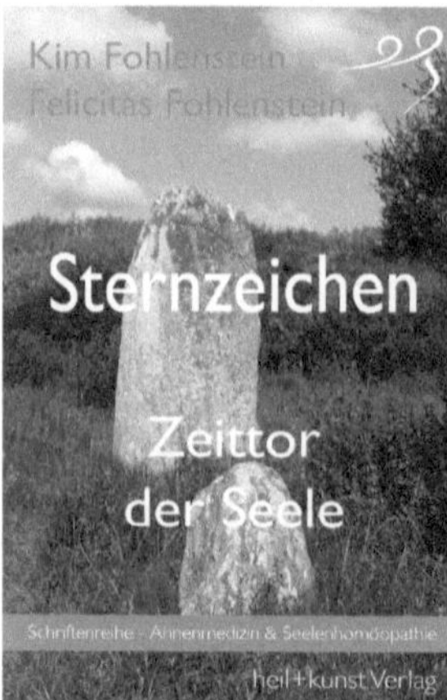
Kim Fohlenstein
Felicitas Fohlenstein
Sternzeichen
Zeittor
der Seele
Schriftenreihe - Ahnenmedizin & Seelenhomöopathie
heil+kunst Verlag

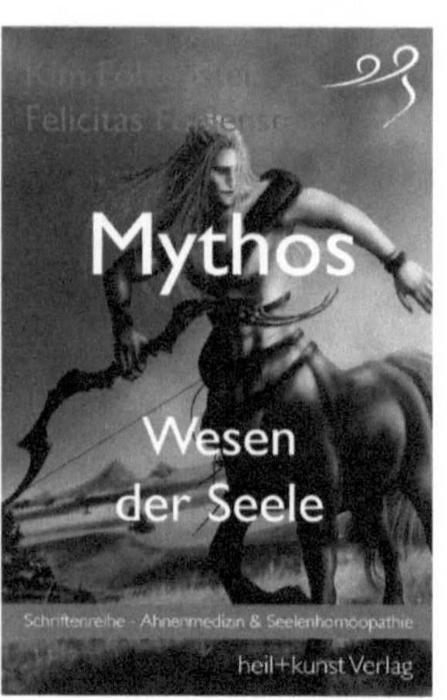
Mythos
Wesen
der Seele
Schriftenreihe - Ahnenmedizin & Seelenhomöopathie
heil+kunst Verlag

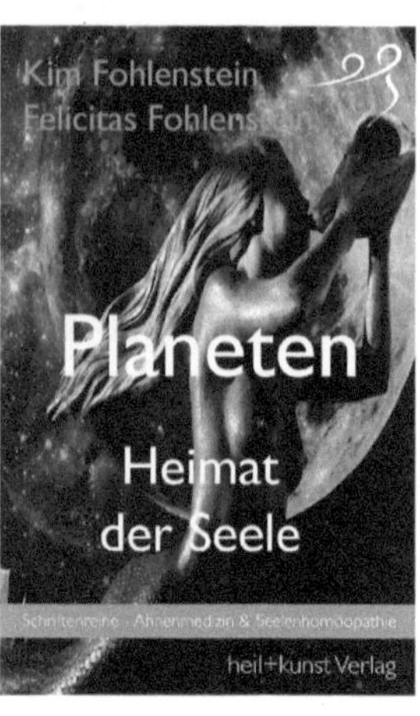
Kim Fohlenstein
Planeten
Heimat
der Seele
Schriftenreihe - Ahnenmedizin & Seelenhomöopathie
heil+kunst Verlag